癌症标准手术图解

Atlas of Cancer Standard Surgery

食 管 癌

ESOPHAGEAL CANCER

主编 〔日〕山口俊晴 〔日〕渡边雅之

主译 张真榕

主审 刘德若

译者（以姓氏笔画为序）

冯宏响 肖 飞 宋之乙

张真榕 黄靖婧

北京科学技术出版社

GANKEN STYLE GAN NO HYOUJUN SHUJUTSU SHOKUDOUGAN
© Edited by MASAYUKI WATANABE
2016 MEDICAL VIEW CO., LTD. All rights reserved.
Originally published in Japan in 2016 by MEDICAL VIEW CO., LTD.
Chinese (Simplified Character only) translation rights arranged with MEDICAL VIEW CO., LTD. through TOHAN CORPORATION, TOKYO.

著作权合同登记号 图字：01-2017-5575 号

图书在版编目 (CIP) 数据

癌症标准手术图解．食管癌 /（日）山口俊晴，（日）渡边雅之主编；张真榕主译．—北京：北京科学技术出版社，2020.9

ISBN 978-7-5714-0976-0

Ⅰ.①癌… Ⅱ.①山…②渡…③张… Ⅲ.①食管癌 – 外科手术 – 图解 Ⅳ.①R730.56-64

中国版本图书馆 CIP 数据核字（2020）第 082803 号

责任编辑： 宋 玥 张真真
责任校对： 贾 荣
图文制作： 华 艺
责任印制： 吕 越
出 版 人： 曾庆宇
出版发行： 北京科学技术出版社
社　　址： 北京西直门南大街 16 号
邮政编码： 100035
电　　话： 0086-10-66135495（总编室） 0086-10-66113227（发行部）
网　　址： www.bkydw.cn
印　　刷： 北京捷迅佳彩印刷有限公司
开　　本： 710mm × 1000mm 1/16
字　　数： 220 千字
印　　张： 13.75
版　　次： 2020 年 9 月第 1 版
印　　次： 2020 年 9 月第 1 次印刷
ISBN 978-7-5714-0976-0

定　　价：148.00 元

京科版图书，版权所有，侵权必究。
京科版图书，印装差错，负责退换。

译者序

食管癌是威胁我国居民健康的主要恶性肿瘤之一。国家癌症中心 2019 年公布的癌症报告显示，2015 年中国新发食管癌病例 24.6 万，死亡病例 18.8 万，发病率和死亡率分别位列全部恶性肿瘤的第 6 位和第 4 位。

外科手术在食管癌的治疗中扮演着非常关键的角色。由于食管癌解剖部位不同、不同外科医生手术习惯不同，食管癌手术呈多样化发展，如左开胸食管癌切除、两切口食管癌切除、三切口食管癌切除、经腹食管癌切除、食管癌拔脱等手术方式。近年来随着手术技术不断进步及微创手术、机器人手术的出现，微创食管癌手术（MIE）逐渐成为食管癌手术的主要选择之一。

该书综合了日本多家医学中心食管癌学者的手术经验，涵盖了有关食管癌手术适应证选择、围术期管理、麻醉管理及手术方式等多个方面内容。该书主要侧重于手术技巧部分，包括食管切除、重建、特殊病例、淋巴结清扫等内容，尤其在切除和重建的章节，开头部分都详细介绍了需要遵循的基本原则。希望此书能给广大有志于食管癌治疗的读者提供较为详尽的食管外科围术期管理的知识，从而优化食管癌患者的管理流程，使更多食管癌患者在临床中获益。

中日友好医院
刘德若
2020 年 7 月

写在本套丛书出版发行之际

关于标准手术,我有两点认识。一方面,标准手术不是一成不变的,而是随着医学的进步不断变化的。另一方面,手术基本原则的相关内容应该保留,这些内容在短期内不会有大的改变。

日本有关癌症手术的一些基本原则的确立是从20世纪60年代开始,以癌研有明医院外科的梶谷镮教授为代表,通过许多先辈的努力共同完善的。从单纯切除病灶开始,到合并系统性淋巴结清扫——根治性切除概念的普及,这些观念的改变很大程度上提高了手术疗效。之后,学者们试图进一步扩大清扫和切除的范围,但手术疗效都没有明显提高,而这似乎暗示了作为局部治疗方法的外科手术已到了极限。现在我们已明确认识到,癌症一旦有一定程度的扩散,就早已不是局部疾病了,应该按全身疾病来处理。最具代表性的就是乳腺癌的保乳手术,从日益普及的术后整形、保留功能的手术方式也可看出这一点。另外,随着抗癌新药的开发和放射治疗方法的进步,癌症治疗的原则也在一点点地改变。

大概从2000年起,学界以各学会或研讨会为中心,收集整理了癌症治疗的一些基本原则,并以《癌症治疗指南》的形式发布。在日本,最初是日本胃癌学会出版发行了《胃癌治疗指南》,随后各个肿瘤的治疗指南也相继公开出版。这套"癌症标准手术图解"丛书所讲述的肿瘤外科治疗原则,基本上也延续了这些指南的内容。

手术时必须明确局部解剖和病变的范围。目前影像学检查(如X线、CT、MRI、超声等)的水平有了飞跃发展,外科医生在术前可更加精细地了解血管走行和肿瘤范围,进一步加深理解局部解剖的知识。另外,腹腔镜手术时医生可获得新的、放大了的视野,因此腹腔镜下局部解剖应该发展成为一个新的专科。总之,腹腔镜显示的精细局部解剖与常规手术时直视下所显露的完全不同,这也说明仅具备直视手术所需的解剖学知识是不够的。

本套丛书是在掌握了常规手术解剖和胸腔镜或腹腔镜下解剖知识的外科医生与绘画师的团结合作下完成的。因此,书中的图片所显示的不是单纯的形态,而是基于癌症手术原则的最新局部解剖的再现。对执笔者和绘画师的努力,本人在此表示由衷的敬意。

2005年癌研所搬迁至有明医院时,工作人员从仓库中发现了20世纪60年代梶谷镮教授的手术胶卷。虽然当时的电刀和缝合线都显得陈旧,但其中显示的梶谷镮教授施行癌症根治术的原则和我们现在的手术没有什么区别，对此我们都很诧异。

这套"癌症标准手术图解"丛书简单明了地显示了基于癌症外科手术原则的、变化不大的标准手术。我们确信，对学习癌症手术的医生来说，本套丛书至少在10年内仍有参考价值。

癌研有明医院

山口俊晴

2014年1月

序

食管癌手术是最复杂的消化道肿瘤手术之一,原因主要有两点:一是从解剖学的角度来看,食管是纵贯颈部、胸部、腹部的细长器官,下接膈肌,与人体多个重要器官相连;二是从肿瘤学的角度来看,食管癌在早期较其他消化器官癌症相对更容易向颈部、膈肌、腹部等处发生较大范围的淋巴结转移。基于这两点,食管癌手术需要医者具备正确的解剖学知识和丰富的实践经验,对其手术操作水平要求较高。

近年来,食管癌的外科疗法由于以下两个原因而发生了较大的变化。一个是以术前为中心的辅助疗法的标准化,另一个是胸腔镜手术的引入。目前,世界上各国学者对可切除的进展期食管癌在进行术前治疗方面已经达成一致。虽然日本已经普及了术前化疗的标准化治疗方案,但进行术前治疗并不代表就可以放松对淋巴结的清扫工作。只有确保实施了正确的淋巴结清扫,才能真正通过辅助治疗延长患者的生命。胸腔镜手术的引入有望降低食管癌手术的感染发生率和术后并发症发生率,减少术后感染也离不开确切、及时的诊断和娴熟的治疗技术,希望我们都能谨记这一点。

在食管癌治疗中最重要的是构建治疗策略。我院每年会接收超过 200 个食管癌初诊病例,其治疗主要由食管外科、消化内科、内镜科和放射治疗科四个科室来共同完成。我们会在会诊会议上对所有病例的治疗策略进行商讨。在这些初诊病例中,每年有超过 100 例患者通过食管切除手术进行治疗。针对这些不同的手术案例,我们会综合考虑患者的全身状态和肿瘤的恶化程度后选择合适的手术方式。另外,为了保证食管癌手术的安全性,以治疗小组为单位进行围术期管理也十分重要。

本书介绍了有关如何构建治疗策略、执行手术计划、进行围术期管理等内容。全书分为总论和手术技巧两个部分,其中总论主要论述对治疗策略的判断标准和以治疗小组为单位的围术期管理方法。手术技巧部分则介绍了切除、重建、特殊病例及其他特殊的手术技巧,尤其在有关切除和重建的章节,开头部分都详细介绍了需要遵循的基本原则。有关手术技巧的内容凝聚了手术医师的经验和智慧,这些常常决定了手术的成败。希望这些精巧的技法能够通过插图完好地传达给读者。

手术技巧没有绝对的标准答案,各位医者总是在从医过程中不断寻求适合自己的风格。希望本书能够对那些志在成为食管外科专家的年轻外科医师有所帮助。若本书能在形成食管癌手术个人操作风格的过程中对各位医者有所启迪,笔者将感到不胜欢欣。

癌研有明医院

渡边雅之

2016 年 2 月

目录

Ⅰ. 总论

Ⅱ. 手术技巧

I. 总论

1 手术适应性的评估

2 术前管理

3 食管癌的麻醉和术中管理

4 术后管理

I. 总论

手术适应性的评估

癌研有明医院消化中心食管外科　**渡边雅之**

对食管癌患者进行食管切除和重建是十分复杂的手术，对患者手术适应性的判断需要结合患者的病变程度、全身状态及其自身的社会背景等进行综合考量。

下文将针对我院对食管癌患者手术适应性的判断标准进行介绍。

食管癌恶性程度的评价

通过表 I-1-1 所示的内镜和影像学检查结果来判断食管癌的恶性程度。上消化道内镜检查对于全面诊断病变的深度和范围是必不可少的。食管癌常与头颈癌和胃癌并发，内镜对于筛选此项也很有效。为了确定病变范围，判断是否有继发性病变，必须进行碘染色检查。对于浅表癌症的进一步诊断，需要通过图像增强内镜进行放大观察，同时结合超声内镜进行判断。上消化道造影是为了对病变的解剖学位置和周围情况进行确认，例如在颈部食管癌病例中，当需要判断喉头是否保留，以及对相邻器官的浸润程度进行诊断时，该项检查都具备很高的参考价值。颈部、胸部、腹部的 CT 检查结果对决定治疗方案起着关键作用。如果患者没有出现碘过敏和肾功能障碍，则可以行 CT 造影检查。对颈部和腹部进行标准化的超声检查，是为了判断淋巴结转移情况，并进一步了解肝转移的详细情况。

表 I-1-1　食管癌的术前检查

常规检查： 上消化道内镜（碘染色，用图像增强内镜放大观察） 上消化道造影 颈部、胸部、腹部 CT（若无碘过敏和肾功能障碍，则行 CT 造影） 颈部、腹部超声
根据症状增加的检查： 超声内镜（有可能进行内镜治疗的浅表癌症病例） 增强 MRI（怀疑存在肝脏肿瘤时） 支气管镜（怀疑局部晚期肿瘤侵入气管时） FDG-PET/CT（多发淋巴结转移病例，肿瘤标志物水平增高的病例） 下消化道内镜（结肠重建病例，未进行大肠癌筛查的病例）

当 CT 和超声检查结果提示可能存在肝脏肿瘤，但又没有明显囊肿的情况下，需要追加增强 MRI 检查。当怀疑为局部晚期肿瘤且疑似侵入气管时，需要进行支气管镜检查。如果 CT 结果显示患者已出现大量淋巴结转移，或肿瘤标志物水平较高，则要进行 FDG-PET/CT 检查。

对有可能需要结肠重建的患者，必须进行结肠镜检查；除此之外，也推荐未进行大肠癌筛查的患者进行此项检查。

基于病情恶性程度的手术适应性判断

所有病例的治疗方案都是由外科、内镜科、肿瘤内科和放射治疗科在会诊会议上共同决定的，原则上方案的确定需遵照《食管癌诊断和治疗指南》（图Ⅰ-1-1）。但对标准治疗中未提到的或情况特殊的病例，其治疗方案则需要由消化中心的癌症治疗委员会共同商讨决定。

T1a-LPM 的病例原则上都适用于内镜治疗。一般情况下适用于内镜治疗的 T1a-MM/T1b-SM1 病例很多都可以进行诊断性的内镜治疗；如果存在无法治愈的因素，则需要进行手术或放化疗（chemoradiotherapy，CRT）。在 T1b-SM2、3 中，如果不存在淋巴结转移，则进行外科切除和长期化疗的效果大致相同，因此可在患者知情同意的情况下任选其中一种疗法。对于可切除的局部晚期（临床Ⅱ期或Ⅲ期）患者，标准治疗是在术前先采用化疗，再进行手术。对于伴随相邻器官受侵犯的局部晚期患者，可采用 CRT 进行治疗；如果出现复发，则需要商讨是否要进行手术。

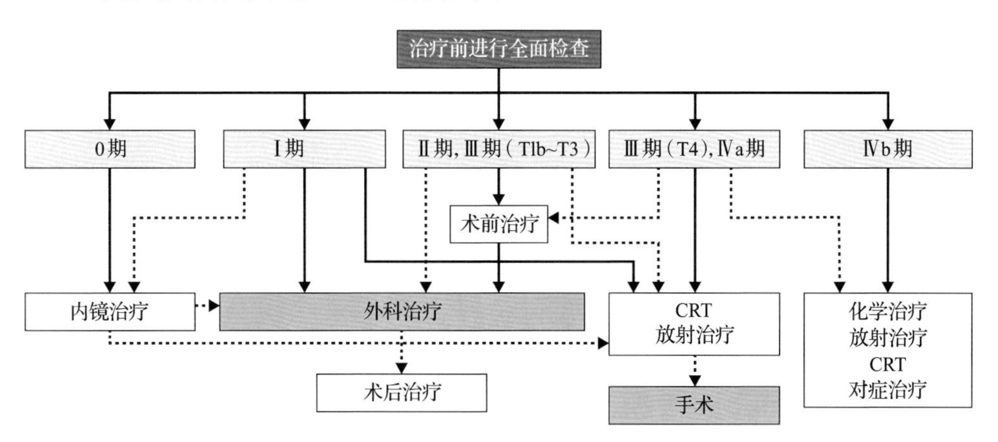

图Ⅰ-1-1 癌研有明医院的食管癌治疗步骤

基于《食管癌诊断和治疗指南》2012 年 4 月版制作

基于全身状态的手术适应性判断

一般来说，基于患者全身状态的手术适应性判断会在“术前管理”一节进行介绍。下文将主要概述出现术前并发症病例的手术适应性判断标准。

心脏功能障碍

对于运动负荷心电图显示异常的病例应进行心肌核素扫描，但缺血性心肌病患者除外。由于我院对循环系统疾病患者很难进行急诊治疗，因此患者如果患有冠状动脉疾病，应先对其进行干预，或建议患者在能够进行紧急治疗的医院进行手术。

肺功能障碍

《食管癌诊断和治疗指南》中提出，如果患者的 FVC% 为 40% 以下、一秒率（FEV_1%）小于 50%、一秒量（FEV_1）小于 1.5L、残气量与肺总量之比（RV/TCL）大于 56%、动脉血氧分压小于 60mmHg，则需要慎重考虑患者是否适合进行开胸手术。笔者也是基于这些标准进行判断的。对于因肺功能低下而导致开胸手术困难的病例，可考虑进行非开胸食管切除等手术或采取非手术治疗方法。

在术前需要注意患者是否存在间质性肺炎。间质性肺炎可能因手术感染和高浓度吸氧而加剧，在病情恶化的情况下没有有效的治疗方法，很难挽救患者的生命。如果术前 CT 确认存在间质性阴影，应通过血清Ⅱ型肺泡细胞表面抗原（KL-6）、肺表面活性蛋白 A（SP-A）、肺表面活性蛋白 D（SP-D）等对间质性肺炎的活动性进行评估。

肝功能障碍

食管癌患者大多有长期饮酒史，伴随肝功能障碍的病例不在少数。原则上如果患者的 Child 评分为 A 级，ICG-R15 在 20% 以下，且无食管 - 胃底静脉曲张，可以进行食管切除重建手术。如果 ICG-R15 在 20%~40%，则要考虑采取二期手术或非手术疗法进行治疗。

肾功能障碍

当患者存在肾功能障碍的情况，不建议采取手术。如果患者的血清肌酐值在 2.0mg/d（176.8μmol/L）以上，肌酐清除率在 30ml/min 以下，则需要向患者说明在术后有可能采取透析疗法，并按手术治疗进行准备。

高龄

仅考虑年龄的情况下，如果患者内脏器官功能正常且一般健康状态（PS）评分良好，则能够进行手术。但有必要对患者提前说明手术并发症可能引起病情恶化，术后吞咽功能下降可导致肺炎等其他疾病，甚至可能引起威胁生命的严重情况。

参考文献

[1] 特定非営利活動法人日本食管学会编：食管癌診断・治療ガイドライン　2012 年 4 月版 . 金原出版 .

2 术前管理

熊本大学生命科学研究部消化器官外科学系 志垣博信
癌研有明医院消化中心食管外科 峯 真司

按照一般标准，食管癌的根治性手术需要对颈部、胸部和腹部三个部位进行大范围手术，这会对患者造成很大的创伤。近年来，随着胸腔镜手术的引入，手术所伴随的创伤有所减小，但同时患者也有可能发生致命性的术后并发症。因此，为了完成手术治疗，需要对患者的整体身体状况（包括病史）进行了解，并充分评估其是否适合进行手术。另外，在决定对食管癌患者进行手术治疗时，应确认患者的病情能够在避免肿瘤播散的情况下得到根治，这一点十分重要。

近年来，作为一种围术期管理手段，加速外科康复（enhanced recovery after surgery，ERAS）项目逐渐走入人们的视野，其目标主要在于通过专家会诊，试行各种各样的围术期管理方法，以减轻手术负担，促进患者早日复健，减少术后并发症，以及缩短住院时间等。

癌研有明医院采用 ERAS 理念，在门诊和术前化疗早期开始进行围术期管理干预，利用宣传手册来增强医师对 ERAS 的了解，力图以此规避手术风险，减少康复训练带来的围术期并发症。

对全身状态的评估

对患者全身状态的常规评估内容见表Ⅰ-2-1。为了进行早期治疗干预，应在初诊后的一周内对患者进行基础检查，并在必要情况下进行额外检查和相关学科的医疗评估。

心脏功能评估

医师应对患者的心脏病病史及危险因素进行确认，并在初诊时根据静息心率和负荷心率的情况进行筛查。如果患者有心脏病病史且心电图异常，则应进行超声心动图检查并请心内科会诊。必要时需进行冠状动脉 CT 和心肌核素扫描。如果有必要对冠状动脉进行血运重建（搭桥或支架），原则上应先进行食管癌手术。在确定手术日程的情况下应与心内科医师进行沟通，安排给患者置入冠状动脉金属支架。

呼吸功能评估

很多食管癌患者是吸烟者，并且经常患有慢性阻塞性肺疾病。医师应对患者进行肺活量测试以检查其呼吸功能，同时根据“手术适应性的评估”中描述的标准选择手术方式和治疗方案。另外，医师需根据乳酸脱氢酶（lactic dehydrogenase，LDH）、KL-6 和肺部 CT 来确认患者是否存在肺部间质性病变。尤其对术前进行放射治疗的患者，应在放射治疗前后对患者的呼吸功能进行评估。

糖耐量评估

利用空腹血糖和糖化血红蛋白（HbA1c）进行糖耐量的评估。若患者的 HbA1c 达到 6.5% 以上、血糖控制较差，应让患者到内分泌科就诊。根据其血糖控制情况，必要时可在术前 1 周左右将患者收入院。如果空腹血糖达到约 8.3mmol/L（150mg/dl），医师应利用速效胰岛素来控制患者的血糖水平。

表 I-2-1 对全身状态的评估

A. 全面评估病变

常规检查项目
上消化道内镜检查
上消化道造影
超声检查（腹部、颈部）
CT（颈部、胸部、腹部）
肿瘤标志物：鳞状细胞癌抗原（SCC）、癌胚抗原（CEA）
头颈外科会诊：对头颈部是否存在肿瘤进行判断
其他检查
超声内镜检查（浅表癌）、病变标记（内镜下 clip 对病变部位进行标记）
MRI：肝转移情况的评估
PET/CT：定性诊断，评估有无远处淋巴结转移和远处器官的转移
下消化道内镜检查

B. 评估患者是否适合进行手术

常规检查项目	
一般血液检查	血细胞计数、生化、凝血试验、传染病系列
心脏功能检查	静息和负荷心电图、脑钠肽（BNP）
肺功能检查	胸部 X 线、肺活量、动脉血气
肝功能检查	肝酶和胆汁酶、Child-Pugh 评分
肾功能检查	血清肌酐、血尿素氮、尿液分析
糖耐量检查	空腹血糖、HbA1c
营养状况检查	体重指数（BMI）、总蛋白、白蛋白、前白蛋白、甘油三酯、胆固醇
传染病检查	鼻咽拭子细菌培养、肝炎病毒相关抗原和抗体、HIV 抗体、梅毒抗体
精神与中枢神经系统检查	维生素 B_{12}、叶酸、锌、饮酒史
口腔卫生检查	口腔科门诊咨询
深静脉血栓	D- 二聚体（D-dimer）
额外检查项目、医疗处理项目	
心脏功能检查	超声心动图、心肌显像、冠状动脉 CT、心导管检查
肺功能检查	物理治疗和呼吸系统康复、KL-6 测定
肝功能检查	ICG 检查
肾功能检查	肾内科会诊
糖耐量检查	内分泌科会诊、血糖控制、胰岛素应用
精神与中枢神经系统检查	头部 CT、颈动脉超声、头部 MRI、精神科会诊
深静脉血栓评估	下肢血管超声和 CT 造影

围术期治疗小组的早期术前干预

癌研有明医院采用ERAS理念,以各科室组成的食管癌围术期治疗小组为中心,从术前开始进行早期的医疗干预。

分发医疗手册

在决定进行手术治疗以后,我院会向患者分发本院制作的《食管癌治疗患者须知》手册,该手册对食管癌围术期相关内容进行了详细介绍,帮助患者理解和参与治疗过程。通过让患者充分了解围术期医疗处理的必要性,让患者加强配合,促进治疗。

嘱患者彻底戒酒、戒烟

据报道,吸烟会导致呼吸系统并发症的发生率升高,饮酒也会导致术后谵妄的发生率升高,因此患者需要彻底戒掉烟酒。

有报道称患者禁烟90天以上有助于减少食管癌术后并发症,因此早期的治疗干预十分重要。医师应在初诊时详细了解患者的饮酒、吸烟史,并告诫其戒烟、戒酒。在确定采取手术治疗后,应在分发宣传手册时再次向患者说明戒烟、戒酒对治疗的益处,并再次确认患者是否遵从医嘱。原则上只有确认患者戒烟3周以上才能对其进行手术治疗。

术前营养管理

食管癌患者,尤其是晚期食管癌患者因伴有进食障碍,常会出现营养不良的问题。另外,患者在术前进行化疗所导致的消化系统毒性也有可能影响营养素的吸收。

癌研有明医院通过使用含有乳清蛋白的药物和ω-3脂肪酸的免疫调节营养剂(MEIN®)为患者补充营养。该营养剂会对患者本人带来一定经济压力,医师应对患者进行充分的说明。该营养剂的应用方法为从术前5天开始,每日用量800ml(800kcal)。

当患者因食管狭窄而经口摄入不足时,应积极利用鼻胃管喂养,并对患者进行术前化疗。有时也会进行空肠造口。

口腔护理

有报道称围术期的口腔护理有利于降低术后并发症及其他并发症的发生率。癌研有明医院在初诊时会对所有患者进行口腔科干预治疗,包括治疗牙周病和龋齿、去除牙垢和刷牙指导。另外,在手术前也需对患者进行口腔科干预治疗,以维持其口腔清洁。

物理治疗和呼吸系统康复

为了预防术后呼吸系统并发症、维持日常生活活动能力,在确定进行手术治疗后,无论日常生活活动能力如何,都应在术前2周左右开始对每个患者进行物理治疗。在治疗过程中,医师对宣传手册里所写的日程表进行说明,指导患者使用呼吸功能训练仪(COACH2® 激励式肺活量计),并测定患者的体力水平；然后以术前评估为基准，为患者设定术后的运动量指标，同时在围术期指导患者进行呼吸功能复健（图Ⅰ–4–2）。此外，还需对患者进行术后呼吸、自主排痰引导，并进行排痰训练。

连续咨询

术后谵妄会妨碍早期离床等活动，在患者不完全清醒的状态下还会增加误咽危险。癌研有明医院将酒精摄入量较大的患者和有精神病史的患者判定为术后谵妄发病风险较高的人群，预防术后谵妄的措施包括检查代谢相关指标（锌、叶酸、维生素），确定精神病患者的常用药物，对患者进行术前精神科会诊，控制围术期使用的药物。

引入食管癌围术期治疗小组后的效果

通过对比我院引入食管癌围术期治疗小组前后术后并发症的发生率（图Ⅰ–2–1），可以发现，肺炎特别是与喉返神经麻痹相关的术后肺炎的发生率有所降低。这表明围术期治疗小组的引入可能有利于降低术后并发症的发生率。

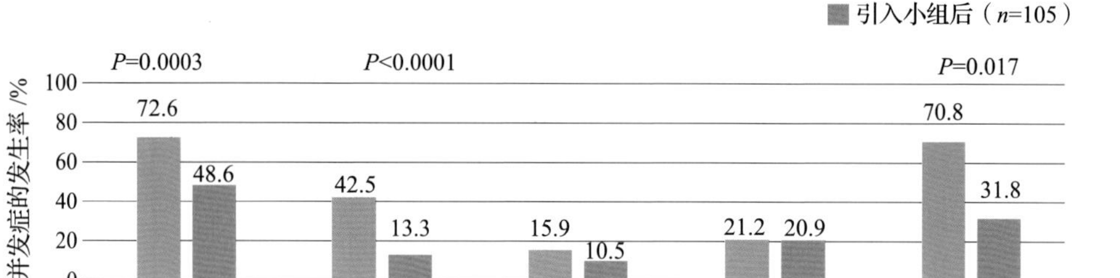

评价指标	引入小组前（n=113）	引入小组后（n=105）
术后应用呼吸机例数	5 例（4.4%）	3 例（2.9%）
术后远期死亡例数	3 例（2.7%）	0
术后住院日（中位数）	25 日	21 日

图Ⅰ–2–1 引入围术期治疗小组前后的术后并发症的发生率变化

参考文献

[1] Fearon KC, et al: Enhanced recovery after surgery: a consensus review of clinical care for patients undergoing colonic resection. Clin Nutr 2005; 24 (3): 466–77.

[2] Yoshida N, et al: Duration of smoking cessation and postoperative morbidity after esophagectomy for esophageal cancer: how long should patients stop smoking before surgery? World J Surg 2015 Sep 2.

[3] Weimann A, et al: ESPEN Guidelines on Enteral Nutrition: Surgery including organ transplantation.Clin Nutr 2006; 25 (2) : 224–44.
[4] 日本静脈経腸栄養学会: 静脈経腸栄養ガイドライン第 3 版 . 照林社 . 2013.
[5] Akutsu Y, et al: Pre–operative dental brushing can reduce the risk of postoperative pneumonia in esophageal cancer patients. Surgery 2011; 147: 497–502.

3 食管癌的麻醉和术中管理

癌研有明医院麻醉科　**横田美幸、大里彰二郎、森野良藏、长田　理**

术前管理

作为围术期管理的一部分，在术前就需开始进行食管癌的麻醉管理。食管癌患者在术前会存在很多合并症和（或）并发症，因此有必要减少或减轻患者手术前的各种合并症和（或）并发症。尤其是有吸烟史的患者容易出现缺血性心脏病（ischemic heart disease，IHD）以及肺气肿、慢性支气管炎等慢性阻塞性肺疾病（chronic obstructive pulmonary disease，COPD）。因此，术前有必要缓解患者咳嗽、咳痰等症状。由于饮酒史与慢性肝病有关，因此也需要患者努力戒酒使其肝功能恢复正常。另外，食管癌也会导致吞咽障碍，患者可能出现进食困难、电解质紊乱、营养不良等症状。此时需要改善患者的营养情况，并尽可能增大患者的运动负荷量。

高龄患者可能存在动脉硬化和冠心病，因此需要根据术前评估的情况判断是否需要进行干预。对于糖尿病和糖耐量受损的患者，在手术期间和术后都有必要严密控制血糖。由于肾功能会随着年龄增大而衰竭，因此也需要考虑到手术应激可能导致肾功能进一步衰竭。食管癌手术范围较大，涉及患者的胸部、腹部和颈部，因而有必要尽最大可能避免或减轻患者的各种术前合并症和（或）并发症。另外，术前戒烟和口腔护理对避免术后呼吸系统并发症也十分重要。在最近的术后加速康复外科（enhanced recovery after surgery，ERAS）治疗步骤中，尝试采用多种方案来帮助患者恢复（图Ⅰ-3-1）。其中，有关“3. 手术前一日晚至清晨未禁食”一项，虽然通常来说推荐患者摄入液体，但如果患者存在食管狭窄，狭窄区域会引起食物残渣、唾液、水分残留，从而导致麻醉时产生误咽或喉部、气管反流，这一点需要引起注意。从这一点来讲，有吞咽困难的患者应该禁食水。

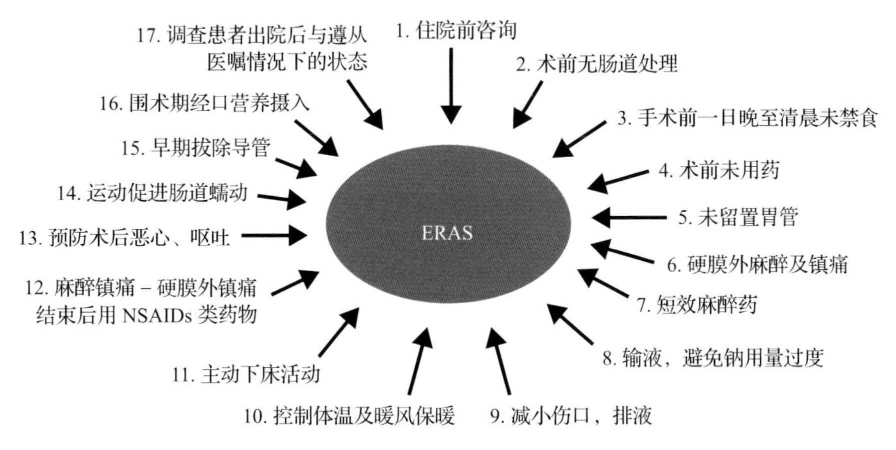

图Ⅰ-3-1 术后加速康复外科治疗步骤

麻醉管理的基本计划

根据食管癌的分期，外科治疗适用于Ⅰ~Ⅲ期的患者（包括 4a 期的一部分）。胸中段食管癌最多，占 51.6%；其次为胸下段食管癌，占 24.2%；胸部上段食管癌占 13.4%；腹部食管癌占 4.5%；颈部食管癌则占 4%。根据食管癌发病部位的不同，需要选择不同的手术方式，因此也就需要根据具体情况制订不同的麻醉治疗计划。

胸中段食管癌的麻醉管理

如果没有特殊的禁忌，则保留胸部硬膜外导管，并进行全身麻醉。诱导时可用芬太尼、异丙酚和肌肉松弛药罗库溴铵（可从一开始就组合使用瑞芬太尼），然后进行气管插管。对于麻醉维持，可使用氧气、空气、地氟烷（或七氟醚等挥发性麻醉药，或异丙酚）和芬太尼、瑞芬太尼等强力麻醉镇痛药。地氟烷即便在食管癌手术这样需要长时间麻醉的手术中使用，术后也不会残余，是麻醉后患者恢复清醒状态最快的麻醉药，因此很多麻醉师会选择这种麻醉药。另外，为避免患者深度麻醉，麻醉师常需对麻醉深度进行管理和调整，但也需要注意有时矫枉过正会导致患者浅麻醉（术中苏醒）。因此，最好使用脑电双频指数（bispectral index，BIS）监视器配合观察。

当患者出现营养不良、脱水症状时，用于麻醉诱导的异丙酚可能会导致循环系统衰竭。因此需要麻醉师提前准备麻黄碱和血管加压素，以便在患者血压降低时迅速采取应急治疗。

气管插管

在标准的左侧卧位及右侧开胸手术中，由于需要进行双肺通气（two lung ventilation，TLV）或单肺通气（one lung ventilation，OLV），因此在气管插管时应选择双腔管（图Ⅰ-3-2）。由于主支气管在左侧较长，插管较为稳定，很少会出现偏差，因此通常在左侧插管。另外，我们现在使用的双腔管由于其种类和材质各异，硬度也各不相同，这会影响在气管分叉处的手术操作。因此，手术者可根据个人喜好挑选材质柔软的插管，或是通过组装单个插管和阻塞器进行通气。

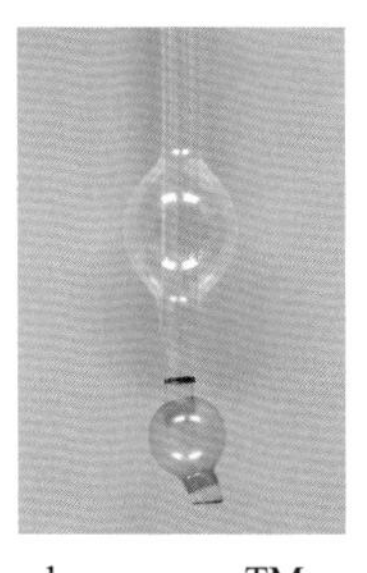

bronco cass TM
（坚固，但偏硬）

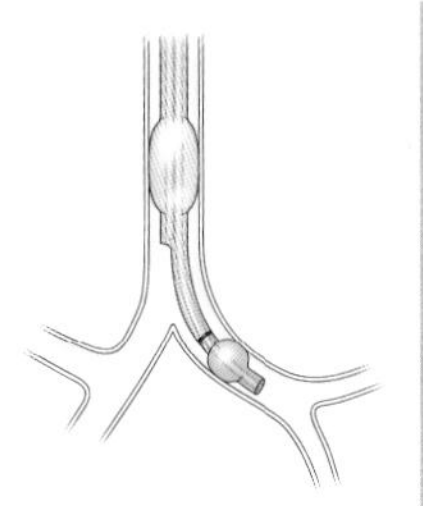

从气管切口插入双腔管
（较短，固定气管口插入角度）

图Ⅰ-3-2 双腔管

长时间手术和长时间麻醉的影响

食管癌手术用时较长，由于长时间手术侵入和麻醉侵入的影响，其侵入程度与单纯的四肢表面、头、颈、开腹、开胸手术相比也要更高。长时间手术及麻醉对机体的影响如图Ⅰ-3-3所示。

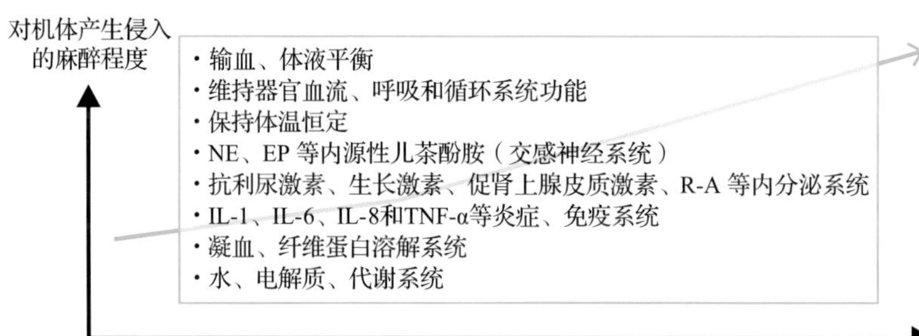

图Ⅰ-3-3 长时间手术和长时间麻醉对机体的影响

俯卧位手术的注意事项

在胸腔镜食管切除手术中，患者应采取俯卧位（参见图Ⅱ-1-30）。这是为了通过人工气胸尽可能减少右肺和心脏的挤压，并同时确保手术区显露良好。人工气胸下的胸腔镜手术不需要双腔管，用螺旋管（CO_2 正压 7mmHg 左右）就可以完成手术操作。偶尔可能需要单肺通气，此时可以使用阻塞器。

俯卧位操作野相对较小，手术时有以下几点注意事项。

（1）麻醉诱导后，视情况看是否需要第二条静脉血路。

（2）确认左手的动脉插管并固定。

（3）俯卧位时，先采取左侧卧位，将左手穿过身体下部向左拉伸，然后采取俯卧位。患者的胸部和腹部都要垫相对较厚的枕头，以防止头部和上肢过度伸展。

（4）将右手固定在手术台上易于操作的位置。

（5）将头部向右转，为避免左侧头部出现压疮，需要使用减压垫。

（6）注意左眼眼压，为防止角膜受损，应调整枕头的摆放位置，并使用眼部软膏和眼贴来保护角膜。

（7）将下肢固定在不会发生末梢神经麻痹的位置，并使用减压垫以防止压疮。

另外，在进行俯卧位和胸部手术的麻醉、通气时，也有几点需要注意。

（1）为了确保手术区良好，CO_2 正压下使胸腔内压上升，心脏的静脉回流减少，这很容易导致血压降低，因此应对患者适度输液并使用血管加压素。

（2）当手术操作导致心脏被加剧挤压时，应告知主刀医师。

（3）为了确保手术区显露良好，单次通气量不宜过大。

（4）由于 CO_2 驱动的人工气胸容易导致呼气末二氧化碳（$ETCO_2$）水平上升，此时应调节通气频率。

抗菌药物和类固醇药物的应用

在麻醉诱导及血液循环状态稳定后，在术前给患者使用第一代或第二代头孢类抗生素。有报道称，在围术期使用甲基脱氢皮质甾醇有利于抑制感染所致的血液感染性细胞增多、减少气管插管时间、缩减全身炎症反应综合征的发病时间以及减缓各种器官的衰竭等。同时，出现缝合失败、重度感染等其他并发症的病例也并未因此显著增加。因此，我院在患者没有糖尿病的情况下，类固醇类药物的一般用药剂量为 250mg。

术中输液

对于术前出现营养不良或脱水的患者，麻醉诱导可能会引起严重的低血压，因此有必要对其进行充分输液并使用血管加压素。在进行输液管理时，血压、心率等反映血液循环状态的指标，以及通过视频监测仪所得出的心输出量、心脏指数、每搏输出量变异度（stroke volume variation，SVV）和中心静脉血氧饱和度（$ScvO_2$）等指标（表Ⅰ-3-1）都具备很大的参考价值。

SVV 反映的是人工呼吸中吸气（正压）和呼气之间的血压变动，如果变动较大则表示循环血量不足，输液反应良好。

$ScvO_2$ 由 4 个因素决定，分别是动脉血氧饱和度、血红蛋白、心输出量和氧消耗量。由于在麻醉期间氧消耗量变化不大，因此主要关注前 3 个指标的变化即可。

表Ⅰ-3-1 输液管理的指标

缩写	全称及含义	正常参考值
CO	心输出量（cardiac output，CO）：心脏每分钟泵出的血液量（每搏输出量 × 心率）	4.0~8.0L/min
CI	心脏指数（cardiac index，CI）：心输出量除以体表面积得到的数值	2.5~4.0L/（min · m^2）
SV	每搏输出量（stroke volume）：心室每次收缩射出的血量	60~100ml
SVI	每搏指数（stroke volume index）：每搏输出量除以体表面积算出的数值	33~47L/m^2
SVV	每搏输出量变异度（SVV）：每搏输出量随呼吸的变化，用变化率表示	10%~15% 以上，输液有反应
SVR	全身血管阻力（stroke volume resistance，SVR）	800~1200dyn · s/cm^5
SVRI	全身血管阻力指数（systemic vascular resistance index）：计算 SVR 时，用 CI 代替 CO 进行计算	1970~2390dyn · s · m^2/cm^5

注：引自 http://www.edwards.com/jp/wp-content/uploads/2014/10/ew2013004.pdf

手术操作的影响

在喉返神经周围进行淋巴结清扫可能会引起神经损伤、术后声音嘶哑、喉返神经麻痹及误吸等症状。拔管后应该进行充分观察，并在必要时及时保护呼吸道。

在重建期间，尤其是进行胸骨后重建和后纵隔重建时，心脏会受到重建后管胃的压迫（这会限制静脉回流至心房并限制心室壁的运动），血压也会降低。在血压降低且心率减慢等血液循环状态发生变化的情况下，应与手术医师交流沟通，并应用血管加压素和强心药等进行治疗。

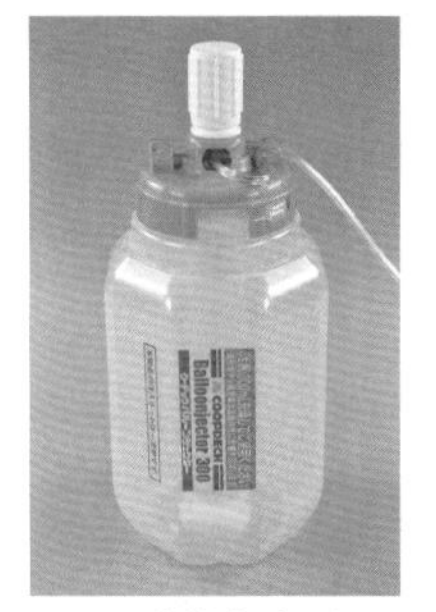

硬膜外麻醉泵

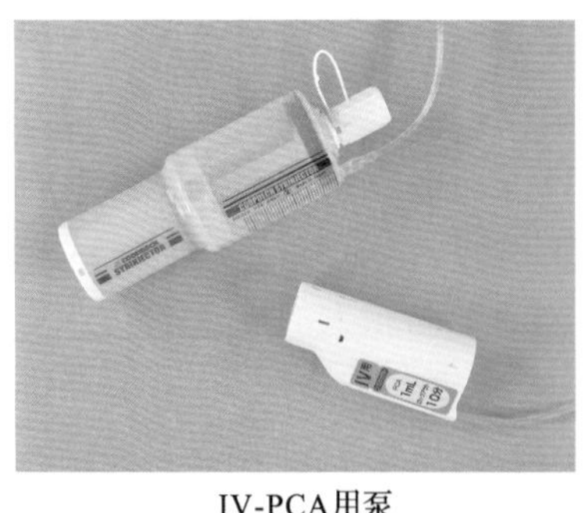

IV-PCA用泵

图Ⅰ-3-4 持续输液泵（用于术后镇痛）

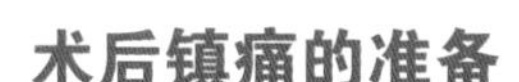

术后镇痛的准备

在留置硬膜外导管的情况下，使用局部麻醉药和芬太尼等麻醉性镇痛药较为有效（图Ⅰ-3-4）。然而，如果患者在术前使用华法林、肝素、抗血小板药等药物，为了避免硬膜外穿刺，需要给患者留置静脉注射镇痛泵（intravenous patient-controlled analgesia，IV-PCA）。在这种情况下，虽然都是使用芬太尼等麻醉镇痛药，但由于患者的症状不同，药效也差别很大，因此很难对用药剂量一概而论。医师需要观察每个病例的反应，根据镇痛效果和呼吸抑制程度做出评价，进行滴定分析。麻醉管理的关键在于在手术结束或麻醉苏醒时充分评估患者的疼痛程度,并适度使用镇痛药进行控制。由于患者在麻醉苏醒期间会出现体温过低、寒战等症状,痛感会进一步增强,因此需要对这些症状加以抑制。尤其是哌替啶对寒战有效,因此需要在滴定时用药。含有芬太尼的 PCA(患者控制镇痛泵)镇痛效果弱,因此几乎不可能用药过量。表 Ⅰ-3-2 显示的是癌研有明医院的处方案例。

表 Ⅰ-3-2 镇痛药弱处方

硬膜外麻醉泵的设置
0.125%~0.2% 盐酸罗哌卡因连续注射 4ml/h(大概 72 小时) PCA:锁定时间为 30 分钟,注射量为 3ml
IV-PCA
芬太尼 48ml 和生理盐水 12ml(总量 60ml,芬太尼浓度为 40μg/ml) PCA:锁定时间为 10 分钟,注射量为 1ml

术中体位变化和麻醉苏醒

术中体位变化

根据手术方式的不同,在手术过程中患者会进行体位的改变(例如由仰卧位变为半俯卧位,再变为仰卧位)。在全身麻醉(即使用肌肉松弛药)的状态下需要慎重变化体位。由于涉及静脉管、动脉管、尿道导管、各种引流管、气管导管等很多重要的导管,因此有必要注意由体位变化所引起的事故。另外,体位变化会导致患者血液循环状态发生急剧变化,因此在患者由仰卧位转为半俯卧位的过程中,应该先转成侧卧,再慢慢变为半俯卧位。

麻醉苏醒

在手术结束及 X 线照射后,患者开始麻醉苏醒。但在此前的 10 分钟左右,由于停止使用了肌肉松弛药,因此患者已经开始慢慢自主呼吸。在这之后,肌肉松弛药的作用逐渐减弱。挥发性麻醉药及地氟醚的血气分布系数最低,为 0.45(七氟醚为 0.65,异氟醚为 1.4),因此即便是长时间麻醉,患者也苏醒得较快。当患者从麻醉中苏醒,肌肉松弛药药效消失时,如果能保证患者自主呼吸换气(非急促用力呼吸,而是可以进行短暂换气),则可以拔掉气管导管。拔管后让患者通过面罩吸氧,当氧气的血气分布系数在正常范围内,可将患者移送至重症监护治疗病房(intensive care unit, ICU)。如果面罩吸氧不足,则将患者头部抬高(半坐位),用防护面罩增加患者吸氧浓度。如果仍然不行,则可能需要重新插管或进行术后人工呼吸。

气管管理

对颈部食管癌,需要按照伴随咽喉并发症的头颈部恶性肿瘤手术操作标准进行术中管理。有关气管管理，存在以下两种情况：开始进行气管切开时，在手术区域内进行气管插管；麻醉诱导时通过口腔插管，在术中切开气管，形成气管造口。在第一种情况下，应使用 U 形或 J 形导管（图Ⅰ–3–5）；在第二种情况下，手术期间行永久性气管造口时，需要使用与第一种情况相同的气管导管。

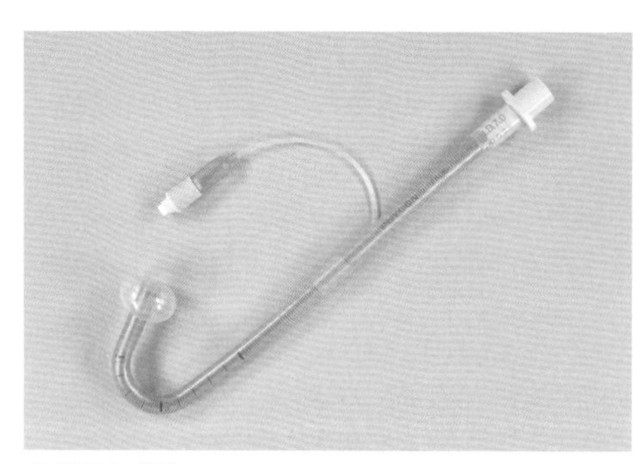

前端带气管的 J 形导管的前端管口：从气管入口到气管分叉部位使用

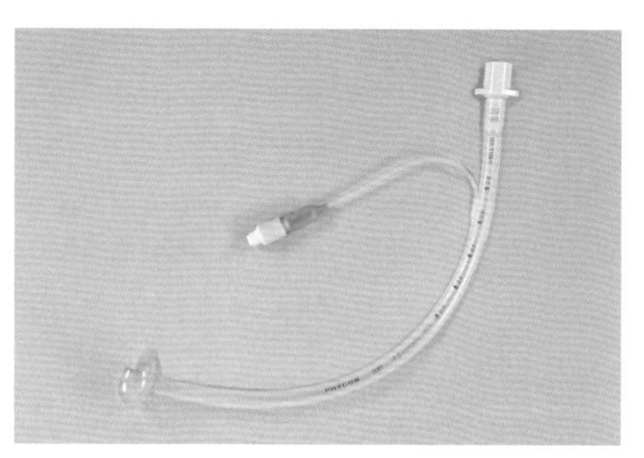

U 形导管的前端管口：永久性气管成形和隆突部成形时使用

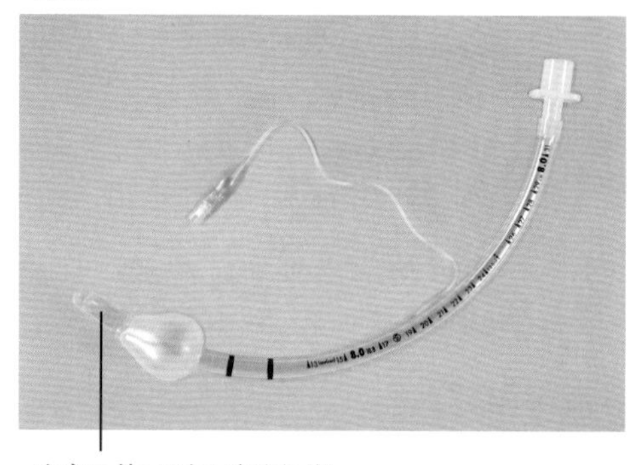

注意从管口到尖端的长度

图Ⅰ–3–5　气管导管（U 形、J 形导管）

U 形和 J 形导管的特征是从管口到前端的距离较短。如果使用管口到前端有一段距离的普通气管导管，由于导管插入的位置比气管切开口要深，会引起单肺通气，这一点需要注意。

胸下段食管癌和腹部食管癌的麻醉及术中管理注意事项

为了切除该部位的癌变部分，需要在离心脏很近的另一侧进行手术操作。因此需要注意避免对心脏（尤其是心房）和下腔静脉的压迫。为了保证手术区域的视野而对心脏进行压迫，可能会抑制心房的静脉回流，导致血压迅速下降，这就要求主刀医师和麻醉师进行良好的沟通和配合，以避免患者出现血压骤降而危及患者的生命。

参考文献

[1] Baba S, et al: Cigarette smoking and risk of coronary heart disease incidence among middle-aged Japanese men and women: the JPHC Study Cohort I. Eur J Cardiovasc Prev Rehabil 2006; 13: 207-13.

[2] Carney A, et al: Anesthesia for Esophagectomy. Anesthesiol Clin 2015; 33: 143-63.

[3] Suzuki T, et al: Perioperative management for esophagectomy. Masui 2014; 63: 498-505.

[4] Jaeger JM, et al: Anesthetic management for esophageal resection. Anesthesiol Clin 2012; 30: 731-47.

[5] Ng JM: Perioperative anesthetic management for esophagectomy. Anesthesiol Clin 2008; 26: 293-304.

[6] 食管がん診療ガイドライン. http://jsco-cpg.jp/guideline/09.html

[7] 大久保涼子, ほか: 胸腔鏡下食管切除術—腹臥位と左側臥位の麻酔管理の比較検討. 日臨麻会誌 2012; 32: 375-80.

术后管理

东京慈惠会医科大学外科学系　**松本　晶**
癌研有明医院消化中心食管外科　**西田康二郎**

食管癌，特别是胸部食管癌的标准手术操作是进行食管次全切除。由于手术过程中需要对颈部、胸部、腹部进行操作，用时较长，侵入性也较大。日本国家临床数据库（national clinical database，NCD）中包含了 2011 年日本 713 家医疗机构所进行的 5000 多个食管切除重建手术病例。有报道称，通过分析该数据库得知这些病例的总体并发症发生率为 41.9%，手术相关死亡率为 3.4%。

近年来，微创食管切除术已经普及。有报道称该技术与传统手术相比短期效果较好。然而在侵入性和根治性方面，目前还处于研究阶段，很难说该技术能够降低整体并发症的发生率。因此，我们需要对患者进行恰当的术后管理，在并发症早期及时确诊并采取对策十分重要。

食管外科应根据临床路径进行围术期管理，由各科医务人员（外科医师、心理医师、口腔科医师、护士、理疗师、药剂师、营养师）构成的围术期治疗小组共同管理，促进治疗。在临床路径中统一治疗方针对于患者接受必要的检查、医疗处理和防止用药错漏是非常有效的。治疗小组应根据患者的个体状态灵活采取治疗对策。本节主要讲述根据目前所用的临床路径（图Ⅰ-4-1）而采取的术后管理方针，以及应对术后并发症的治疗对策。

进入 ICU 时的注意事项

患者在接受食管癌手术后一般都会转到 ICU。只要术后的呼吸和循环系统没有问题，患者在手术室即可接受拔管（脱离人工呼吸器），在清醒状态下转移到 ICU。在进入 ICU 时，有些事项需要注意（详见表Ⅰ-4-1）。还要根据物理诊断法，利用监护仪器对生命体征进行监测，同时对检查结果、引流情况等进行评估。

术后管理

呼吸管理

原则上患者在手术室进行拔管，并在氧气面罩（5L/min）下被转入 ICU。从术后第 2 天开始使用鼻导管，以 $PaO_2 \geq 90mmHg$ 为目标对氧气流量进行

接受食管手术

××先生/女士

第1页

就诊内容	初诊	第2次复诊	第3次复诊	入院当日	手术前1日	手术当日	术后第1日	术后第2日
日期	月 日	月 日	月 日	月 日	月 日	月 日	月 日	月 日
饮食	・普通饮食、营养剂	・普通饮食、营养剂	・普通饮食、营养剂	・普通饮食、营养剂（根据医嘱也会有饮食上的调整）	・流食、营养剂（直到晚餐为止） ・晚上9点以后禁食 ・在口渴时应漱口	・禁食	・肠内注入营养剂 ・营养剂400ml/d	・营养剂800ml/d
运动量	・无限制	・无限制	・无限制	・无限制	・无限制	・术后在床上静养 ・头部抬高30°左右 ・帮助患者在床上活动身体 ・每隔2小时改变身体朝向	・上午开始练习坐起 ・下午练习起身站立和步行（目标为在周围进行走动）	・早、中、晚进行走路练习
排泄				・确认排便次数	・确认排便次数	・在术中插入导尿管 ・确认患者的排气、排便情况		
清洁	・为了预防感冒，应勤用洗手液洗手 ・另外，为了预防术后肺炎，一日应刷4次牙	・洗手、漱口 ・一日刷4次牙 ・洗澡后涂保湿剂	・洗手、漱口 ・一日刷4次牙 ・洗澡过后涂保湿剂 ・将指甲剪短	・可淋浴 ・洗手、漱口 ・一日刷4次牙	・可淋浴 ・在淋浴过后不要涂抹身体乳和发油等 ・不要化妆 ・确认是否已卸掉美甲	・在术前1小时刷牙 ・术后如果出汗，应擦拭身体	・擦拭身体 ・涂保湿剂 ・一日刷4次牙（由护士帮忙）	・擦拭身体 ・涂保湿剂 ・一日刷4次牙（由护士帮忙）
检查和处理	・进行必要的手术检查 ・去口腔科就诊			・进行必要的手术检查（抽血、X线检查等） ・去口腔科就诊	・在上午10点饮用泻药 ・在上午进行胸部、右腋窝、腹部备皮 ・清洁脐部	・早上抽血 ・术后戴氧气面罩，进行心电图监护，并在脚上佩戴预防血栓的按摩器	・进行抽血和X线检查 ・仅夜间在脚上佩戴预防血栓的按摩器	・进行抽血和X线检查 ・测量体重 ・拔去胃管
输液和药物				・确认目前应用的药物	・输液 ・夜间失眠者可服用催眠药（但仅在麻醉师许可的情况下）	・24小时持续输液 ・在手术中从背部插入镇痛输液管路 ・疼痛或失眠时也可用药	・晚上9点皮下注射预防血栓的药物	・早上9点和晚上9点皮下注射预防血栓的药物
说明和指导	・禁烟、禁酒 ・二次来院就诊时请自带所用药物和用药说明	・对检查结果进行说明	・将日常服用的药物、健康食品和辅食与药剂师进行确认，请自带所用药物和用药说明 对于常用口服药物，需自己知道如何用药 ・对基本体力、血管情况等进行测评，并对活动情况进行说明 ・请卸掉美甲	・在下午1点半或4点半开始观看呼吸功能训练、预防摔倒等宣传视频 ・进行有关转移至ICU的说明 ・对手术中所用的静脉滴注药物和镇痛药进行说明	・主治医师对手术进行说明 ・到麻醉师处就诊并听取说明 ・请确认移至ICU所需携带的物品	・在进入手术室前请摘下假牙、手表、眼镜、隐形眼镜等，贵重物品请交给家人保管	・晚上9点注射抗凝血药	・早上9点和晚上9点注射抗凝血药

术后为了防止肺炎、促进循环及消化功能的快速恢复，劝导患者早期下床活动

（待续）

第2页

就诊内容	术后第3日	术后第4日	术后第5日	术后第6日	术后第7日	术后第8日	术后第9日	术后第10日	术后第11日	术后第12日至出院
日期	月　日	月　日	月　日	月　日	月　日	月　日	月　日	月　日	月　日	月　日
饮食	・营养剂1200ml/d ・可饮水	・营养剂1600ml/d ・可饮水	・营养剂1600ml/d ・可饮水	・营养剂1600ml/d ・可饮水	・营养剂1600ml/d ・开始摄入胶状食物（初次进食时应有护士看护）	・营养剂1600ml/d	・营养剂1200ml/d ・较稀的粥，半饱	・营养剂1200ml/d ・稀粥，半饱 ・可配小食（和午餐一起食用）	・营养剂800ml/d（自我管理） ・粥，半饱	・营养剂400ml/d（自我调整）
休息和活动	从ICU向一般病房的移动					・无限制 ・尽可能活动身体	・无限制 ・尽可能活动身体	・无限制 ・尽可能活动身体	・无限制 ・尽可能活动身体	・无限制 ・尽可能活动身体
排泄	・确认是否有排气和排便	・确认是否有排气和排便	・确认是否有排气和排便	・确认是否有排气和排便	・确认是否有排气和排便	・确认是否有排气和排便	・确认是否有排气和排便	・确认是否有排气和排便	・确认是否有排气和排便	・确认是否有排气和排便
清洁	・擦拭身体 ・涂保湿剂 ・一日刷4次牙	・擦拭身体 ・涂保湿剂 ・一日刷4次牙	・擦拭身体 ・涂保湿剂 ・一日刷4次牙	・擦拭身体 ・涂保湿剂 ・一日刷4次牙	・擦拭身体 ・涂保湿剂 ・一日刷4次牙	・擦拭身体 ・涂保湿剂 ・一日刷4次牙 ・全部拔管后可淋浴（需要护士帮忙）	・全部拔管后可淋浴（需要护士帮忙）	・全部拔管后可淋浴（需要护士帮忙）	・全部拔管后可淋浴（需要护士帮忙）	・全部拔管后可淋浴（需要护士帮忙）
检查和处理	・进行抽血和X线检查 ・拔掉动脉插管	・进行抽血和X线检查 ・测量体重 ・测量血糖	・进行抽血和X线检查 ・测量血糖	・拍X线片 ・拔右胸管 ・测量血糖	・抽血并拍X线片 ・拔掉头部、背部导管和导尿管 ・测量体重 ・停止心电监护 ・测量血糖	・测量血糖	・拔掉静脉留置针 ・测量血糖	・抽血 ・测量血糖	・测量血糖	・在术后第14日抽血 ・测量血糖
输液和药物	・在疼痛和失眠时可酌情用药	・在疼痛和失眠时可酌情用药	・在疼痛和失眠时可酌情用药	・在疼痛和失眠时可酌情用药	・在疼痛和失眠时可酌情用药	・在疼痛和失眠时可酌情用药	・在疼痛和失眠时可酌情用药	・在疼痛和失眠时可酌情用药	・在疼痛和失眠时可酌情用药	・在疼痛和失眠时可酌情用药
说明和指导	・对术后继续服用的药物进行说明	・对术后继续服用的药物进行说明	・对术后继续服用的药物进行说明	・对术后继续服用的药物进行说明	・对术后继续服用的药物进行说明		・在椅子上坐着进食，尽力半饱 ・进食时间30min，在餐后1小时内不要躺下，要坐起		・对摄入营养的自我控制方法进行指导 请在出院前通知患者使用镇痛药和泻药	・办理出院时进行营养指导 ・出院时做好用药说明，对药物进行确认 ・出院时领取就诊预约单和药物

※根据患者的个体情况，具体内容可能有所变更。如有不明确之处，请随时联系我们。

癌研有明医院
2014年10月修订

图 I-4-1 食管切除重建手术的临床路径

表Ⅰ-4-1 患者进入ICU后需要检查的项目

分类	评估项目	具体检查
物理诊断（视诊、触诊、听诊）	意识状态（苏醒程度） 伤口（是否有皮下血肿和皮下气肿） 呼吸音（是否有提示气道狭窄的声音） 疼痛程度	若意识障碍持续存在，应考虑做CT、MRI等 由血肿引起的颈部肿胀会随着时间推移而恶化，因此需要止血 如果听到颈部有明显的气管狭窄呼吸音，则需要重新插管（提示两侧喉返神经麻痹） 若疼痛较剧烈，需使用吗啡，并调节硬膜外麻醉药的用量
监测	血压 心率 SpO_2（动脉血氧饱和度）	将收缩压控制在90~180mmHg 将心率控制在每分钟120次以内，如果存在快速性心律失常，可考虑使用β受体阻滞药 确保 $SpO_2 \geq 95\%$。如果数值偏低，则需要促进排痰
检查数据	是否有贫血 动脉血气分析 pH、碱剩余值、乳酸值	如果血红蛋白浓度<70g/L，则需要考虑输血 确保 $PaO_2 \geq 90mmHg$，$PaCO_2 \leq 50mmHg$ 如果出现严重的酸中毒、碱剩余值偏低和高乳酸血症，需要考虑重建器官坏死的可能性
图像检查	胸部和腹部X线检查	检查是否存在胸腔积液和有无气胸；同时检查引流管和营养管的位置，确保通畅
引流管	颈部引流管 胸腔引流管 鼻胃管	确认引流管是否阻塞；如果血性排液量超过100ml/h，应考虑止血 确认患者的呼吸是否有变化；如果血性排液量超过100ml/h，应考虑止血 若排液呈黑色并有臭味，则应考虑重建器官坏死的可能性

调节。当 $PaO_2<60mmHg$ 或 $PaCO_2>60mmHg$ 时，如果患者每分钟呼吸频率超过30次，则需要通过重新插管进行辅助通气。

患者转入ICU时，医师应积极帮助患者排痰。如果痰量较多且排出困难，则需要进行支气管镜下吸痰。如果需要频繁进行支气管镜下吸痰，则可以考虑利用环甲膜穿刺进行气管插管。如果对患者进行胸骨前重建，选择气管切开的外科手术方法更为安全，这一点需要注意。但无论采用哪种手术方法，都可能导致颈部感染，需要治疗小组慎重讨论与实施，但最需要注意的还是要确保气管完好。

在术后的呼吸管理中，康复是十分重要的。在术后第1日，首先从坐位开始，引导患者在病床周围步行，尽可能采用体重秤进行站立体重测量，并进一步帮助患者进行腹式深呼吸，依照图Ⅰ-4-2中的方法进行持续的呼吸功能训练。

医师应在术后5天内每日对患者进行胸部X线检查，检测其是否有肺不张、肺炎、胸腔积液和肺水肿。

接受食管手术　　　　××先生/女士

就诊内容	初诊	第2次复诊	第3次复诊	住院当日	手术前1日	手术当日	术后第1日	术后第2日
日期	月　日	月　日	月　日	月　日	月　日	月　日	月　日	月　日
呼吸功能训练		·指导2（呼吸功能训练机） ·每日目标为做2~3组动作，训练10次	·指导2（呼吸功能训练机） ·每日目标为做2~3组动作，训练10次	·白天在1小时内进行5~6次"指导2"的训练并进行深呼吸练习 ·练习排痰	·白天在1小时内进行5~6次"指导2"的训练并进行深呼吸练习 ·练习排痰	·进行深呼吸练习 ·练习排痰	·在护士陪同下按照"指导2"进行训练	·在护士陪同下按照"指导2"进行训练
		{　　}ml	{　　}ml	{　　}ml	{　　}ml		{　　}ml	{　　}ml
		{　　}次	{　　}次	{　　}次	{　　}次		{　　}次	{　　}次
运动功能训练			·在医院进行步行训练并记录			·为了预防血栓，患者在床上应加强运动 ·屈膝训练 ·弯曲活动脚踝和脚趾	·为了预防血栓，患者在床上应加强运动 ·屈膝训练 ·弯曲活动脚踝和脚趾	·尽可能在椅子上保持坐立状态 ·在护士陪同下练习步行至洗漱间
				{　　}次数	{　　}次数			

术前的体力检查

为了能够让患者在接受手术到出院的治疗过程中一切顺利，需要对患者进行体力恢复和康复训练。请在下列体力检查项目中选择目前必须进行的训练项目。

（1）呼吸：________几岁（如二十几岁、三十几岁等，下同）；

（2）握力：________kg；

（3）柔软度：________cm；

（4）步行平衡：________s；

（5）步行/无支撑物/用手杖支撑/其他；

（6）运动量（30分钟以上的运动）：1周3天以上/1周1～2天/1个月数次/几乎没有。

☆理想/必要情况下，步行距离大约为：

km。

（病房走廊　个来回。）

☆____月____日的吸气量为

ml。

以"指导2"为指导，每日以改善术前呼吸功能为目标开展训练。

指导2（呼吸功能训练机）

通常来说，肺活量在手术后会较手术前下降。另外，全身麻醉和术后疼痛也会导致患者出现换气困难（换气失败）、咳痰、无法充分吸氧（无气胸）等并发症。

患者进行充分吸气，黄色标记上标注的上升值即为目前的吸气量。

如果数值停留在笑脸处，需要调整呼吸幅度。

1）缓慢地进行长时间深度吸气。
2）屏气3～6s。
3）呼气。

※改善术后肺复张情况的每日呼吸训练次数请参照上表。

（待续）

接受食管手术　　××先生/女士　　（续图）

就诊内容	术后第3日	术后第4日	术后第5日	术后第6日	术后第7日	术后第8日	术后第9日	术后第10日	术后第11日	术后第12日
日期	月　日	月　日	月　日	月　日	月　日	月　日	月　日	月　日	月　日	月　日
呼吸功能训练	・每日按照“指导2”进行训练	・每日按照“指导2”进行训练	・每日按照“指导2”进行训练	・每日按照“指导2”进行训练	・每日按照“指导2”进行训练	・每日按照“指导2”进行训练	・每日按照“指导2”进行训练	・每日按照“指导2”进行训练	・每日按照“指导2”进行训练	・每日按照“指导2”进行训练
	{　}ml	{　}ml	{　}ml	{　}ml	{　}ml	{　}ml	{　}ml	{　}ml	{　}ml	{　}ml
	{　}次	{　}次	{　}次	{　}次	{　}次	{　}次	{　}次	{　}次	{　}次	{　}次
运动功能训练	・在病房内进行步行训练	・在病房内进行步行训练	・在病房内进行步行训练	・在病房内进行步行训练	・在病房内进行步行训练	・在病房内进行步行训练	・在病房内进行步行训练	・在病房内进行步行训练	・在病房内进行步行训练	・在病房内进行步行训练
	{　}次	{　}次	{　}次	{　}次	{　}次	{　}次	{　}次	{　}次	{　}次	{　}次

深呼吸（腹式呼吸）

手术后应尽可能进行深呼吸，让肺部吸入大量空气。在停止使用呼吸机后，患者应尽可能进行大口深呼吸。

目的和效果：让肺部吸入大量空气，保证体内氧气充足。另外，缓慢呼吸可缓解呼吸疲劳，便于肺部排痰。

方法：在平躺状态下弯曲双膝，将手放在胸腹部感受呼吸的起伏。

1. 通过鼻腔缓慢吸气，并用手感受腹部的起伏。
2. 停止呼吸，用嘴缓慢呼气，此时稍微将嘴唇凸起，从而更易于呼气。

★请感受吸气时小腹凸起，呼气时小腹收缩。

排痰练习

在手术后，患者的痰量可能会增加。患者如果持续存在排痰障碍，可能会发生肺炎。为了使患者能够在手术后顺利排痰，应在避免疼痛的情况下加强训练。

用力呼吸

快速大口呼气

目的和效果：在排痰困难时大口快速呼气，让痰从喉部转移，这样做利于患者排痰。

方法：在患者大口吸气后，快速用力将气体一口气呼出。

1. 最开始多做几次深呼吸，然后用鼻子深吸一口气。
2. 屏住呼吸并张口，一口气将吸入的气体呼出。

☆做一个大声的叹气，试着一口气用力呼出吧。

咳痰

排出喉头上方的痰液

目的和效果：目的是排出喉头上方的痰液，从而改善患者的呼吸困难，预防肺炎等并发症。
方法：此处介绍的是一般的咳痰方法。更加细致的训练方法请咨询理疗师。

1. 大口吸气。
2. 让空气在胸口停滞下来，瞬间屏气。
3. 用力咳痰。

术后咳痰的注意事项：术后咳痰对患者十分有利，但在手术过后，由于伤口疼痛，很多患者无法顺利排痰；在伴随疼痛的情况下，需要避免刺激伤口，先用手或软垫放在两侧肋骨处，再进行咳痰。

图Ⅰ-4-2　食管切除重建手术的临床路径（康复篇）

循环管理

在食管癌手术后，由于手术所造成的创伤较大，微小血管的渗透性增强，血浆成分渗入间质会导致血管脱水，患者的血液循环状态不稳定。尤其是在术后第 1 日内，为了维持患者的循环血量，有必要对其进行充足的输液［1.5~2.0ml/（kg·h）］。

血液循环管理的指标为：收缩期血压 ≥ 90mmHg，尿量 ≥ 0.5ml/（kg·h）。在日常的食管癌手术中，无论手术期间还是术后都不太关注中心静脉压。在对循环血量的评估中，下腔静脉（压力通常为 10~20mmHg）的超声检查结果很有参考价值。若细胞外液充足，但无法维持循环血量和血压，应考虑对患者使用 5% 的白蛋白和儿茶酚胺制剂。在输血过程中，应保证血液中血红蛋白（hemoglobin，Hb）浓度。

从术后第 2 日开始应逐渐减少补液量，将静脉补液和静脉内营养替换为肠内给药。如果充分的补液能够维持循环血量，在正常情况下 48 小时内血管渗透性可恢复正常，血管外渗透的水分可回流。在此期间应注意到患者尿量增加（100~200ml/h 及以上），并减少补液量。过度补液会引起肺水肿，导致心力衰竭和呼吸衰竭。虽然利用胸部 X 线检查对患者情况进行评估十分重要，但首先应该对患者进行听诊，如果能够听到喘鸣音（间歇性啰音），则应该给患者使用利尿药。

在术后 2~3 日，由于会出现血管外液体的回流，心脏负荷会增加，这容易引起快速性心律失常。在监测心电图时，如果确认患者出现心律失常，则需要利用 12 导联心电图进行评估。如果快速性心律失常持续不能缓解，应考虑使用 β 受体阻滞药对患者进行治疗。

营养管理

食管癌手术后早期应用肠内营养的有效性已被广泛报道。

对所有接受食管切除重建的病例，按照笔者所在医院的惯例，都对患者经管胃或十二指肠留置肠内营养管，并从术后第 2 日开始给予早期肠内营养（手术技巧将在其他章节进行详细介绍）。营养制剂通常采用 1kcal/ml 的半消化肠道制剂。如果患者患有糖尿病和呼吸衰竭，则应根据患者个体病情选择不同的肠内营养制剂。

肠内营养制剂的用药剂量从术后第 1 日的 10~20ml/h 开始，在确认患者恢复肠蠕动和无腹泻之后，每日可增加 400ml。如果顺利，则可在术后第 4 日增加到 1600ml/d，达到用药上限。同时应根据患者的身体状态判断是否需要追加补充水分。外周静脉营养应在术后第 4 日终止。

喉返神经麻痹会导致误吸，只要患者未出现这种高风险并发症的明显症状，应从术后第 3 日起让患者开始练习舔食冰块，从术后第 5 日开始饮水，第 7 日开始摄入流食，并开始每 2 日逐渐摄入软食、半粥状食物、粥状流食，慢慢恢复普通饮食。同时应一边对患者的摄食量和能量摄入量进行评估，一边调节患者的肠内营养制剂的用药剂量。在大多数情况下，患者于术后 2~3 周即可办理出院。为了让患者在出院后能够每日自行口服药剂 400ml，在住院期间就需对患者进行训练。

在出院后第 2 周的初次门诊中，营养师应对患者进行营养指导，并检查患者的摄食情况和营养状态。如果不再需要应用肠内营养制剂，则可进行拔管。

引流管理

胸部食管癌的术后引流仅包括右胸腔引流和颈部引流，腹部不做引流处理。颈部引流是在患者两侧锁骨上窝的淋巴结清扫部位插入导管，主要用于排出渗液，并监测患者的出血情况和淋巴结漏液情况。如果缝合失败，在吻合部位进行插管引流的作用甚微，因为吻合口周围引流困难。

引流管都是硅胶制成的圆形导管，导管分别插在右胸腔（24Fr）和颈部（15Fr）。胸腔引流管与持续吸引器相连，在 $-15cmH_2O$ 的条件下进行持续吸引。颈部引流管与低负压持续吸引器相连，引流管的插入部位应用薄膜敷料覆盖。

应经常检查患者胸腔积液的引流量和液体性状，在没有明显乳糜液且引流量少于 200ml/d 的情况下可拔管。通常情况下，患者在术后 4~5 日就可拔管。

患者的颈部如果没有淋巴漏液，则在术后 2~3 日几乎不会排液。通常情况下，患者在术后 4~5 日就可拔除颈部引流管。

鼻胃管不仅能够给重建的管胃内部减压，还能反映患者吻合部出血和管胃坏死的情况，因此需要对其排液性状多加观察。通常情况下，如果确认术后第 2 日患者的排液量在 200ml 以下，则可拔管。

疼痛管理

疼痛管理能够有效促进患者排痰，有利于其早日离床活动，因此十分重要。镇痛药不应该仅在患者感到疼痛时使用，而应该为了患者尽可能感觉不到疼痛而积极（定时用药）使用，因为疼痛会导致患者活动减少，从而妨碍患者离床康复。

在术后前 2 日内应以硬膜外麻醉为中心进行疼痛管理。当镇痛效果不太明显时，可对患者静脉注射吗啡和对乙酰氨基酚。术后早期由于患者的血液循环状态不稳定，原则上不使用非甾体抗炎药（nonsteroidal anti-inflammatory drugs，NSAIDs）进行治疗。

从术后第 3 日以后主要是给患者持续静脉注射芬太尼。当疼痛不太强烈时，可通过静脉注射或肠内给药的方式给患者使用 NSAIDs 进行治疗。术后第 5 日以后定期使用 NSAIDs 进行肠内给药，术后第 10 日以后则根据患者个体症状进行调节。

感染对策

为了预防术后感染，需要在围术期对患者使用抗菌药物。根据《抗菌药物使用指南》和《JAID/JSC 感染性疾病治疗指南（2011 年版）》来确定所用抗菌药物的种类与用药时间。

食管癌手术根据手术区的污染程度被归类为“清洁 – 污染（clean-contaminated）手术”，手术区的污染菌为葡萄球菌、链球菌、革兰阴性杆菌和咽喉部厌氧菌等。因此，我们选择对厌氧菌敏感的第二代头孢烯类抗生素作为抗菌药物。

在用药方法方面，为了确保手术时药物在组织内部达到足够的浓度，在手术前 30 分钟进行初次用药，并在手术过程中每隔 3 个小时再次用药。在用药时间上，我们借鉴《JAID/JSC 感染性疾病治疗指南（2011 年版）》内“2 日（48 小时）内”的表述，选择在术后 1 日内停止用药。

另外，众所周知，维持口腔内部清洁可减少术后肺炎的发病率，因此应延续术前的口腔清洁管理，从术后第 1 日开始每日刷牙 4 次。

在手术前 2 日（住院前）需要检测咽喉和粪便，术后第 1 日需监测痰液，如果发现有耐甲氧西林金黄色葡萄球菌（MRSA）等耐药性细菌，应该引起注意。治疗期间应与感染内科进行合作，慎重选择抗菌药物，并在病房内佩戴口罩和手套，对双手进行彻底消毒。

如果观察到感染迹象，应通过各种检查迅速确定感染部位，并进行体液检测等必要的医学处理。同时应在确定致病菌之前选择广谱抗菌药物，并根据细菌培养和药敏试验结果选择更加有效的抗菌药物进行治疗。

并发症及对策

根据 2011 年基于日本 NCD 分析的报道，肺炎（发生率为 15.4%）和缝合失败（发生率为 13.3%）是食管癌术后最常见的并发症。在 2012 年报道的食管癌术后并发症系统评价中，术后肺炎的发生率为 1.5%~38.9%，缝合失败的发生率为 0~35%，后者也是典型的并发症。人们认为早期控制和应对这些并发症有利于降低食管癌患者的术后死亡率。

呼吸系统并发症

肺炎是食管癌术后最常见的并发症，通常在患者术后到出院期间发病。病情严重者可出现急性呼吸窘迫综合征（acute respiratory distress syndrome，ARDS），死亡率达 30%~40%，十分危险，因此需要预防并进行早期治疗。

预防措施如本节所述，对患者的术后镇痛、复健（早期离床和呼吸训练、吞咽训练）、营养、口腔护理等进行管理十分重要，同时必须让患者术前进行戒烟和呼吸训练。

痰液滞留很容易引起肺不张和肺炎，因此对患者进行支气管镜下吸痰和环甲膜穿刺十分重要。如果诊断出肺炎，在进行上述气管管理的同时，还需要给予适当的抗菌药物治疗。有关抗菌药物的选择，请参照前文的“感染对策”部分。

在术后7天内发生的肺炎几乎都是由误吸引起的。患者有时会在夜间误吸反流的消化液。如果确认此为病因，则应将患者的枕头抬高，避免反流。

吻合部位的并发症

在需要行颈部吻合的情况下，如果发生缝合失败，则可能出现颈部伤口发红、肿胀、发热等症状，易于诊断。如果观察到上述症状，则需要利用水溶性造影剂进行口腔造影检查，以确认缝合失败的状况和严重程度。在大多数情况下，如果确认患者存在颈部皮下积液，则需要在该部位进行排液处理。

首先做一个小的切口进行引流，如果可能的话，在X线透视下插入导管，并将其连接至低负压持续吸引器。

患者在术后第7日以后经常会出现吻合口轻微渗漏症状，但大部分患者都可通过禁食和进行上述医疗处理得以改善。严重渗漏易发生于术后早期，容易扩散至纵隔并恶化。此时需要通过增强CT对脓肿的扩散程度和管胃血流情况进行评估，并对疑似管胃坏死部分追加内镜检查。在患者病情恶化之前进行二次手术以切除坏死组织，并讨论是否进行食管瘘重建，这些对于有效治疗十分重要。

在胸腔内吻合的情况下，缝合失败导致的脓胸可能会导致病情加剧。由于很难像颈部吻合一样从体表对患者进行观察，因此需要注意生命体征与检查结果的变化。如果怀疑缝合失败，则需要对患者立刻进行CT检查，并进行适当引流。

若患者出现吞咽障碍和进食后呕吐的表现，则可以很容易诊断患者存在吻合部狭窄，并可通过内镜检查确诊。该病很少发病于术后早期，通常是在手术后数周才会发病。在大多数情况下通过一次至数次的内镜下球囊扩张术，患者的病情可得到改善。如果疗效欠佳，可考虑采用内镜旋切切除（radial incision and cutting，RIC）疗法，在内镜下放射状切开狭窄部，并刮擦周围的瘢痕组织。目前，JCOG1207研究比较并探讨了各种疗法的安全性及临床实用性。

喉返神经麻痹

有报道称胸部食管癌术后喉返神经麻痹的发生率为15%~60%，该并发症对术后病程的影响巨大。其中，左侧声带麻痹最为常见，其次为双侧声带麻痹和右侧声带麻痹。损伤程度根据麻痹程度而定，但如果声带由于双侧麻痹而在中位固定，则为了保证呼吸功能正常，需要重新切开气管并插管。

如果确认患者存在术后声音嘶哑，则有必要进行纤维喉镜和吞咽成像等检查，进行专业性评估。患者如果不注意饮水和食物摄入，还容易出现吸入性肺炎。

吞咽训练可以避免误咽危险。但声音嘶哑通常来说治疗过程较为漫长，大多数患者需要半年左右的治疗才能得到改善。如果术后一年仍然存在声音嘶哑，则需要考虑重建。

为了预防喉返神经麻痹，手术医师不仅要准确了解解剖学知识，还要在手术过程中进行保护性操作。

胸腔积液、乳糜胸

有些患者虽然可以通过胸腔导管引流右侧胸腔积液，但在术后经过数日，其左侧胸腔仍有积液。在大多数情况下，胸腔积液不需要特殊治疗，随着血管外液体向血管内的回流（术后 2~3 日）即可逐渐减轻。如果该症状影响动脉血气指数，或者导致下叶完全塌陷的肺不张，则需要对患者进行穿刺引流。只要没有出现乳糜胸和脓胸，手术医师很少会留置侧胸腔导管。但如果经穿刺后胸部积液仍然存在，则需要引起注意。

一般在术后第 2 日就开始进行早期肠内营养。如果患者出现乳糜胸，则可根据胸腔积液的颜色来进行诊断。如果怀疑患者有乳糜胸，首先将原有营养制剂换为不含脂肪的肠内营养制剂，并控制水分和电解质的入量。有报道称，如果引流量达到每日 500ml 以上，则需要禁食并采用完全肠外营养（total parenteral nutrition，TPN），但目前并无明确的证据支持这一观点。

在保守治疗的情况下，应选择皮下注射奥曲肽（Sandostatin®）。有报道称奥曲肽可通过作用于淋巴管的生长抑素受体来收缩淋巴管，同时抑制消化道分泌，减少淋巴回流。用药方法为每隔 8 小时给患者皮下注射 50~100ml 的奥曲肽。

如果采取保守治疗后，患者仍继续大量排液，则需要对其进行胸部外科手术治疗。适合手术的患者包括以下几种情况：①患者平均每日排液量超过 1500ml 且持续 5 日以上；②采用保守治疗 2 周以上；③营养状况恶化[16]。另外，有报道称，如果保守治疗开始后第 7 天的排液量达到每日 1000ml 以上，患者也适合进行手术。无论符合以上哪一种情况，都推荐患者在全身病情恶化之前进行手术。

如果患者持续排液但引流量较小，或出现进食后引流量又增加的症状，应该考虑采取使用胸膜粘连疗法。但如果胸腔积液较多，则该疗法可能无效。

心律失常

正如“循环管理”部分所述，患者在食管癌术后的“回流期间”容易出现快速性心律失常。在大多数情况下，该症状还会伴随心脏负荷增大和电解质紊乱，但持续时间较短，通过治疗，这些症状和表现往往可以得到改善。如果症状持续，则应考虑使用 β 受体阻滞药进行治疗。外科医师应与心内科医师紧密合作，协同治疗。

深静脉血栓形成

食管癌手术时间长，与其他外科手术相比，食管癌手术中患者更容易形成深静脉血栓。急性肺血栓栓塞症是一种非常严重的并发症，因此在围术期进行预防尤为重要。按照惯例，一般从术后即刻开始，对患者采取双腿间歇性气压疗法，直到患者能够步行为止；并从术后第 1 日到第 5 日，每隔 12 小时给患者皮下注射低分子肝素（依诺肝素钠）。当然，要根据不同病例各自的情况而定。如果担心患者出血，则可以停止用药；在可以确保术后不出血的情况下再恢复用药。

参考文献

[1] Takeuchi H, et al: A risk model for esophagectomy using data of 5354 patients included in a Japanese nationwide web-based database. Ann Surg 2014; 260: 259-66.

[2] Biere SS, et al: Minimally invasive versus open oesophagectomy for patients with oesophageal cancer: a multicentre, open-label, randomised controlled trial. Lancet 2012; 379(9829): 1887-92.

[3] Kubo N, et al: The impact of combined thoracoscopic and laparoscopic surgery on pulmonary complications after radical esophagectomy in patients with resectable esophageal cancer. Anticancer Res 2014; 34(5): 2399-404.

[4] Wang G, et al: A comparison of postoperative early enteral nutrition with delayed enteral nutrition in patients with esophageal cancer. Nutrients 2015; 7(6): 4308-17.

[5] Takesue T, et al: A prospective randomized trial of enteral nutrition after thoracoscopic esophagectomy for esophageal cancer. Ann Surg Oncol 2015 Jul 29.

[6] 日本感染症学会，日本化学療法学会編：抗菌薬使用のガイドライン．協和企画．2005.

[7] JAID/JSC 感染症治療ガイド委員会編：JAID/JSC 感染症治療ガイド 2011. 日本感染症学会，日本化学療法学会，ライフサイエンス出版．2011.

[8] Akutsu Y, et al: Pre-operative dental brushing can reduce the risk of postoperative pneumonia in esophageal cancer patients. Surgery 2010; 147(4): 497-502.

[9] Blencowe NS, et al: Reporting of short-term clinical outcomes after esophagectomy: a systematic review. Ann Surg 2012; 255(4): 658-66.

[10] Santa Cruz R, et al: Acute respiratory distress syndrome: mortality in a single center according to different definitions. J Intensive Care Med 2015 Oct 5.

[11] Kataoka K, et al: A randomized controlled phase II/III study comparing endoscopic balloon dilation combined with steroid injection versus radial incision and cutting combined with steroid injection for refractory anastomotic stricture after esophagectomy: Japan Clinical Oncology Group Study JCOG1207. Jpn J Clin Oncol 2015; 45(4): 385-9.

[12] Gockel I, et al: Recurrent laryngeal nerve paralysis (RLNP) following esophagectomy for carcinoma. Eur J Surg Oncol 2005; 31 (3) : 277–81.
[13] Sato Y, et al: Risk factors and clinical outcomes of recurrent laryngeal nerve paralysis after esophagectomy for thoracic esophageal carcinoma. World J Surg 2015 Oct 13.
[14] 黒田浩章，ほか : 術後乳糜胸への対応とその管理 . 胸部外科 2008; 61 : 700–4.
[15] Kalomenidis I, et al: Octreotide and chylothorax. Curr Opin Pulm Med 2006; 12 (4) : 264–7.
[16] Selle JG, et al: Chylothorax: indications for surgery. Ann Surg 1973; 177 (2) : 245–9.
[17] Shimizu K, et al: Treatment strategy for chylothorax after pulmonary resection and lymph node dissection for lung cancer. J Thorac Cardiovasc Surg 2002; 124 (3) : 499–502.
[18] Shimizu J, et al: Treatment of postoperative chylothorax by pleurodesis with the streptococcal preparation OK–432. Thorac Cardiovasc Surg 1994; 42 (4) : 233–6.

Ⅱ. 手术技巧

1 食管切除

1.1 切除手术方式的选择

1.2 右开胸食管切除

1.3 胸腔镜下食管切除

1.4 优先处理颈部和腹部切口的食管切除

1.5 食管拔脱

1.6 颈部食管切除

1.7 左胸腹联合切口下的食管癌切除

1.8 经食管裂孔的下部食管切除

切除手术方式的选择

癌研有明医院消化中心食管外科　**渡边雅之**

根据患者病变部位、病变程度及全身状态，可以选择多种不同的食管癌手术方式。颈部食管游离方法仅限于颈部手术，经胸切除和食管裂口切除都有左右之分，而且在选择上还分是否进行开胸以及是否在胸腔镜下进行手术。本节主要讲述食管切除手术方式的选择标准。

基于食管切除范围的手术方式选择

从食管的切除范围来看，食管切除手术主要分以下几种：颈部食管切除、食管全部切除、食管次全切除（胸、腹部食管全部切除）、中下部食管切除和下部食管贲门切除（表Ⅱ–1–1）。

1 颈部食管切除

仅在颈部食管发生癌变的患者适合进行颈部食管切除。在大多数情况下，很难保留喉头，因此需要进行咽喉食管切除。如果浅表癌仅局限于颈部食管，食管入口边缘未发生癌变，则患者可进行保留喉头的颈部食管切除手术。如果癌变扩及胸部食管并伴有上纵隔淋巴结转移，则大多选择食管全部切除或次全切除手术。如果仅在食管入口边缘发生病变，则可通过部分胸骨切除进行颈部食管切除。

表Ⅱ–1–1　基于食管切除范围的切除手术方式分类

食管切除手术方式	目标病例
颈部食管切除 　保留喉头的颈部食管切除 　咽喉食管切除	 颈部食管癌（有可能保留喉头的病例） 颈部食管癌（不能保留喉头的病例）
食管全部切除（切除咽部和喉部）	合并咽喉癌的胸部食管癌 颈、胸部食管癌（不能保留喉头的病例）
食管次全切除	胸部食管癌 颈、胸部食管癌（有可能保留喉头的病例）
中下部食管切除	胸部中下部食管癌（不进行上纵隔淋巴结清扫）
下部食管贲门切除	腹部食管癌 食管 – 胃连接处癌（未进行上、中纵隔淋巴结清扫）

2 食管全部切除

对于合并咽喉癌的胸部食管癌病例，需要在切除咽喉的同时切除食管，此时应选择将食管全部切除。对于颈、胸部食管癌，如果喉头保留困难，也应选择将食管全部切除。

如果患者胸部食管癌发生外侵或发生明显的纵隔淋巴结转移，需要对患者进行经胸部食管切除术（transthoracic esophagectomy，TTE）。如果浅表癌病变未发生明显的淋巴结转移，则应权衡手术的侵入性，选择进行经食管裂孔的食管切除手术。

3 食管次全切除

以下所述为胸部食管癌的标准手术程序。即便病变影响颈部，如果确保食管入口边缘可以保留喉头，则可选择食管次全切除手术。食管次全切除手术方法虽然以 TTE 为标准，但也有选择经食管裂孔食管切除术（transhiatal esophagectomy，THE）的情况。

4 中下部食管切除

如果对胸部中下部食管癌不进行上纵隔淋巴结清扫，则应选择切除中下部食管。在老年人和高危病例中，如果患者的下部食管癌未出现上纵隔淋巴结转移，则通常采用右开胸、开腹的 Ivor-Lewis 术进行治疗。另外，针对咽喉部食管全部切除和永久性人工气管造口的食管癌患者，为了保护气管血运，也会选择对患者的中下部食管进行切除。

5 下部食管贲门切除

针对腹部食管癌和食管 - 胃连接处癌，如果未进行上、中纵隔淋巴结清扫，则可选择切除患者的下部食管和贲门。方法包括开腹后经食管裂孔进行切除或进行左开胸、开腹连续切除。

胸部手术方法的选择标准

胸部食管切除有 TTE 和 THE 两种，TTE 可选择左侧或右侧手术，也可以选择进行开胸手术或胸腔镜下手术。胸部食管癌以往的手术标准是进行右开胸手术，但近年来胸腔镜下手术逐渐成为主流。表Ⅱ-1-2 显示了胸部手术方法的选择标准。

1 右开胸

目前适合进行右开胸手术的病例主要为癌症晚期进行根治性化疗后的姑息性手术病例、无法排除对其他器官产生浸润的局部晚期癌症病例、疑似外侵的广泛淋巴结转移阳性病例和既往接受过右侧开胸手术的病例。另外，由于目前无法确认胸腔镜下重建手术的安全性，有必要进行胸腔内吻合重建的患者目前同样适合做开胸手术。

2 右胸腔镜

对于需要进行标准化食管次全切除，但不适合进行右开胸手术的病例，比较适合采用右胸腔镜手术进行治疗。对该类病例，一般让患者采用俯卧位，在人工气胸下保证患者双肺通气，行胸腔镜手术。

3 左开胸

关于左开胸手术方法，由于主动脉弓的存在，对患者进行上纵隔淋巴结清扫较为困难，因此在食管切除方面限制较大。如果患者伴有左肺受侵犯，需要进行一并切除，或患者左肺功能衰竭，左肺通气很难进行术中管理，这两种情况下都需要采取左开胸手术。另外，如果病变在主动脉左侧和后侧发生淋巴结转移，从右胸腔操作较为困难的话，也可以选择进行左开胸手术，或在左胸腔镜下仅切除该转移部分。

4 左胸腹部联合切口

在腹部食管和食管－胃连接处的浅表癌中，发生上、中纵隔淋巴结转移的风险较低，如果经食管裂孔切除很难确定切缘，则应将此类病例经左胸腹部联合切口进行手术。

5 经裂孔非开胸

在腹部食管癌和食管－胃连接处癌可以经食管裂孔进行安全修复的情况下，患者适合进行经裂孔下部食管贲门切除手术。另外，如果胸部食管癌患者存在肺功能衰竭而导致胸部手术操作困难，或无需进行淋巴结清扫的黏膜内癌患者，都可经裂孔切除食管。此外，如果需要同时切除咽喉癌侵犯区域和无法确认纵隔淋巴结转移的胸部食管浅表癌时，可选择进行经裂孔食管切除。在治疗过程中需避免盲目切除患者的食管，而应经裂孔在内镜下对患者进行食管分离。

表Ⅱ-1-2 胸部手术方法及目标病例

胸部手术方法	目标病例
右开胸	癌症晚期进行根治性化疗后的姑息性手术病例 无法排除对其他器官产生浸润的局部晚期癌症病例 疑似外侵的广泛淋巴结转移阳性病例 既往接受过右开胸手术的病例 进行胸腔内吻合重建的病例
右胸腔镜	不适合右开胸手术的食管次全切除病例
左开胸	左肺通气困难的病例 联合切除左肺
左胸腹部联合切口	腹部食管癌 食管－胃连接处癌（不进行上、中纵隔淋巴结清扫）
经裂孔非开胸	肺功能衰竭 黏膜内癌

淋巴结清扫范围的选择

1 颈部食管癌的淋巴结清扫

根据《食管癌治疗章程》,颈部淋巴结可分为浅表淋巴结(No.100)、颈部食管旁淋巴结(No.101)、颈深淋巴结(No.102)、咽部周围淋巴结(No.103)和锁骨上淋巴结(No.104)等。此外,浸润深度超过T1b的颈部食管癌经常向胸部上段食管旁淋巴结(No.105)和喉返神经淋巴结(No.106)转移。将No.101和No.106淋巴结作为1组,No.102、No.104、No.105淋巴结作为2组,对这些淋巴结进行清扫。No.105和No.106淋巴结虽然在颈部清扫的范围内,但如果病变扩散到胸部食管,即发展为颈胸部交界癌的情况下,应追加胸部手术操作,或通过切除部分胸骨进行上纵隔淋巴结清扫。

2 胸部食管癌的淋巴结清扫

胸部食管癌大多伴随向颈部、胸部和腹部三个区域的淋巴结转移,因此对这些区域淋巴结的清扫应有一定的规范。根据《食管癌治疗章程(第11版)》所定义的原发部位的淋巴结分组如图Ⅱ-1-1所示。淋巴结清扫的范围需要根据癌变的恶性程度、淋巴结转移的危险程度以及患者的全身状态进行综合判断。如果患者全身状态较好,则通常可进行D3清扫。

我院进行淋巴结清扫的范围如图Ⅱ-1-2所示。对于胸上段食管癌,在没有下纵隔淋巴结转移的情况下,清扫范围应涵盖患者的胃左动脉旁。

针对胸中段和胸下段食管癌,需要对No.8a、No.9、No.11p淋巴结进行标准化清扫。胸下段以下的浅表癌很少会发生锁骨上淋巴结转移,因此无需进行预防性清扫。

3 食管-胃连接处癌的淋巴结清扫

有关食管-胃连接处癌最为合适的淋巴结清扫区域目前尚未达成共识。笔者基于胸下段食管癌确定了Siewert Ⅰ型交界癌的切除和清扫区域,并认为应对Siewert Ⅱ型交界癌进行从下纵隔到腹部淋巴结的重点清扫。另外,No.16a2lat淋巴结的转移率和清扫效果和2组较为相似,因此应对包括No.19淋巴结在内的区域进行充分清扫。

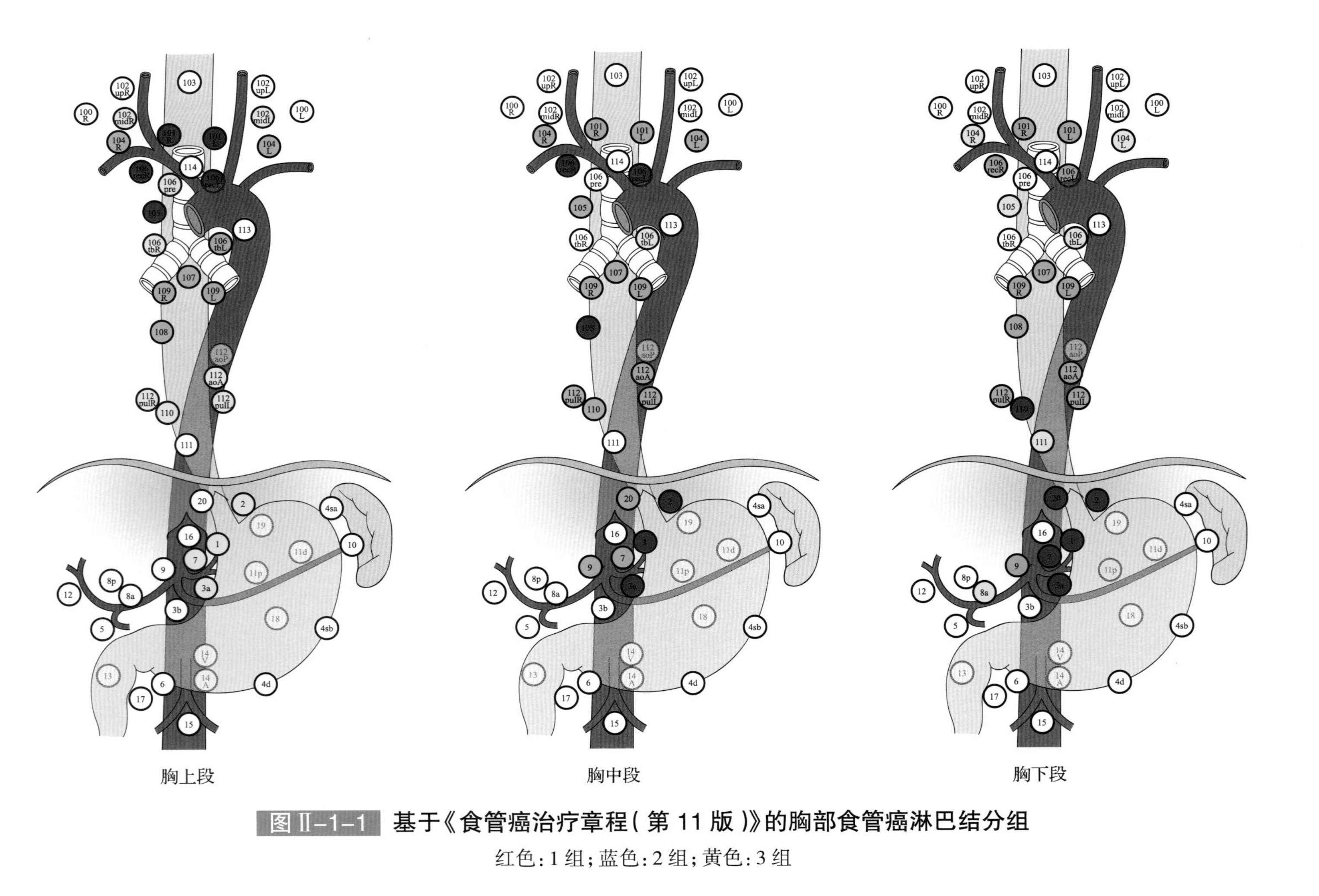

图Ⅱ-1-1 基于《食管癌治疗章程（第11版）》的胸部食管癌淋巴结分组

红色：1组；蓝色：2组；黄色：3组

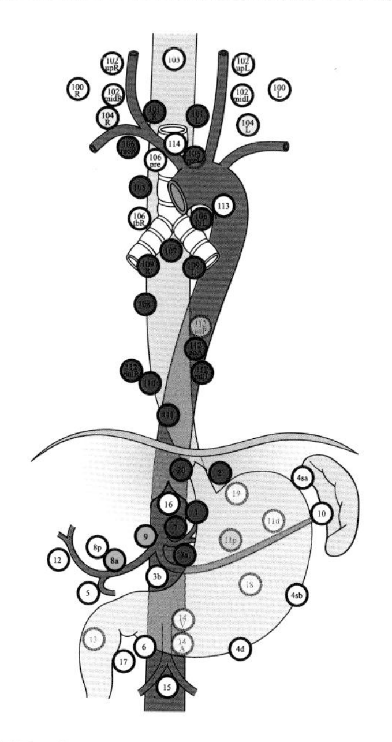

图Ⅱ-1-2 我院对 3 个部位的淋巴结清扫范围

红色：胸部食管癌的标准化淋巴结清扫；蓝色：胸上段食管癌未出现中、下纵隔转移时无需清扫；黄色：胸下段以下的浅表癌无需清扫

参考文献

[1] Mine S, et al: Lymphadenectomy around the left renal vein in Siewert type II adenocarcinoma of the oesophagogastric junction. Br J Surg 2013; 100: 261–6.

右开胸食管切除

癌研有明医院消化中心食管外科　**渡边雅之**

适应证

长期以来,右开胸食管切除手术一直是食管癌标准化手术之一。随着近年来胸腔镜手术的普及,患者进行该手术的适应条件也越来越受限。然而针对局部晚期癌症术前治疗后的食管切除,以及进行根治性化疗后的抢救性手术或姑息性手术的病例,进行常规胸腔镜手术较为困难,仍应采取开胸手术进行治疗。为了确保治疗的根治性和安全性,该手术对手术技巧也提出了更高的要求。

我院适合进行右开胸食管切除手术的病例主要有以下几种情况:①晚期癌症根治性化疗后的残余和复发;②在无法排除晚期癌变侵犯周围组织的情况下,能够在化疗或放化疗后进行切除的病例;③疑似外侵明显的淋巴结转移阳性病例;④可能因右开胸手术等导致患者胸腔内大面积粘连的病例;⑤胸腔内吻合重建。

关于①、②两种情况,由于术前治疗会导致瘢痕和纤维化,因此很多情况下很难识别正确的解剖层次,尤其是同气管膜部进行游离很可能导致膜部损伤,因此包括紧急情况下该类病症都适合进行开胸手术。而针对③的情况,由于在胸腔镜下很难进行保护性手术,患者具有肿瘤暴露的风险,因此适合进行开胸手术。有关④的情况中的粘连,虽然在某些情况下,胸腔镜下剥离能够获得良好的视野,但对存在高度粘连而无法确保手术空间的病例,以及有气管周围手术史的病例,都应进行开胸手术。对于⑤的情况,由于无法确定胸腔镜下胸腔内吻合手术的安全性,因此目前该类病例仍然适合进行开胸手术。

术前检查

1 肿瘤与周围器官的关系

如上所述,在很多适合进行开胸手术的病例中,肿瘤都与周围器官相邻,因此有必要在开始治疗前和手术前通过 CT 检查充分了解患者的肿瘤状况及其与周围器官之间的关系。另外,由于很难在手术过程中识别剥离层,因此同时用 CT 图像进行确认十分重要。

2 肿瘤在食管内的范围

在对食管周围进行剥离时,在胸腔内切除食管能够保证良好的视野。

为了避免切入肿瘤，需要提前通过内镜和食管造影确认术前的肿瘤范围。尤其是存在上皮内恶变及伴有浅表性轻微病变的情况下，由于在手术过程中难以触及这些病变，因此需要提前在内镜下进行切除处理。

3 体位

患者主要采用左侧卧体位（图Ⅱ-1-3）。放置腋窝枕，让患者开胸一侧得到伸展。在手术过程中为了方便旋转手术台，应牢固定住患者的身体，并提前测试旋转功能。

4 麻醉

应对患者进行左肺通气。在清扫患者左侧喉返神经时，通过牵引气管确保左侧视野十分重要。在很多情况下，诸如 Bronco Cass™ 等双腔管材质较硬，很难拉动气管，因此最近多用带有气管气囊导管的单腔螺旋管，以阻塞右主支气管（图Ⅱ-1-4）。该方法虽然有利于气管排压，但可能由于球囊移位而出现健侧肺通气受阻或单肺通气困难，因此需要手术者与麻醉师紧密配合。

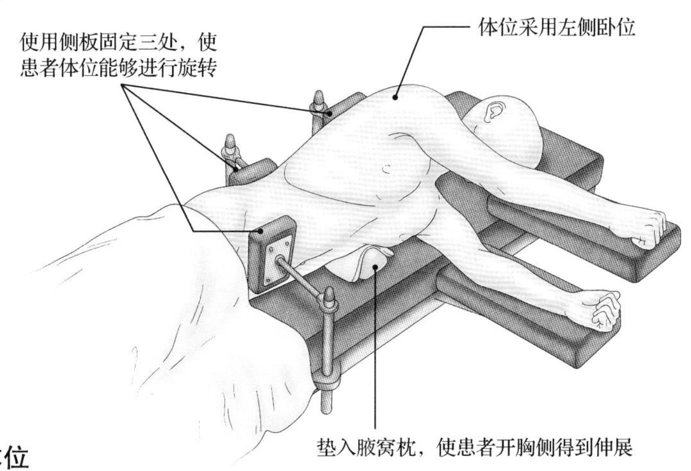

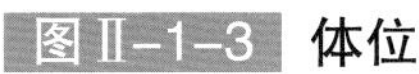
图Ⅱ-1-3 体位

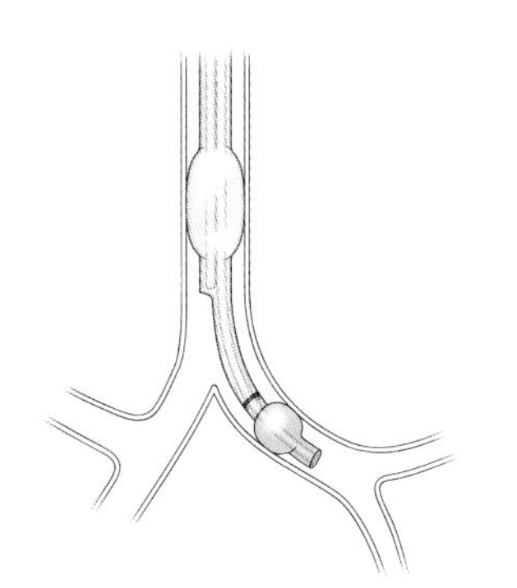

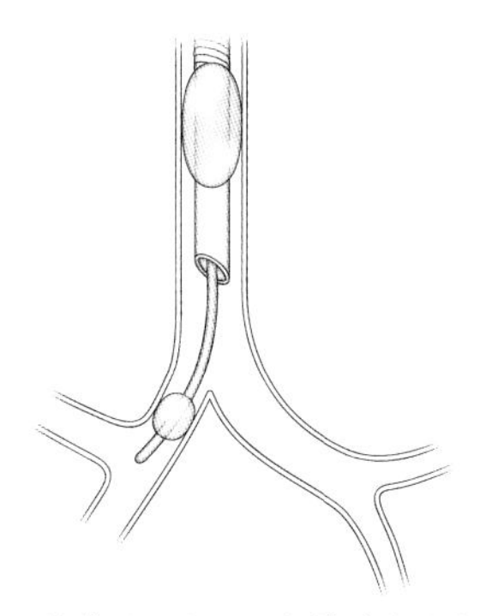

图Ⅱ-1-4 单肺通气

手术步骤

1. 切开皮肤
2. 经前外侧切口切开肋间进胸
3. 切除奇静脉弓
4. 上纵隔胸膜切开与右主支气管动脉处理
5. 确定右喉返神经并清扫No.106右喉返神经旁淋巴结
6. 游离上部食管背侧
7. 剥离中部食管背侧和主动脉
8. 离断胸导管，显露食管裂孔
9. 切开中下纵隔的腹侧胸膜
10. 清扫横膈上部淋巴结(No.111淋巴结)
11. 清扫气管分叉处的淋巴结
12. 确认左喉返神经并清扫No.106左喉返神经旁淋巴结
13. 切断食管
14. 清扫左侧气管、支气管周围淋巴结(No.106 tbL 淋巴结)
15. 清扫左下肺静脉周围淋巴结
16. 留置胸腔引流管，闭合胸部

手术技巧

1 切开皮肤

- 前侧方切开皮肤(图Ⅱ-1-5)应以保留背阔肌和前锯肌筋膜第4肋间开胸手术为标准。
- 在预期出现大面积粘连的病例和二次开胸病例中,应在患者后外侧进行切开。如果难以通过分离背阔肌与胸膜的粘连来确保视野,则应切除第5肋并进行肋骨床开胸手术。

2 经前外侧切口切开肋间进胸

- 应在第4肋间隙上方做出15~20cm的皮肤切口。在分离背阔肌后,应分开前锯肌,露出第4肋。

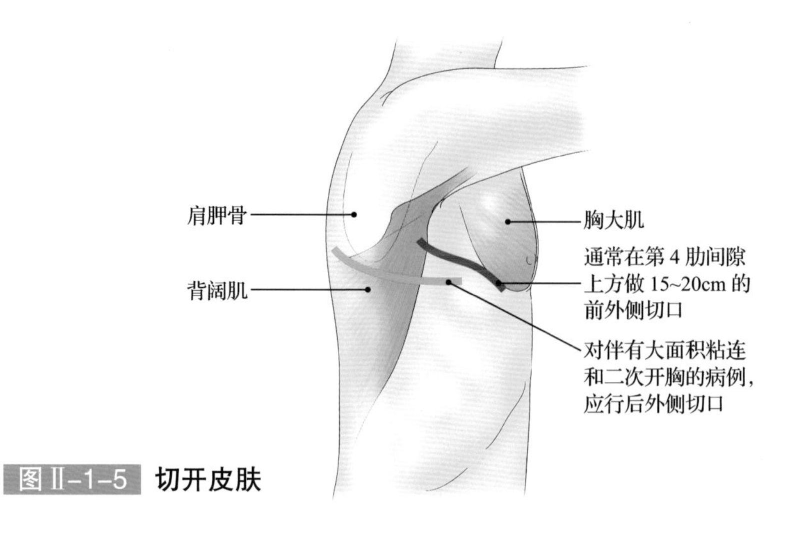

图Ⅱ-1-5 切开皮肤

手术技巧

延续到第 3 肋的前锯肌覆盖在肩胛骨内侧，相对较薄；而第 4 肋以下的前锯肌集中在肩胛骨下角，发育良好且较厚。因此应该将第 4 肋附着部分剥离成薄翼状，使第 3、第 4 肋所附着的前锯肌相互分离以露出第 4 肋（图Ⅱ–1–6）。另外，如果将前锯肌剥离成薄翼状，胸廓闭合时前锯肌可完全覆盖肋间。

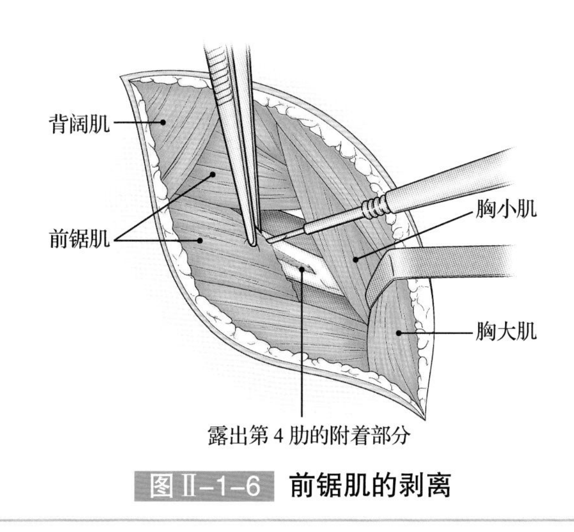

图Ⅱ–1–6 **前锯肌的剥离**

- 通常很难切断肋骨，但可通过切断第 5 肋软骨来确保足够的视野（图Ⅱ–1–7）。大部分情况下用电刀切断肋软骨，但如果肋软骨较硬，则可使用肋骨剪。如果需要更大的视野，则应在背侧切除第 5 肋。手术中还应将患者的肋间肌切开至距其胸交感干 1~2cm 处。

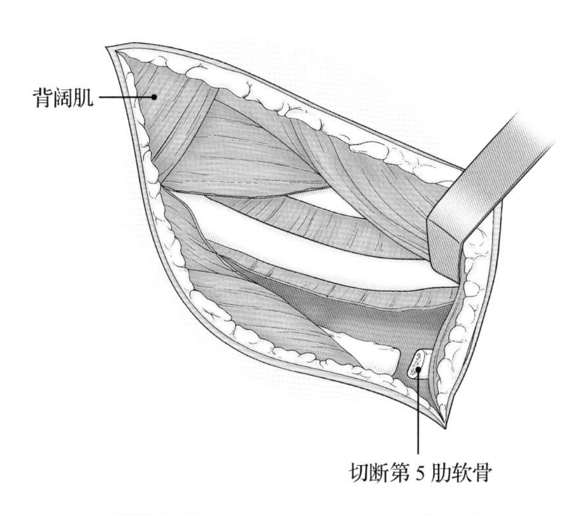

图Ⅱ–1–7 **第 5 肋软骨的切断**

●用垫巾保护伤口边缘后，放置 2 个开胸器以确保视野。另外，应在第 6、第 7 肋间插入相机镜头并插入胸腔镜进行辅助（图Ⅱ-1-8）。

3 切除奇静脉弓

●切开奇静脉弓上方的纵隔胸膜，露出奇静脉弓。

●为了保证主动脉弓周围的良好视野，应对 2~3 根肋间静脉进行处理并切除奇静脉弓（图Ⅱ-1-9）。

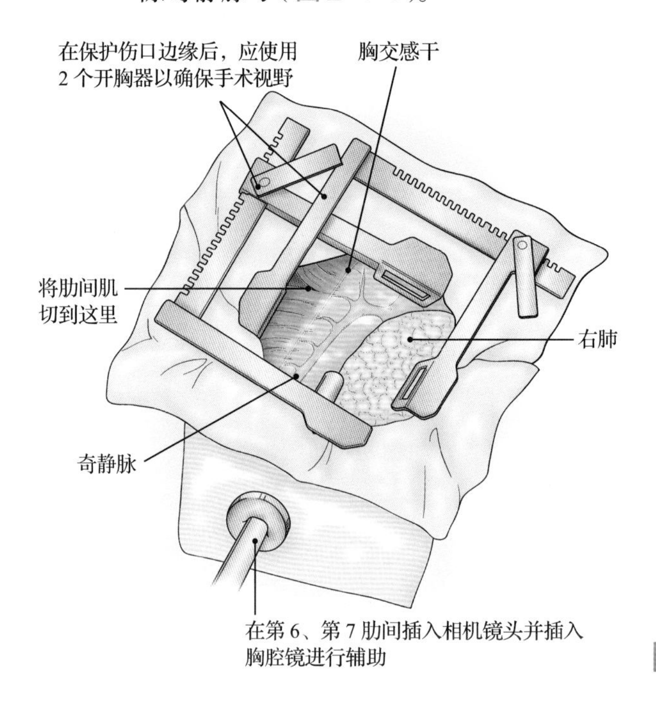

图Ⅱ-1-8 确保手术视野

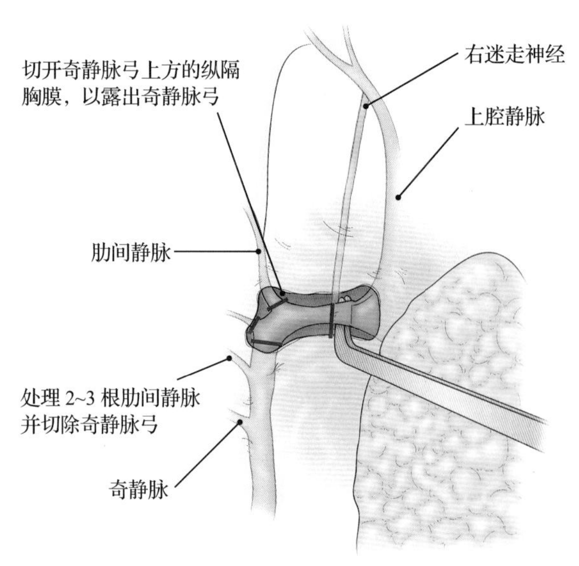

图Ⅱ-1-9 切除奇静脉弓

4 上纵隔胸膜切开与右主支气管动脉处理

- 手术时应在腹侧沿着右迷走神经，在背侧沿着椎体前侧切开纵隔胸膜（图Ⅱ-1-10）。
- 在头侧应充分露出右锁骨下动脉。切除奇静脉弓部分可见右主支气管动脉横跨食管。
- 如果右主支气管动脉靠近肿瘤，则应在图Ⅱ-1-10 中红线处将其一起切除。
- 在能保留右主支气管动脉的情况下，在蓝线处切断第 3 肋间动脉，这样可延长支气管动脉，易于展开左侧支气管。

5 确定右喉返神经并清扫 No.106 右喉返神经旁淋巴结

- 应将右迷走神经固定于锁骨下动脉附近，将迷走神经向腹侧牵引，可露出锁骨下动脉的末端，识别在锁骨下动脉起始部反折的右喉返神经（图Ⅱ-1-11）。

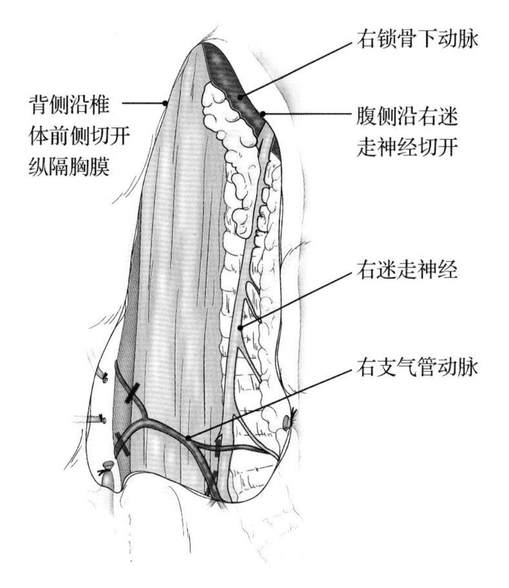

图Ⅱ-1-10 上纵隔胸膜切开与右支气管动脉处理

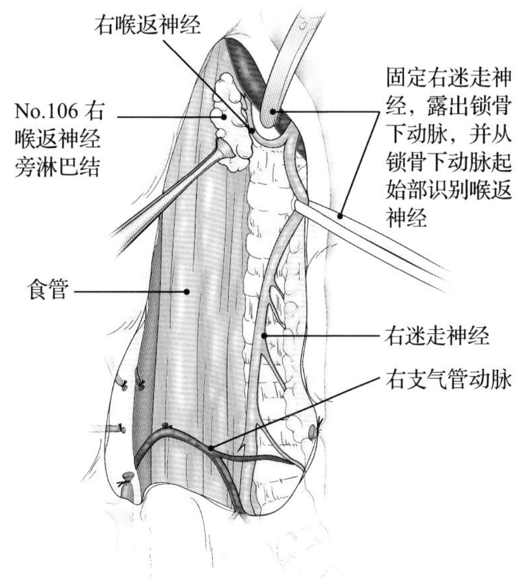

图Ⅱ-1-11 识别右喉返神经并清扫 No.106 右喉返神经旁淋巴结

手术技巧

在难以识别喉返神经时，将迷走神经向背侧牵引，从而更容易从前方进行确认和识别（图Ⅱ-1-12）。

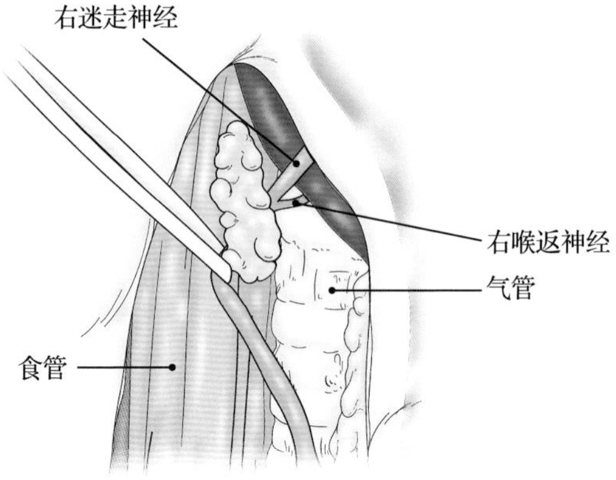

图Ⅱ-1-12 从前方对右喉返神经进行识别

- 在确认右喉返神经后，应将 No.106 右喉返神经旁淋巴结与神经分离。在将细小血管从神经上分离时应使用双极剪刀。
- 将喉返神经与食管间隙用剪刀切断时，包括淋巴结在内的脂肪组织会与神经分离。在此操作过程中，应将右迷走神经向腹侧牵引，因为当喉返神经骨骼化时不易造成损伤。

6 游离上部食管背侧

- 游离上部食管的背侧（图Ⅱ-1-13）。

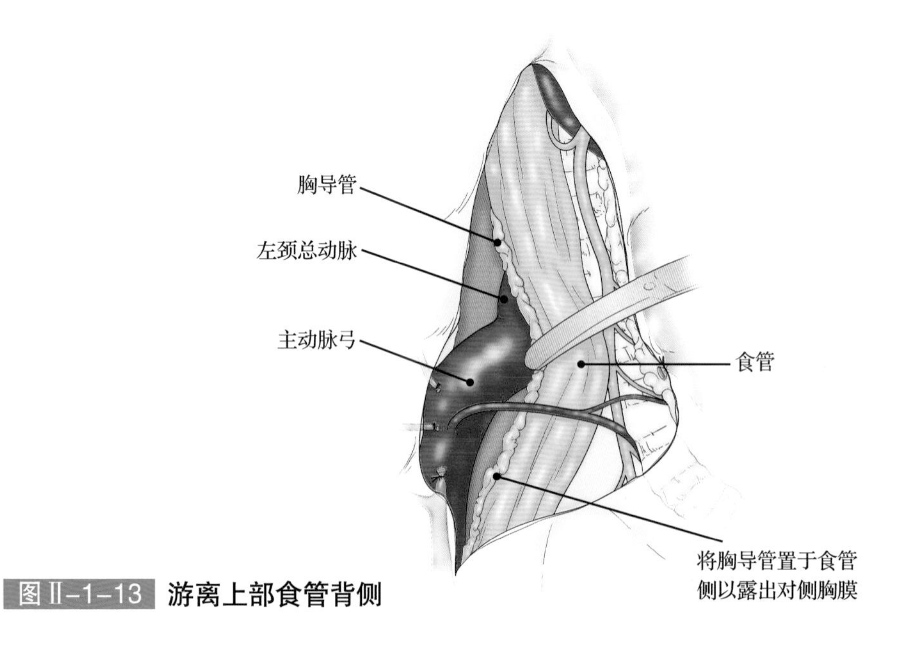

图Ⅱ-1-13 游离上部食管背侧

- 大多数适合进行开胸手术的病例为癌症晚期，较为常见的情况是将胸导管一并切除进行治疗。因此应将胸导管置于食管侧，通过露出对侧胸膜进行剥离。
- 由于该部分血管很少，因此用手术电刀和剪刀更容易剥离。同时应在纵隔顶部结扎并切断胸导管。

7 剥离中部食管背侧和主动脉

- 沿着奇静脉切开中部食管背侧的纵隔胸膜，将胸导管和食管一并与主动脉剥离（图Ⅱ-1-14）。同时应用 Aris 钳子夹住食管侧的纵隔胸膜，将其向腹侧牵引以露出主动脉。
- 应在避免去除食管固有动脉的情况下慎重进行剥离，用夹子或 LigaSure™ 等工具进行操作。

8 离断胸导管，显露食管裂孔

- 对于胸中段口腔侧的病变，应将胸导管在靠近食管的部位进行结扎离断（图Ⅱ-1-15）。对于胸下段的病变，将胸导管剥离至横膈膜上部并进行结扎离断。
- 将纵隔胸膜背侧切开至横膈膜，并露出食管裂孔肌束。

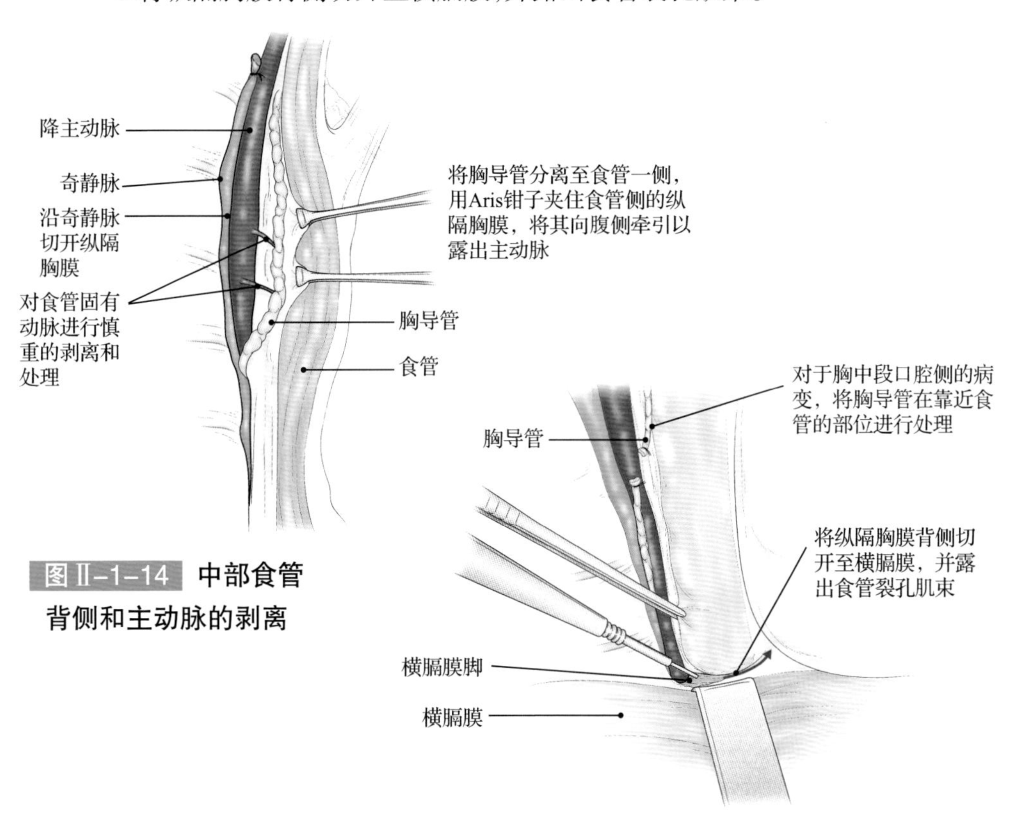

图Ⅱ-1-14 中部食管背侧和主动脉的剥离

图Ⅱ-1-15 离断胸导管并露出食管裂孔

9 切开中下纵隔的腹侧胸膜

- 从右主支气管下缘沿右肺的纵隔边缘切开腹侧纵隔胸膜，并切断肺韧带（图Ⅱ-1-16）。

10 清扫横膈上部淋巴结（No.111 淋巴结）

- 从心包处露出下腔静脉，并将横膈上部附着在食管上的脂肪组织进行剥离（图Ⅱ-1-17）。

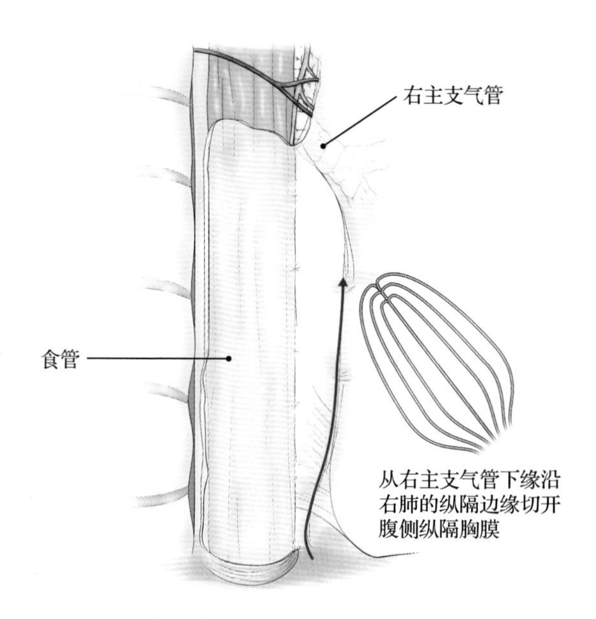

图Ⅱ-1-16 中下纵隔腹侧胸膜的切开手术

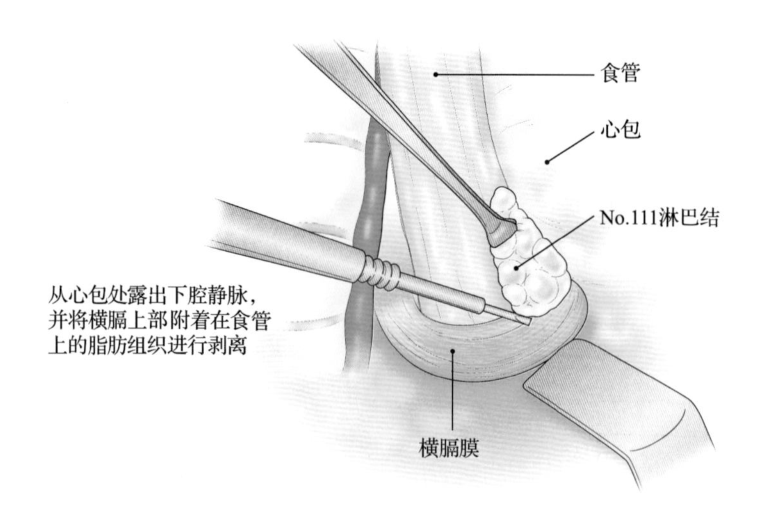

图Ⅱ-1-17 横膈上部的淋巴结清扫

11 清扫气管分叉处的淋巴结

- 保留右迷走神经的肺支并切断食管支（图Ⅱ–1–18）。
- 为了露出右主支气管下部，应将 No.109R 淋巴结从支气管上剥离（图Ⅱ–1–19）。

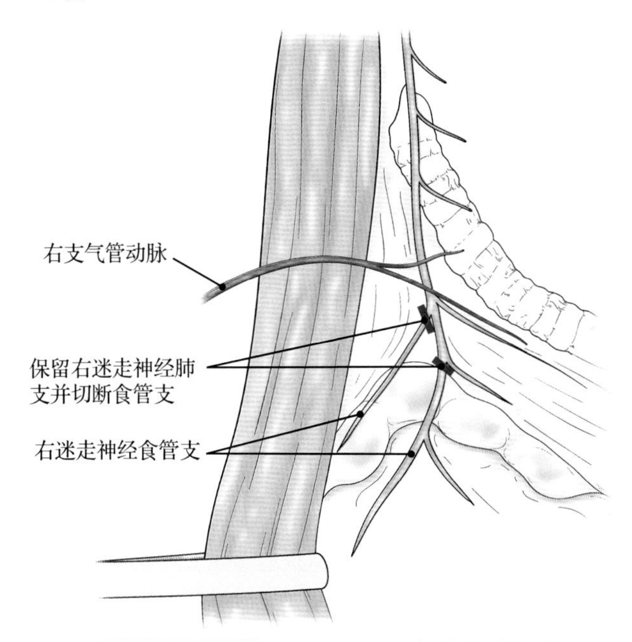

图Ⅱ–1–18 右迷走神经食管支的切断

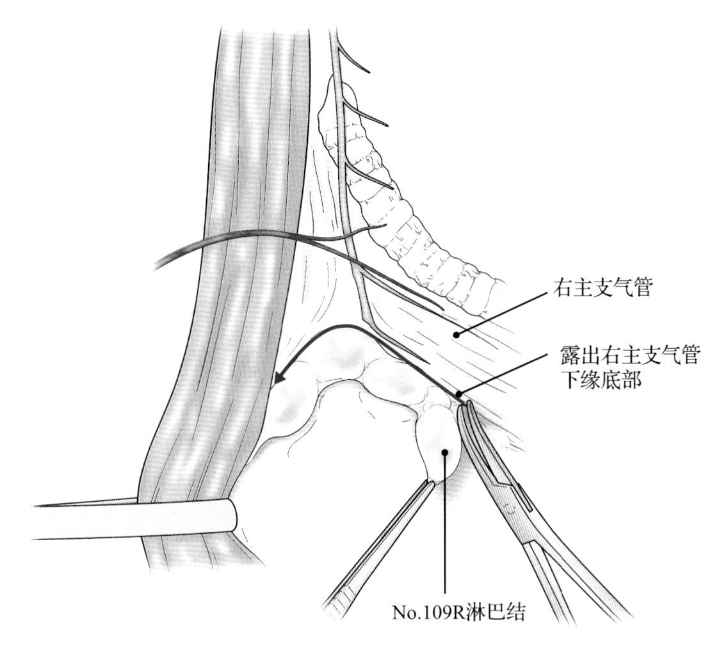

图Ⅱ–1–19 No.109R 淋巴结清扫

手术注意事项

在气管分叉处存在从腹侧进入淋巴结的血管，因此为了避免出血，需要用 LigaSure 等进行处理（图Ⅱ–1–20）。

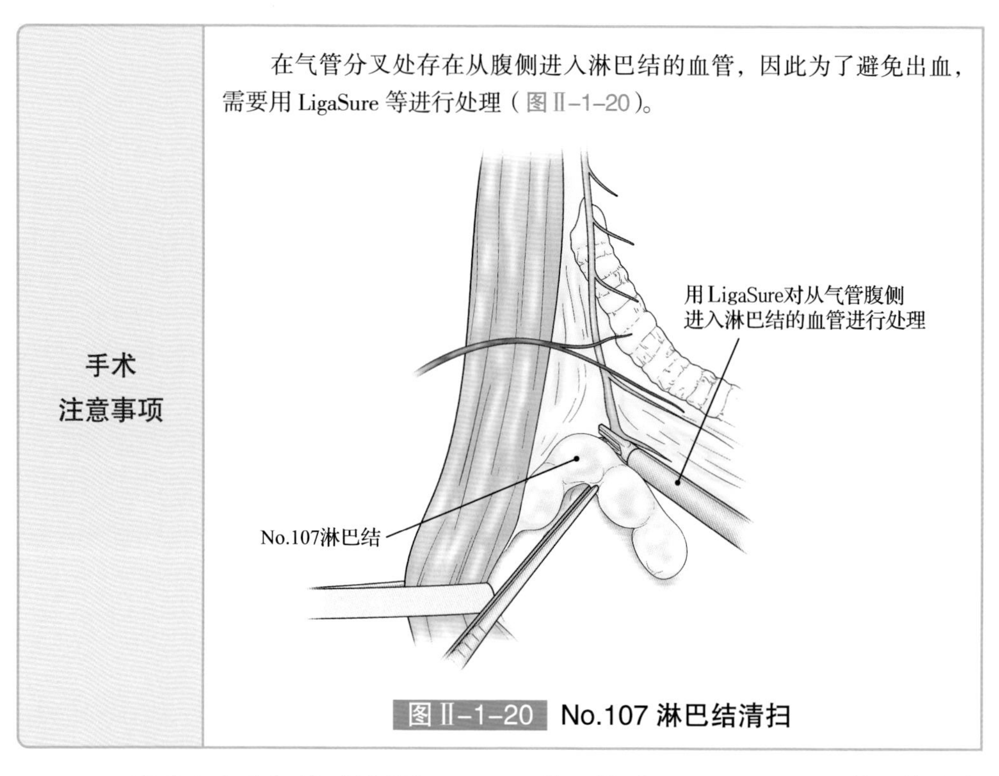

图Ⅱ–1–20 No.107 淋巴结清扫

- 当从左主支气管下部剥离 No.109L 淋巴结时，No.107、No.109 淋巴结会在食管侧聚集成一团（图Ⅱ–1–21）。这部分可用手术电刀或双极剪刀进行操作，以避免在剥离过程中出血。

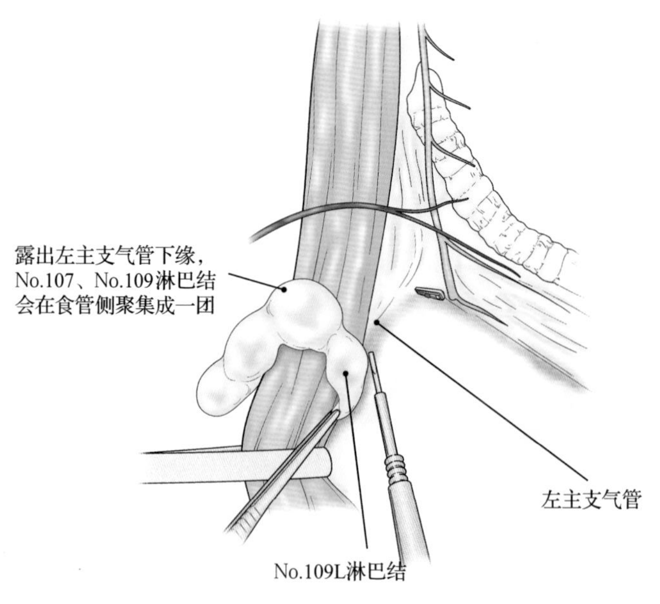

图Ⅱ–1–21 No.109L 淋巴结清扫

12 确认左喉返神经并清扫 No.106 左喉返神经旁淋巴结

- 将食管向背侧牵引，气管向腹侧牵引，以确保气管左侧的视野。
- 在将食管向背侧牵引时，应将针线穿过悬挂食管的棉带上，用 Endclose™ 将此线从背侧肋间向体外拉伸并牵引，同时释放手术医师的左手，以获得稳定、良好的视野（图Ⅱ-1-22）。
- 应将食管固定在上纵隔和气管分叉处两个部位并向背侧牵引，同时将气管通过气管钩向腹侧进行牵引（图Ⅱ-1-23）。

手术技巧	如果用螺旋管进行插管，气管移动性良好，也可以获得良好的视野。

- 为了露出气管左侧边缘，应将包括喉返神经旁淋巴结（No.160recL）在内的脂肪组织从气管上剥离。在操作过程中，左喉返神经与淋巴结共同附着于食管侧，与气管分离。

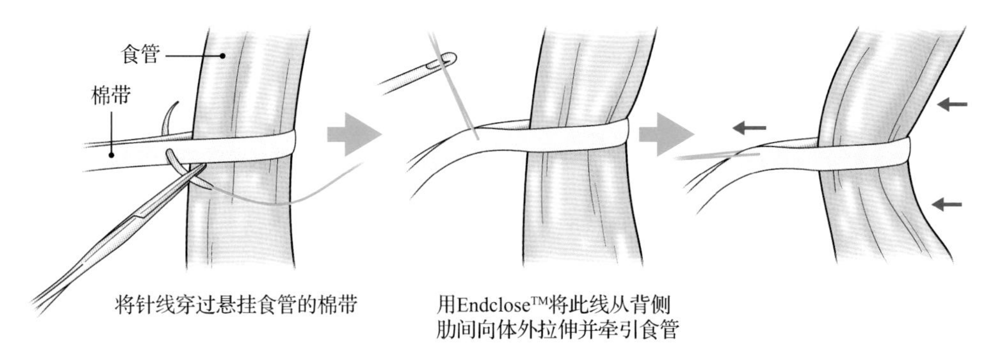

图Ⅱ-1-22 将食管向背侧牵引

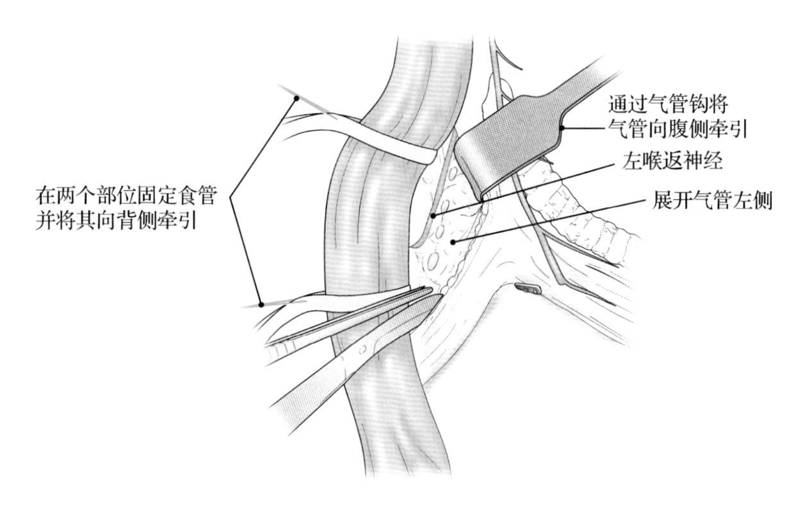

图Ⅱ-1-23 展开气管左侧

- 从与食管一同被牵引的脂肪组织中识别左喉返神经，并用剪刀剥离，将神经露出，同时将淋巴结与食管一起切除（图Ⅱ-1-24）。
- 确认将喉返神经一直剥离到主动脉弓水平，并尽可能将左喉返神经剥离至颈部。

13 切断食管

- 如果肿瘤不在食管上部，则更容易对上部食管进行解剖及后续操作（图Ⅱ-1-25）。

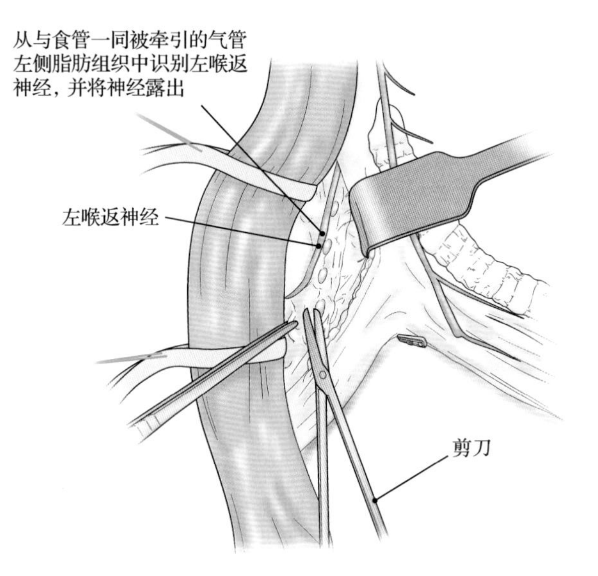

图Ⅱ-1-24 左喉返神经旁淋巴结清扫

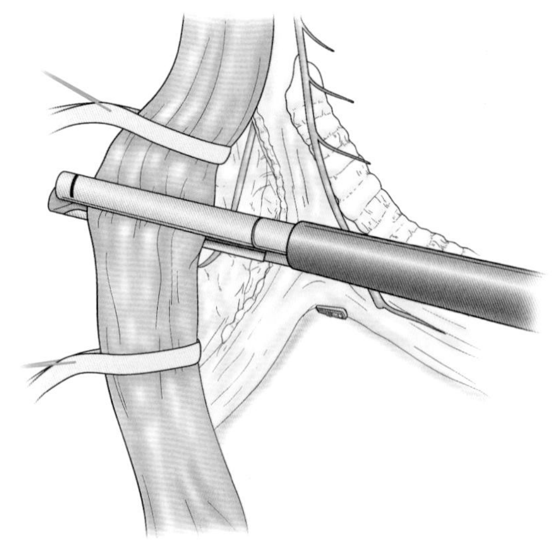

图Ⅱ-1-25 将食管切断

14 清扫左侧气管、支气管周围淋巴结（No.106 tbL 淋巴结）

- 在主动脉弓下进行淋巴结清扫能够在食管切断后提供更好的视野，并使手术操作更为容易。同时在左肺动脉露出的皮层中将淋巴结单独挑出（图Ⅱ-1-26）。
- 当左支气管动脉从主动脉弓小弯侧进入气管腹侧时，应尽可能予以保留。同时需要将左迷走神经肺支后方的食管支进行切断。

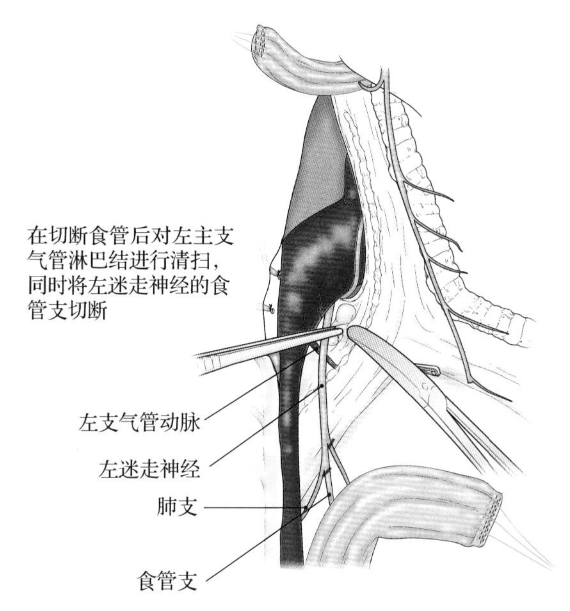

图Ⅱ-1-26 主动脉弓下的清扫和左迷走神经食管支的切断

15 清扫左下肺静脉周围淋巴结

- 将食管向腹侧展开，利用 Aris 钳子将心包向腹侧牵引，并剥离附着在食管侧左下肺静脉根部附近的淋巴结（图Ⅱ-1-27）。
- 将食管从左纵隔胸膜表面、横膈膜表面剥离，应同时将 No.112、No.111 淋巴结从食管剥离。
- 针对下部食管癌外侵应切除左纵隔胸膜。

16 留置胸腔引流管，闭合胸部

- 如果将整个食管剥离，应检查止血并冲洗胸腔。
- 在已切除左胸膜或已解剖游离的情况下，由于左侧胸腔内会积有血液和清洗液，因此需要进行充分吸引。
- 尽管能够通过胸腔镜观察孔插管，但如果直接从观察孔插入，引流管周围可能会形成间隙，从而引起逆行感染。笔者一般会在观察孔下方约 2cm 处做一个皮肤切口，并于皮下潜行，留置胸腔引流管进行引流（图Ⅱ-1-28）。

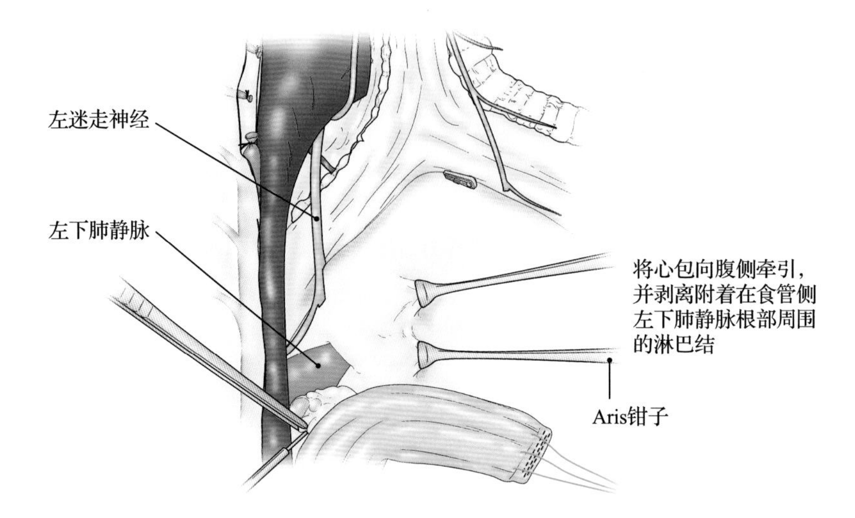

图Ⅱ-1-27 左下肺静脉根部附近的淋巴结清扫

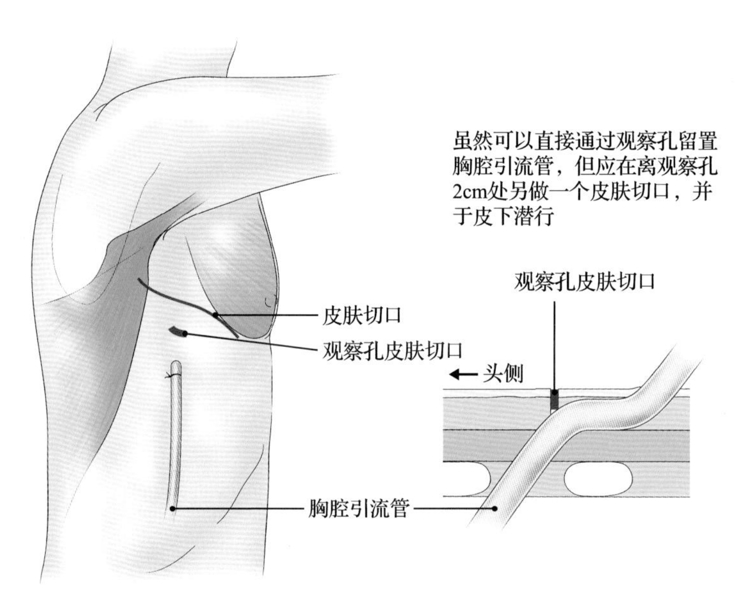

图Ⅱ-1-28 胸腔引流管的留置

1.3 胸腔镜下食管切除

癌研有明医院消化中心食管外科　**峯　真司**

适应证

胸腔镜下食管切除是近 10 年来快速发展的手术方式，但目前尚不能将其称之为常规手术方式。目前日本临床肿瘤研究组（JCOG）将其与作为常规手术方式的右侧开胸手术进行了对比试验。

包括 cT_3 分期（侵犯食管周围部分组织）在内，癌研有明医院都将其作为适用对象。目前原则上，补救性手术并不包括在适用范围之内。其他方面与普通食管切除手术的适用证相同。

术前检查

对肿瘤近心端，医师需要在手术前通过内镜使用夹子进行标记。由于胸腔镜下无法知道夹子的位置，所以通过胸部 X 线提前进行确认很重要。例如，胸部上段发生病变时，不要在胸腔镜下切断食管，而要将食管牵引出颈部，感知夹子的位置，从而确定肿瘤近心端的位置。另外，也可以在手术中使用内镜来决定切缘，不过癌研有明医院还没有进行过该操作。

麻醉

实施全身麻醉和硬膜外麻醉。最初采用插软式双腔管的方式，气管较难通气，经常会有气管左侧难以通气的情况出现。变更为单腔管（螺旋软管）以后，通气情况明显改善。像 Saikawa 等所指出的那样，在不使用拮抗剂的情况下，几乎所有的病例中双肺通气都没有问题。当右肺通气不充分时，可将气腹依次升高至 6mmHg、8mmHg、10mmHg，大多数病例在 6mmHg 或 8mmHg 时均没有问题。即使对侧开胸，通气情况也不会恶化。虽然是双肺通气，但实际上其对循环系统的影响与单肺通气几乎是相同的。

但是，在肺气肿较严重的情况下，由于呼气性气道阻塞，有时右肺会出现通气不充分的情况。合并肺气肿时，术中右肺会逐渐膨胀，进而影响视野，因此导致不得不进行开胸操作。这种情况下使用拮抗剂或双腔导管可能有效。

体位

采用俯卧位，右上臂的位置非常重要。右上臂要尽可能朝向头侧，最好张开腋窝。若上臂不是朝向头侧而是朝外侧张开，第一助手的钳子活动度下降，导致钳子无法朝尾侧方向移动。此外，上臂背屈可能会引起臂丛神经麻痹，必须注意上臂不要经由耳郭朝向背侧位置（过度背屈）（图Ⅱ-1-29，Ⅱ-1-30）。

放置套管针

使用5根Troca，且不能与小开胸并用。腋后线第7、第9肋间的Troca为12mm，其余为5mm Troca。最初第3、第5肋间的Troca使用的是12mm，但是5mm Troca的可移动区域更大，镊子固定情况也良好，因此改用5mm Troca。肋间难以确认时，使用卡特兰针确认位置后进行放置。

最开始的Troca从第7肋间开始，放置12mm Troca。现在Troca都使用短管（70mm），但是部分肥胖患者中，特别是第3肋间Troca没有到达位置，使用了100mm的Troca（图Ⅱ-1-31）。

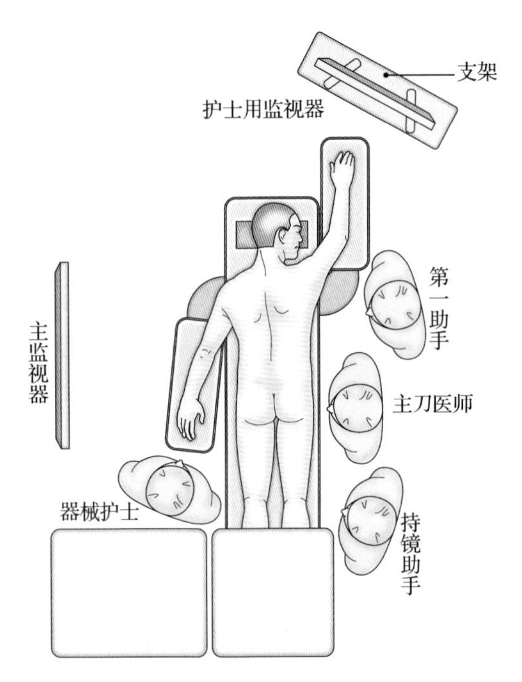

图Ⅱ-1-29 患者示意图

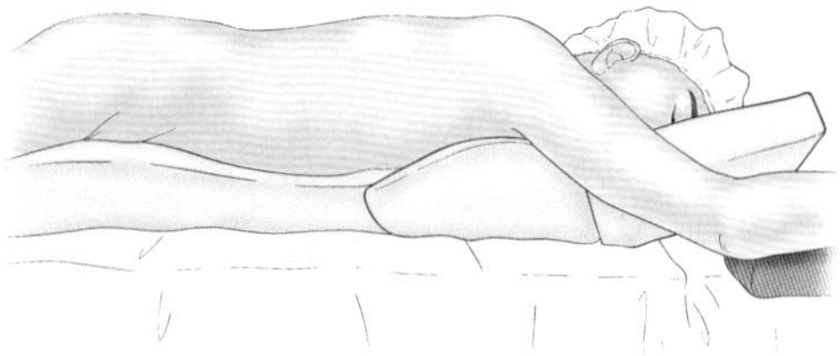

图Ⅱ-1-30 体位

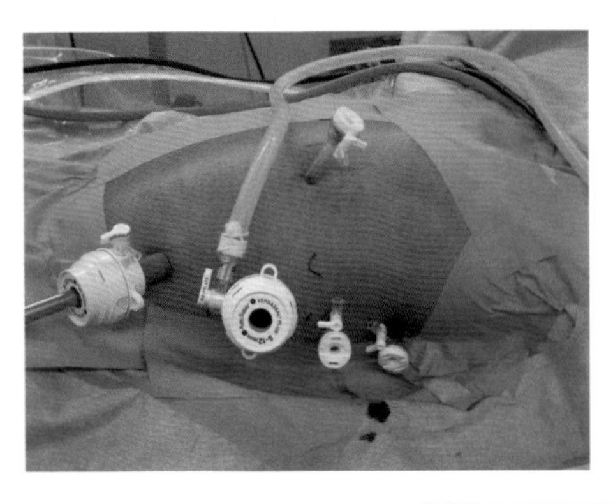

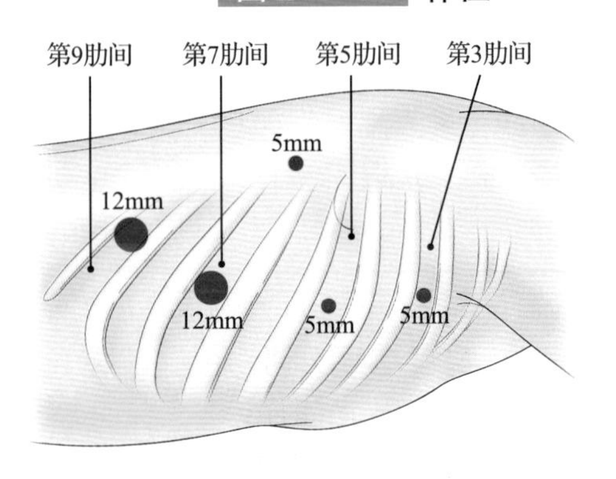

图Ⅱ-1-31 Troca的位置

镜头

使用 30° 镜。

设备

· 单极电刀(Opti2®)。
· laparoscopic coagulating system, LCS。
· Ligsure。

手术步骤

处理下纵隔

1 显露主动脉表面(清扫No.112ao淋巴结)
2 剥离心包表面
3 显露食管裂孔

处理中纵隔及离断奇静脉弓

4 清扫 No.109R、No.107 淋巴结
5 剥离食管背侧①
6 离断奇静脉弓
7 剥离食管背侧②

清扫右上纵隔淋巴结

8 识别右喉返神经
9 剥离气管与食管
10 清扫 No.106 右喉返神经旁淋巴结

清扫左上纵隔淋巴结

11 提起食管
12 清扫 No.106 左喉返神经旁淋巴结

清扫中下纵隔左侧及 No.106tbL 淋巴结

13 清扫中下纵隔淋巴结
14 清扫 No.106tbL 淋巴结
15 清扫No.106左喉返神经旁淋巴结头侧端

手术按照上述顺序进行。虽然顺序并不重要,但是由于食管裂孔周围容易积存血液和渗出液,所以应首先进行该操作。在离断食管后,主动脉表面和心包表面的剥离操作反而会变得更为困难,因此最好在食管离断前进行该操作。

手术技巧

处理下纵隔

1 显露主动脉表面(清扫 No.112ao 淋巴结)

- 使用电刀从奇静脉弓开始沿着奇静脉切开胸膜。由于奇静脉从下纵隔开始与食管分离,所以要将胸膜切口靠近食管(图Ⅱ-1-32)。
- 对于中期癌症,原则上是要进行胸导管联合切除,但是在浅表癌、肺功能和(或)肝功能下降的病例以及老年患者中则保留胸导管。保留胸导管时,在食管侧距离奇静脉 5~10mm 处切开胸膜。

●切开胸膜之后显露主动脉表面。使用电刀切开、剥离奇静脉邻近腹侧位置时应注意避免损伤奇静脉。

●从切口处沿直线前进，首先到达降主动脉。用左手钳子将食管压到腹侧，然后使用电刀进行切割、剥离（图Ⅱ-1-33）。

●夹闭胸导管后进行离断。离断后仔细观察断端，确认夹闭是否完整。

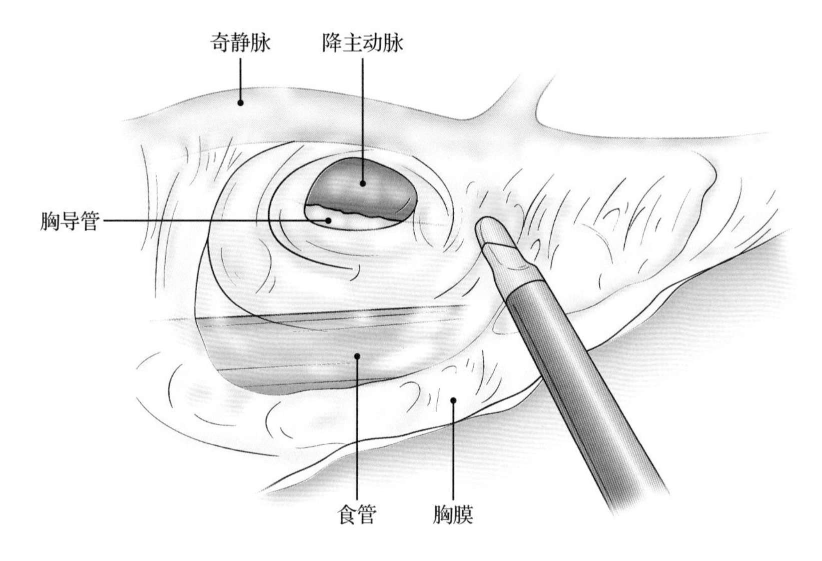

图Ⅱ-1-32 切开胸膜

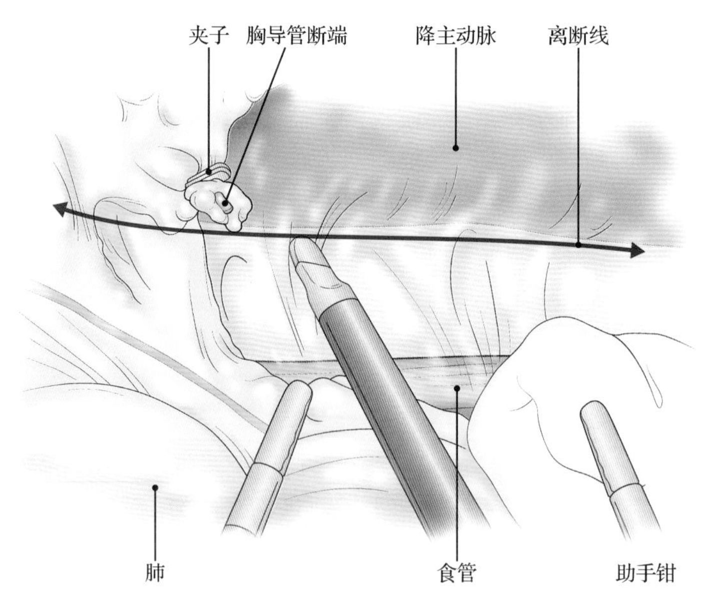

图Ⅱ-1-33 显露主动脉表面

手术要点	使用电刀仔细进行离断和剥离的话，很容易识别食管固有动脉。确认食管固有动脉时，对较细的动脉使用超声刀进行处理，较粗的动脉在夹闭之后，使用超声刀进行离断。

- 不要深入切口,在表浅处进行剥离。
- 左侧胸膜前方有内含神经的厚膜,将其切开就能够窥视到左肺(图Ⅱ-1-34)。
- 尽可能地将胸膜前的脂肪组织剥离到腹侧。尾侧剥离至食管裂孔水平,头侧剥离至主动脉弓水平。

2 剥离心包表面

- 将下肺韧带从尾侧离断至下肺静脉表面。接着将心包与食管进行剥离。
- 心包和食管之间由疏松的结缔组织连接,因此容易剥离。但是由于小血管的存在,所以使用电刀在离断的同时进行剥离(图Ⅱ-1-35)。

手术 注意事项	操作容易进入到心包内，因此需要注意。

- 头侧为 No.107 和 No.109 淋巴结下缘,尾侧剥离至心包向横膈膜反折的地方,左侧剥离到能够确认左下肺静脉的位置。

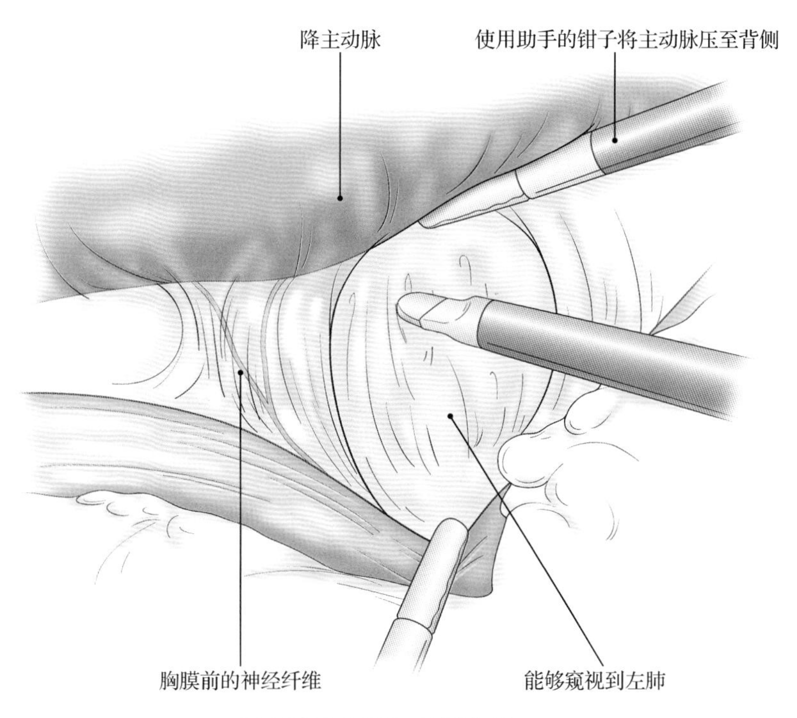

图Ⅱ-1-34 窥视左肺

3 显露食管裂孔

- 通常情况下可以窥视到横膈膜右侧脚。
- 用电刀切开表面胸膜，显露横膈膜右侧脚。将椎体与食管之间剥离至尾侧（图Ⅱ-1-36）。由于可以看到横膈膜左侧脚，所以这次将椎体左侧与食管之间分离操作推进至头侧。看到中心腱后结束剥离。

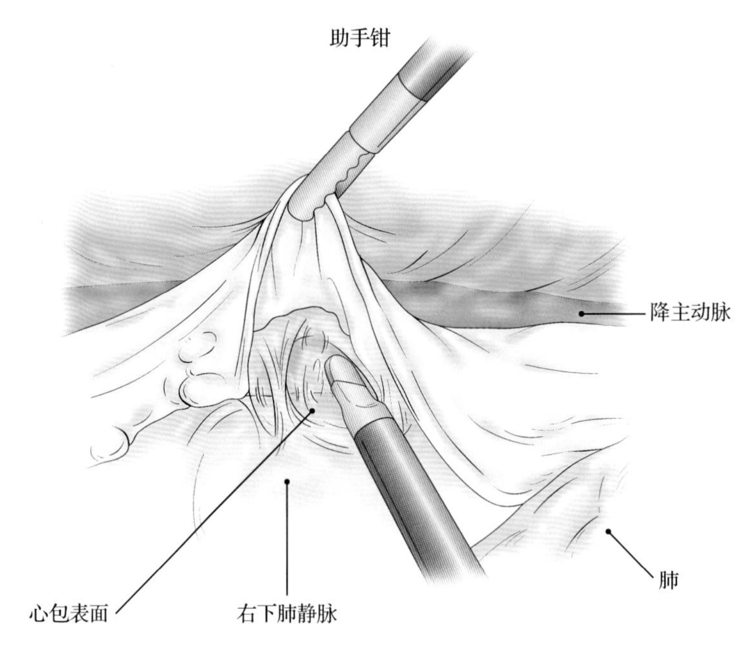

图Ⅱ-1-35 剥离心包表面

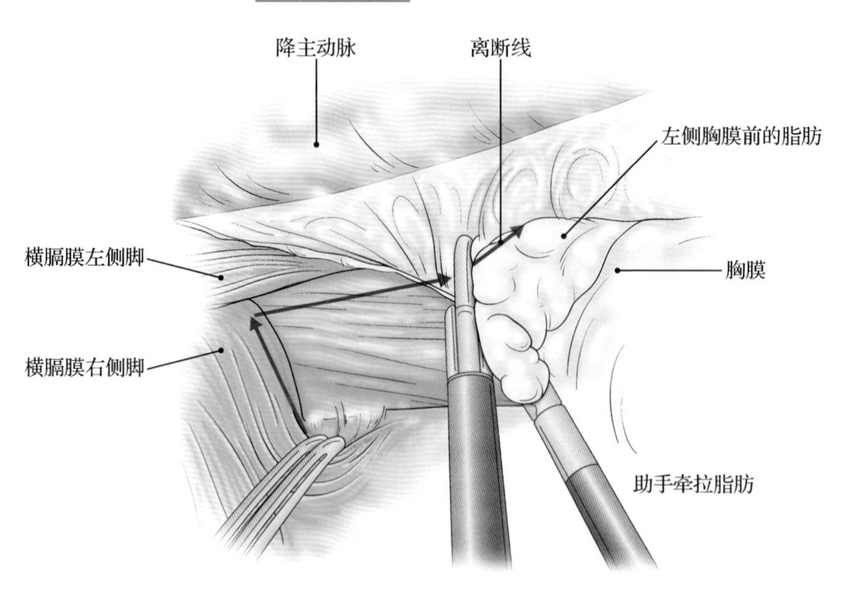

图Ⅱ-1-36 剥离横膈膜脚

- 之后从椎体右侧开始显露中心腱，在中心腱与 No.111 淋巴结之间进行钝性分离。
- 将 No.111 淋巴结从心包表面钝性分离至背侧尾端后，提起 No.111 淋巴结的同时，将剩余横膈膜与心包进行离断操作（图Ⅱ-1-37）。

手术注意事项	需要注意，如果心包和 No.111 淋巴结之间剥离不充分的话，很容易对心包造成损伤。

- 稍微切断膈肌脚肌肉之后，再次进行中心腱与心包表面间的钝性分离，同样一边提起 No.111 淋巴结，一边在横膈膜与心包表面之间进行离断。直到与上述所提到的左脚剥离结束操作。

处理中纵隔及离断奇静脉弓

4 清扫 No.109R、No.107 淋巴结

- 由于能窥视到右主支气管，因此沿着右主支气管下缘切开胸膜直至奇静脉弓下缘。
- 由于 No.109R 淋巴结右边缘处有右主支气管动脉末梢和肺迷走神经分支，所以要将其离断（图Ⅱ-1-38）。原则上不对右侧进行保留。No.107、No.109R 淋巴结和心包表面之间只通过疏松结缔组织连接，其间几乎没有血管，所以可使用电刀尽可能将其剥离至左侧。
- 剥离到一定程度时，将 No.109R 淋巴结从支气管下缘离断，并剥离到气管分叉处附近。

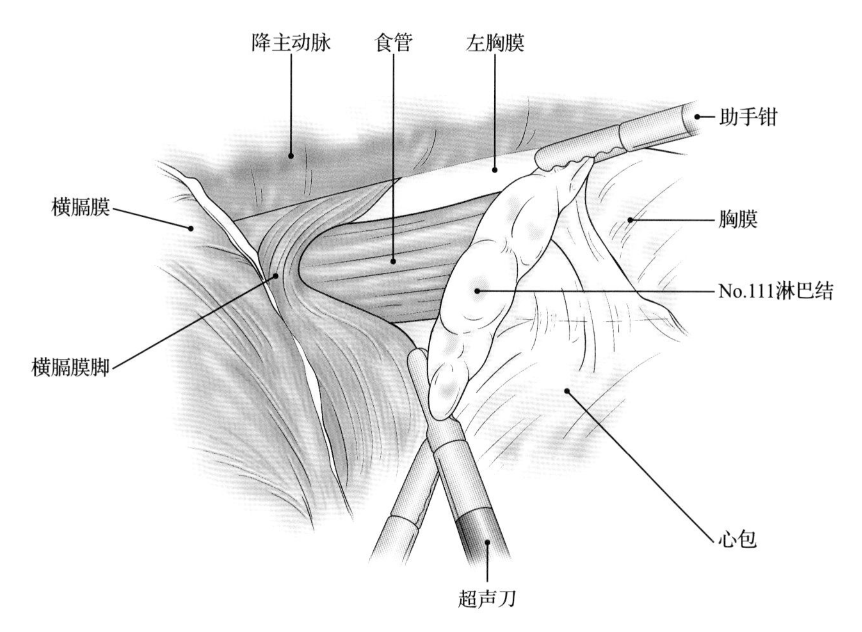

图Ⅱ-1-37 剥离 No.111 淋巴结

5 剥离食管背侧①

- 从奇静脉弓上缘切开食管背侧胸膜。
- 主刀医师左手使用钳子与助手钳子一起将食管压到腹侧，与此同时剥离食管背侧。
- 联合切除胸导管时，使切口可以显露左胸膜即可。但是在保留胸导管时，需要在食管表面进行剥离（图Ⅱ-1-39）。

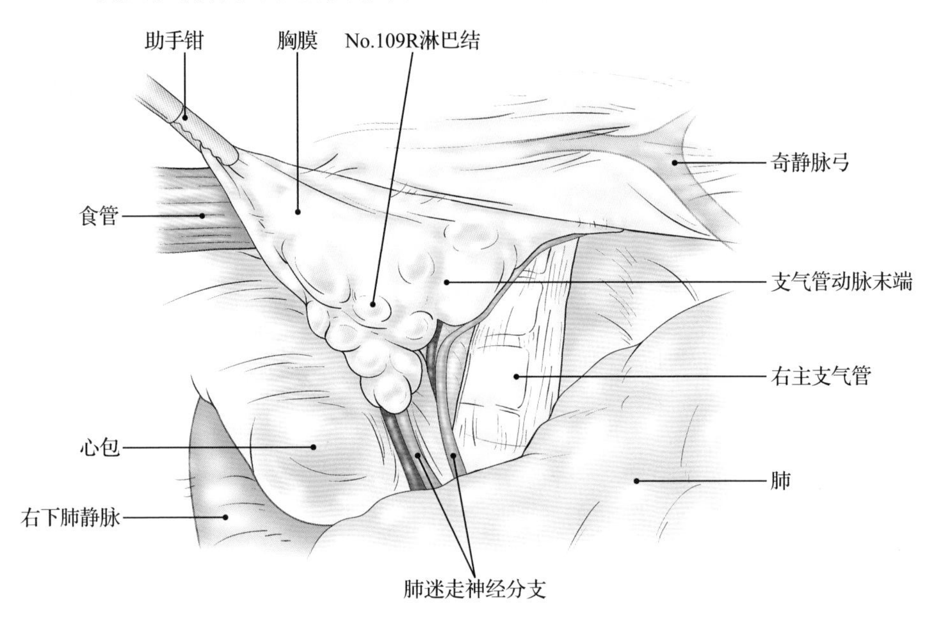

图Ⅱ-1-38 清扫 No.109R 淋巴结

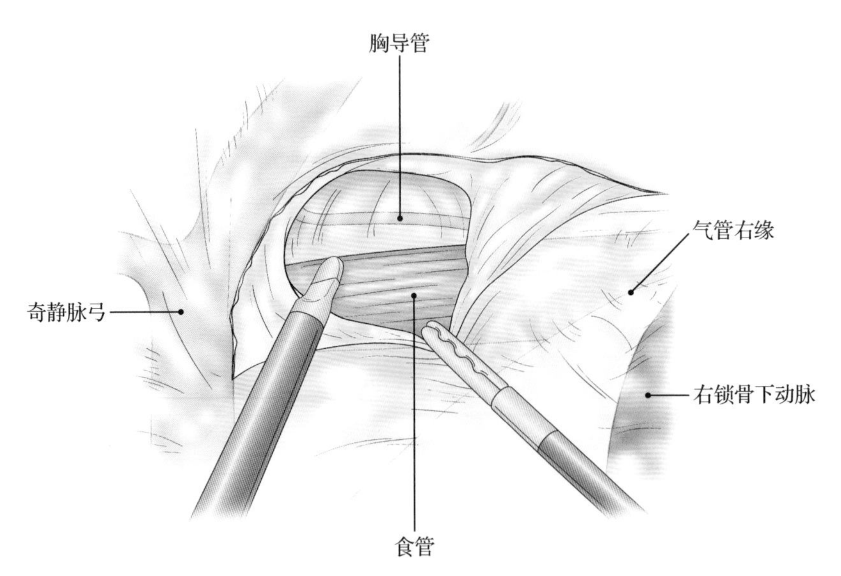

图Ⅱ-1-39 剥离食管背侧

手术注意事项	在这个位置上，食管和胸导管的距离非常近，因此在保留胸导管时需要注意。

6 离断奇静脉弓

- 在奇静脉弓上缘和下缘切开胸膜，抬起并显露奇静脉弓。很多情况下奇静脉弓上会出现细小的分支，可使用 LCS 等进行有效处理（图Ⅱ-1-40）。

手术技巧	奇静脉弓下通常有右主支气管动脉。贴近奇静脉弓进行剥离比较安全。

- 充分建立通道之后，用线性缝合器离断奇静脉弓。对奇静脉侧断端进一步进行结扎，将结扎线牵引到背侧，引到体外。

7 剥离食管背侧②

- 由于奇静脉弓被离断，因此可以将已经剥离的上纵隔与下纵隔食管背侧剥离部分连接起来。
- 将右主支气管动脉夹闭后离断。胸导管联合切除时，沿着刚才切断的肋间支气管动脉追踪到其根部便会到达主动脉。
- 主刀医师使用左手与助手一起将食管牵引至腹侧，可以看到食管背侧的疏松结缔组织层，我们将其作为切除线。在保留胸导管时，由于该位置下胸导管与食管的位置相接近，所以应紧贴食管剥离，并确认胸导管。

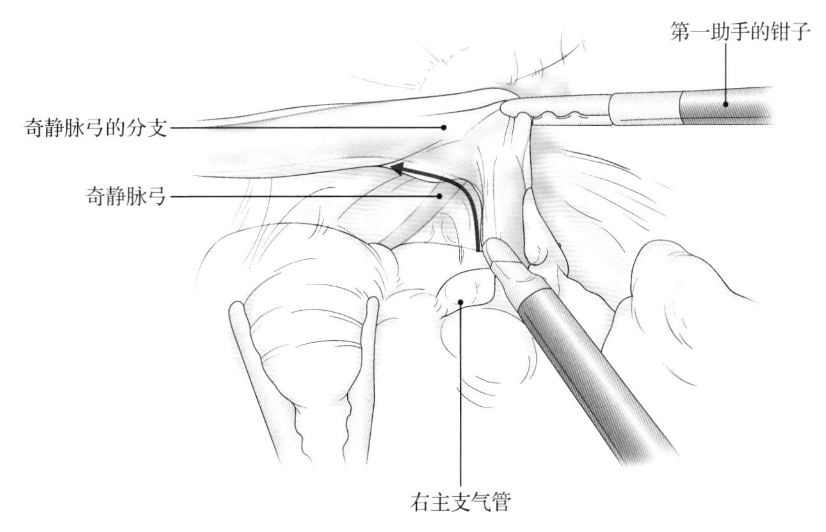

图Ⅱ-1-40 离断奇静脉弓

● 在奇静脉弓下，主动脉弓的上缘神经和纤维条索形成厚膜，将其切断即可显露主动脉弓（图Ⅱ-1-41）。

● 胸导管联合切除时，上纵隔在左侧纵隔胸膜内侧进行剥离，如果看到左锁骨下动脉，则进一步在其内侧解剖（图Ⅱ-1-42）。在此处夹闭胸导管上端后进行离断。

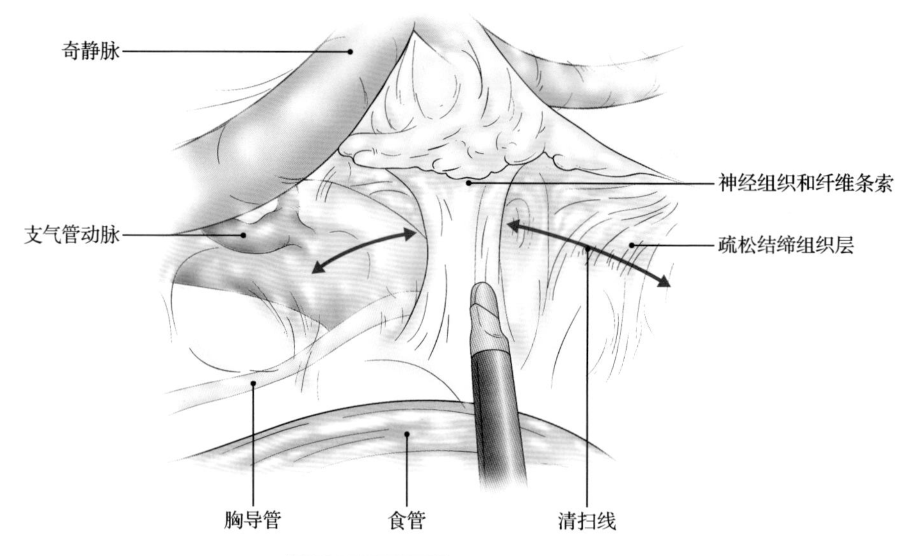

图Ⅱ-1-41 显露主动脉弓

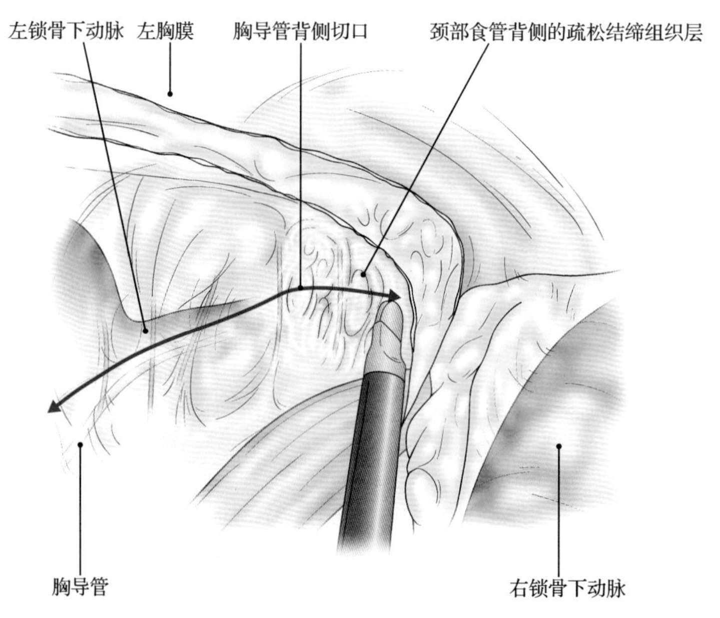

图Ⅱ-1-42 剥离上纵隔（胸导管联合切除时）

- 胸导管头侧有从左背侧流入的小血管,将其切断的话,便会到达颈部食管背侧的疏松结缔组织层(图Ⅱ-1-43)。
- 保留胸导管时,沿着食管进行剥离,对覆盖在胸导管上的纵隔胸膜进行剥离操作。

清扫右上纵隔淋巴结

8 识别右喉返神经

- 从奇静脉弓上腔静脉侧的切口端切开迷走神经正上方的胸膜,显露迷走神经主干(图Ⅱ-1-44)。保持该状态,并将胸膜切口延长至锁骨下动脉正上方。最先显露锁骨下动脉的话比较容易识别神经。
- 将胸膜切口与食管背侧的胸膜切开部相连接。

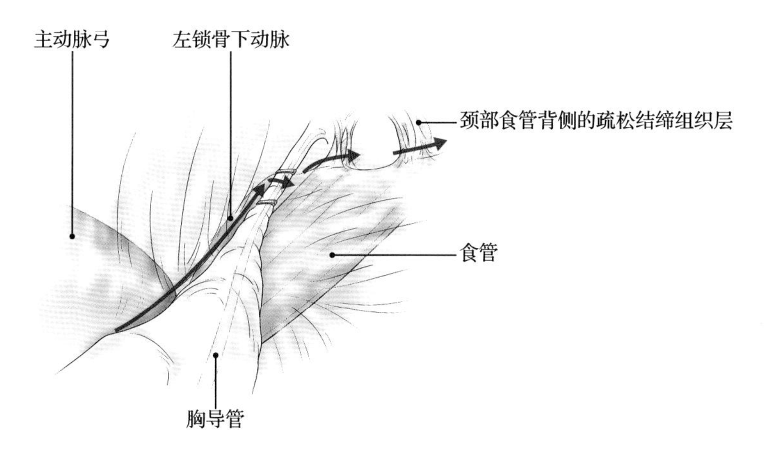

图Ⅱ-1-43 离断胸导管

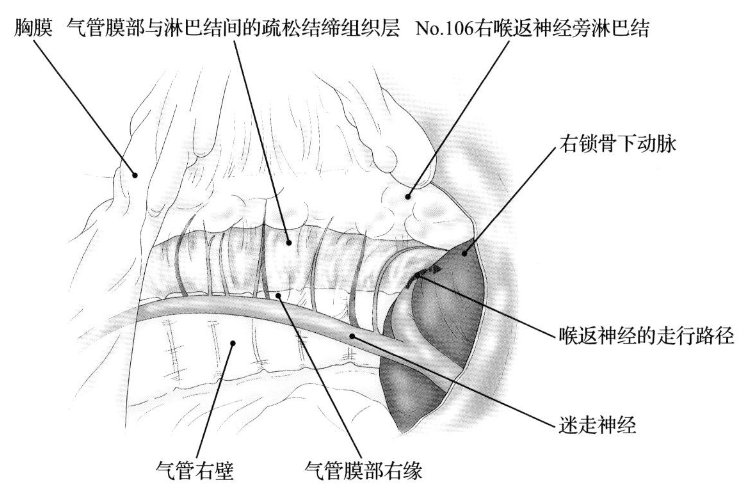

图Ⅱ-1-44 显露迷走神经

● 用左手钳子将胸膜向背侧牵引，同时从锁骨下动脉和迷走神经主干交叉处向气管右壁进行剥离，这样比较容易识别右喉返神经（图Ⅱ-1-45）。

9 剥离气管与食管

● 识别喉返神经后，剥离气管与食管。

● 从分叉处正上方开始进行气管与食管的剥离。切断迷走神经主干及右主支气管动脉末梢。显露至左主支气管膜部。

● 将气管膜部与食管间的剥离操作推进至头侧，同食管处的离断操作一样，在切断血管等处时要仔细注意膜部（图Ⅱ-1-46）。头侧食管肌层与气管膜部在某些部分难以分离，要更加慎重地进行操作。

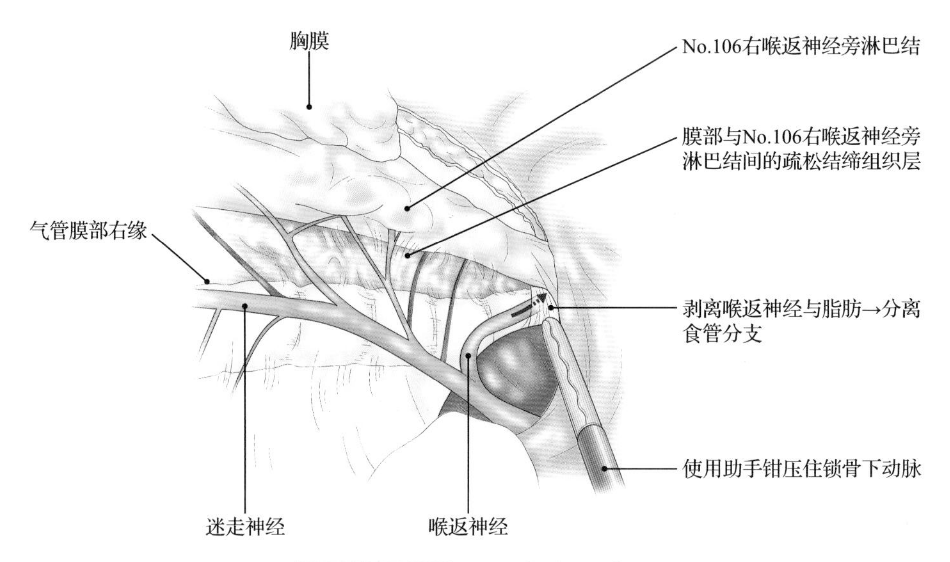

图Ⅱ-1-45 识别右喉返神经

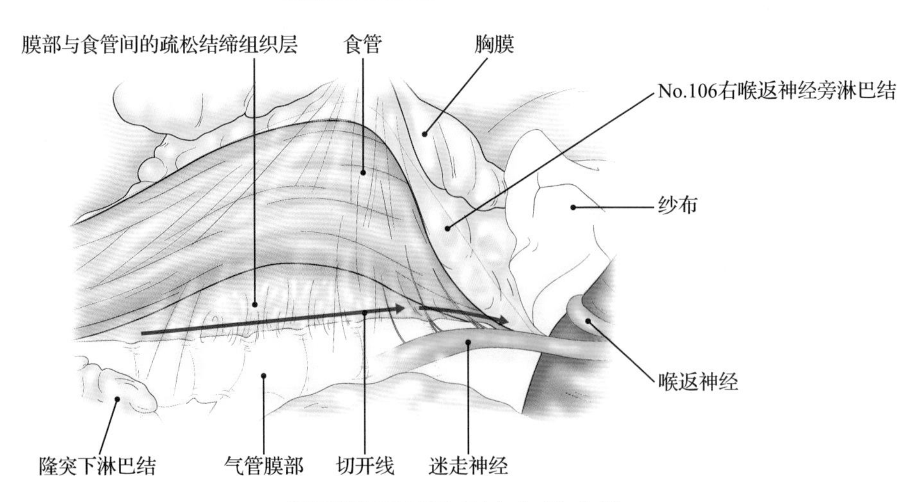

图Ⅱ-1-46 剥离气管食管

- 该操作推进到右喉返神经附近时，含有No.106右喉返神经旁淋巴结的脂肪组织就会脱离气管，附着在食管侧。

10 清扫No.106右喉返神经旁淋巴结

- 通过上述剥离操作，解剖学位置关系会变得更加容易理解。
- 在右喉返神经与锁骨下动脉的交叉处，将No.106右喉返神经旁淋巴结与No.106前哨淋巴结进行分离（图Ⅱ-1-47）。
- 将颈部食管背侧的疏松组织充分剥离至头侧。将右喉返神经向正上方剥离，确认其走行方向，离断食管支。通过背侧和腹侧的剥离，No.106右喉返神经旁淋巴结（也包含一部分No.101R淋巴结）也可以从颈部取出。
- 使用LCS游离至颈根部。距离颈根部较近的组织中虽然有来自颈部的血管，但是使用LCS可以毫无问题地进行止血。
- 这样一来就可以进一步将No.106右喉返神经旁淋巴结拉向视野，再次剥离神经的正上方，将食管支锐性分离。
- 最后主刀医师决定No.101R淋巴结与No.106右喉返神经旁淋巴结间的边界范围，使用LCS切断（图Ⅱ-1-48），用电刀将包含No.106右喉返神经旁淋巴结的脂肪组织从食管上剥离（图Ⅱ-1-49）。
- No.106右侧喉返神经旁淋巴结如果保持原状附着在食管上的话，会妨碍之后的操作视野，所以要将其与食管分开取出。

清扫左上纵隔淋巴结

11 提起食管

- 为了清扫左上纵隔淋巴结，将食管吊起，向背侧牵引。

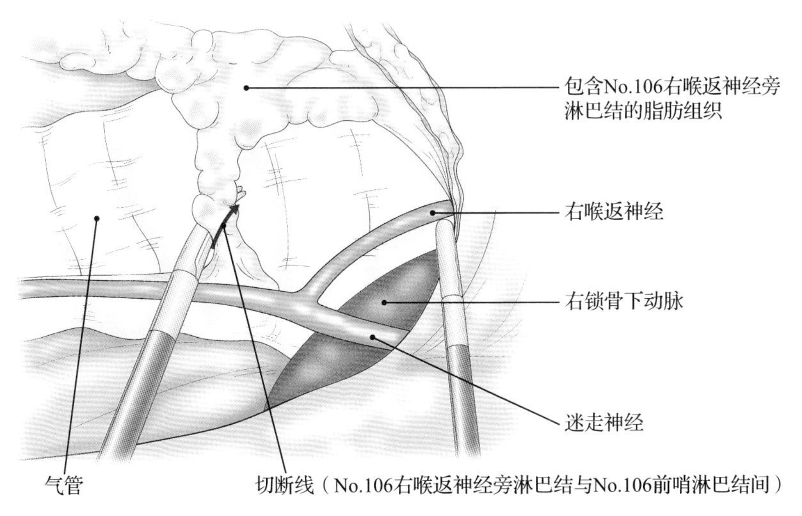

图Ⅱ-1-47 离断No.106右喉返神经旁淋巴结与No.106前哨淋巴结

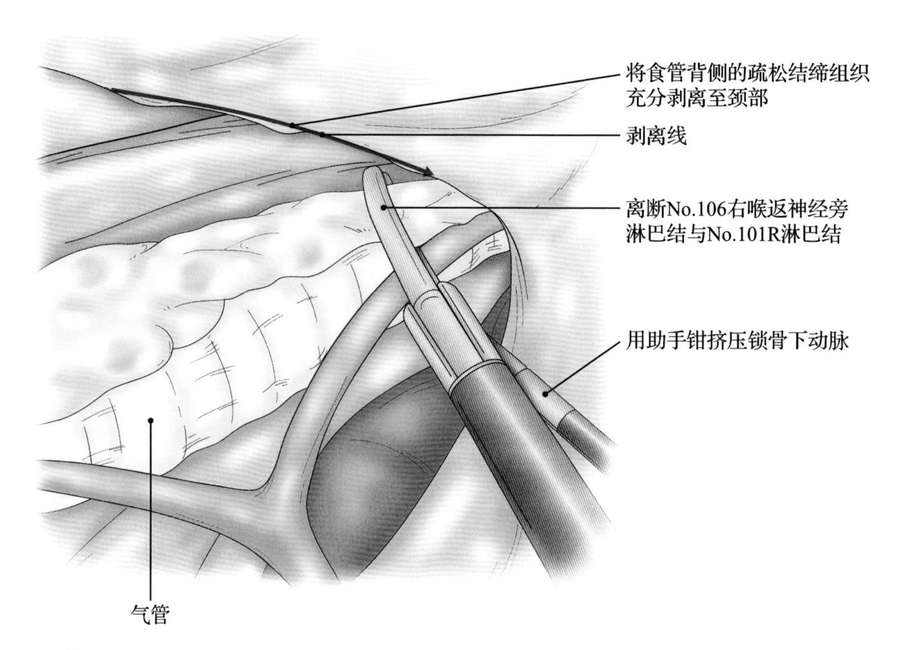

图Ⅱ-1-48 离断 No.106 右喉返神经旁淋巴结与 No.101R 淋巴结

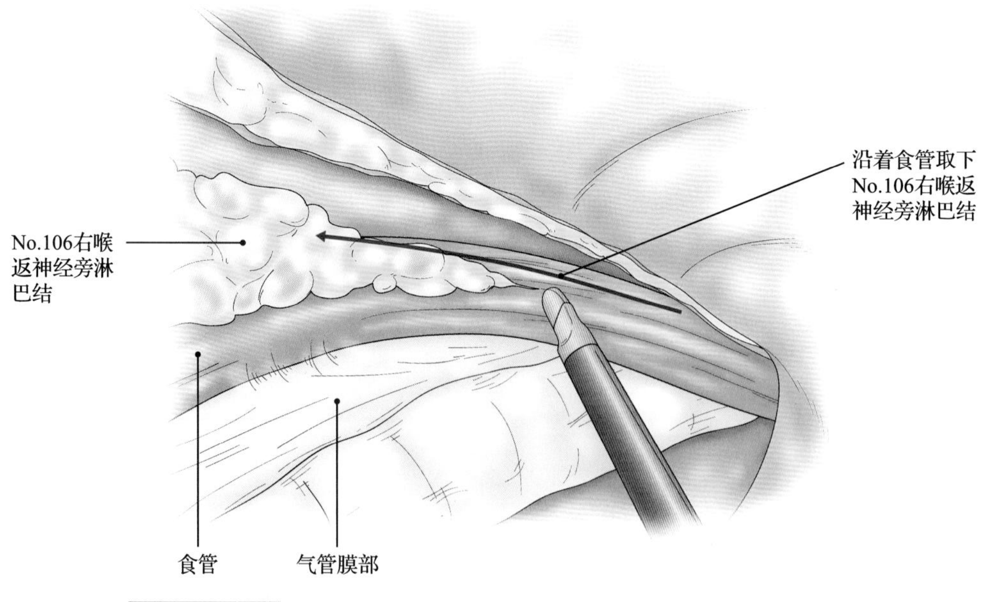

图Ⅱ-1-49 剥离含 No.106 右喉返神经旁淋巴结的脂肪组织

●首先将刚才气管与食管间的剥离操作推进至能够确认气管以及左主支气管膜部左侧边缘为止，之后在左侧气管支气管角的水平，于食管与食管左侧脂肪组织间贴近食管进行剥离，将食管绷紧并牵引至背侧（图Ⅱ-1-50）。

手术技巧	将 No.107、No.109L 淋巴结从心包及气管支气管旁取出的话，能够进一步提高食管活动度。

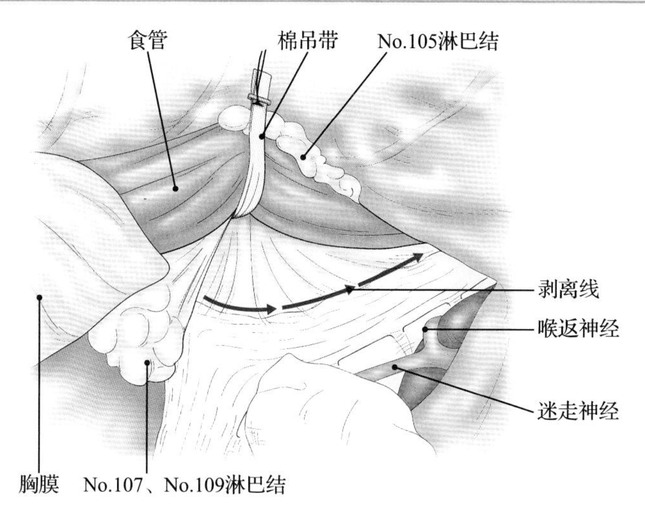

图Ⅱ-1-50 将食管向背侧牵引

手术注意事项

因为 No.107 淋巴结和气管分叉处之间一定有动脉，所以要用 LCS 等以有效止血（图Ⅱ-1-51）。

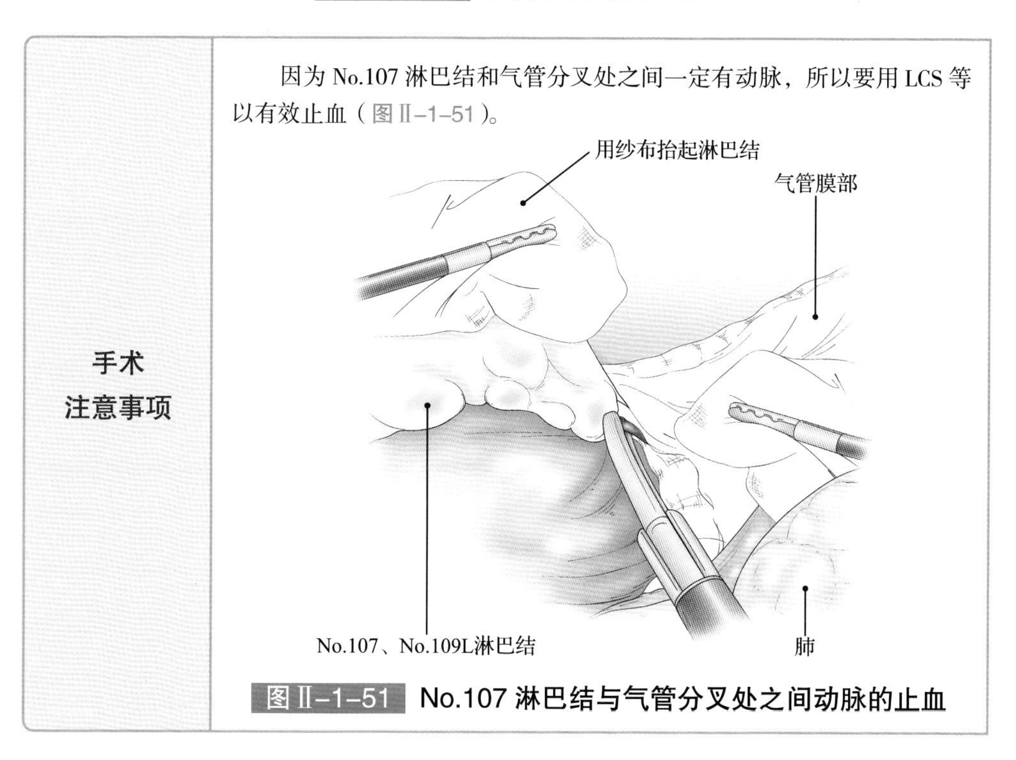

图Ⅱ-1-51 No.107 淋巴结与气管分叉处之间动脉的止血

- 继续对气管软骨左侧和 No.106 左喉返神经旁淋巴结进行剥离。尾侧剥离到左主支气管下缘,头侧剥离到尽可能剥到的位置。通过该操作,左侧纵隔胸膜就会出现,将该剥离层向头侧延伸。由于内含血管,因此需要在推进剥离的同时适时使用 LCS 或者电刀进行离断操作(图Ⅱ-1-52)。
- 将气管与食管间的剥离尽可能地向头侧推进。在头侧也同样要将食管绷紧,用两根棉吊带将其拉住后牵引到背侧(图Ⅱ-1-53)。

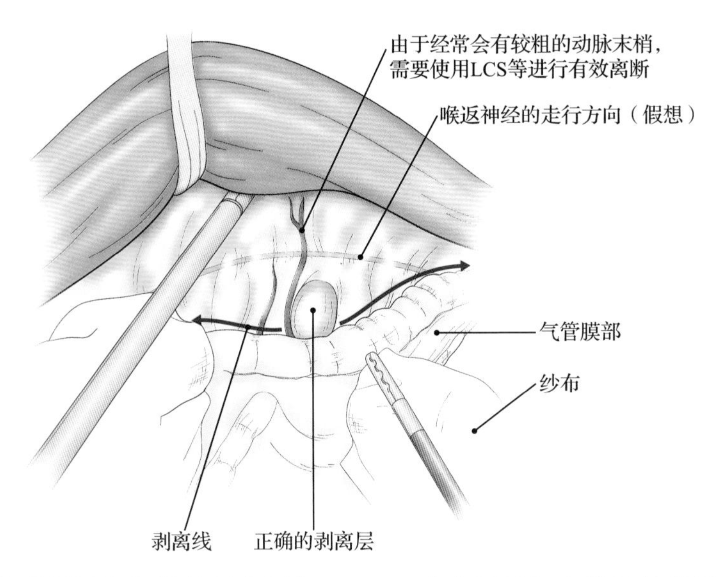

图Ⅱ-1-52 气管软骨左侧与 No.106 左喉返神经旁淋巴结的剥离

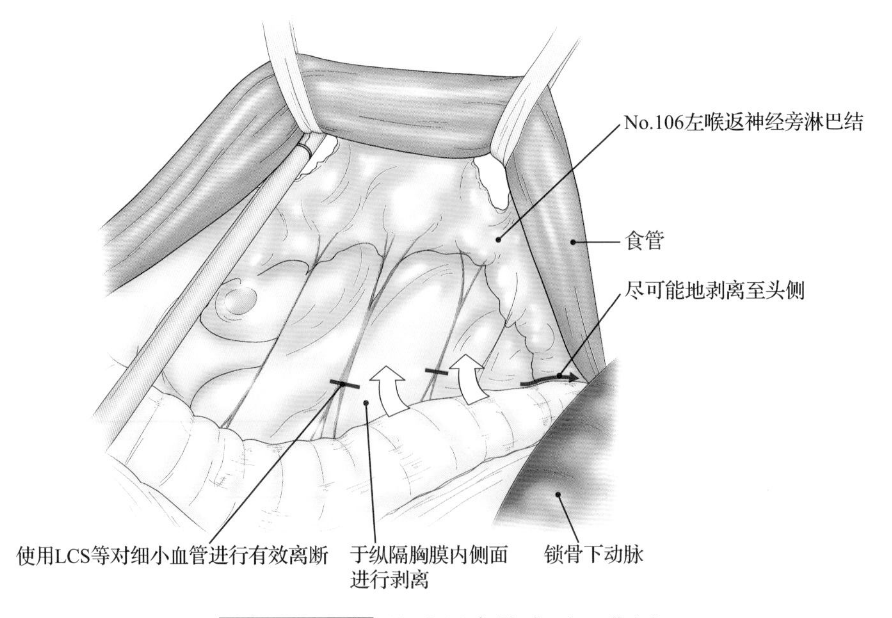

图Ⅱ-1-53 将头侧食管牵引至背侧

12 清扫 No.106 左喉返神经旁淋巴结

- 使包含 No.106 左喉返神经旁淋巴结的脂肪组织尽可能地贴附在食管一侧后，使用两条吊带吊起食管。沿着食管切断吊带之间的脂肪组织（图Ⅱ-1-54）。但是胸导管联合切除时可见胸导管残端。如果保留胸导管时，要将食管与脂肪组织完全剥离。
- 接着确定左喉返神经。通常情况下可以看到两条神经，气管侧为心交感神经末梢，食管侧为喉返神经。
- 保留交感神经，将淋巴结贴附在食管侧，显露左喉返神经（图Ⅱ-1-55），将其向头侧脊柱尾侧拉。
- 锐性分离食管的喉返神经末梢，然后向头侧前进，在头侧端的一定位置切断淋巴结。

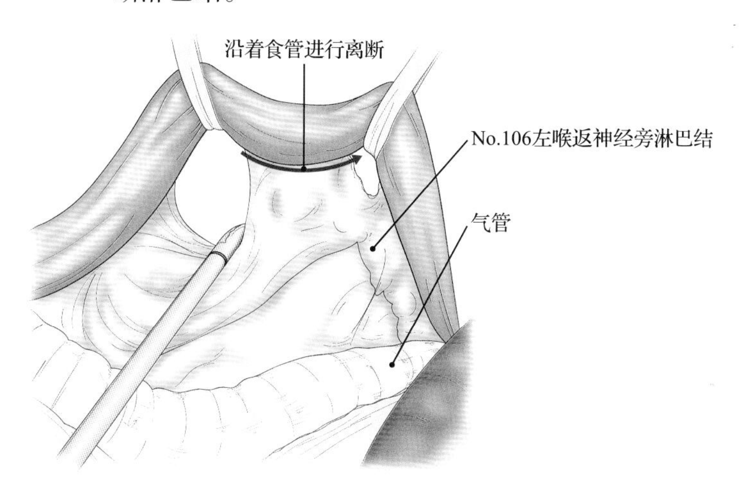

图Ⅱ-1-54 切断脂肪组织

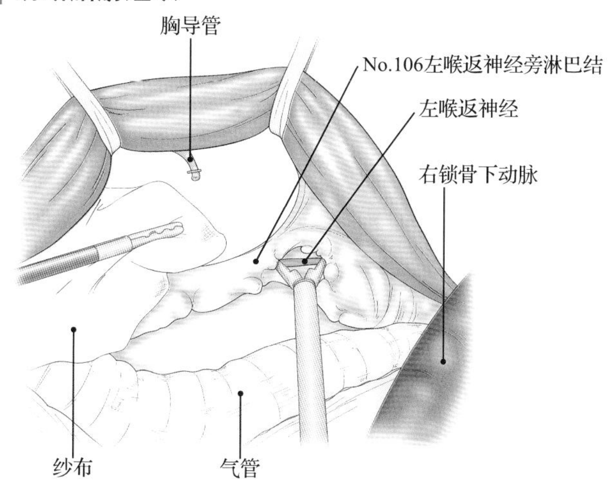

图Ⅱ-1-55 显露左喉返神经

- 为了之后能够进一步向头侧剥离淋巴结，此时不要太靠近头侧。
- 在淋巴结头侧端放置夹子作为标记。
- 将离断后的 No.106 左喉返神经旁淋巴结尾侧端向左侧背侧牵引，同时剥离左喉返神经。视野较良好（图Ⅱ-1-56，Ⅱ-1-57）。

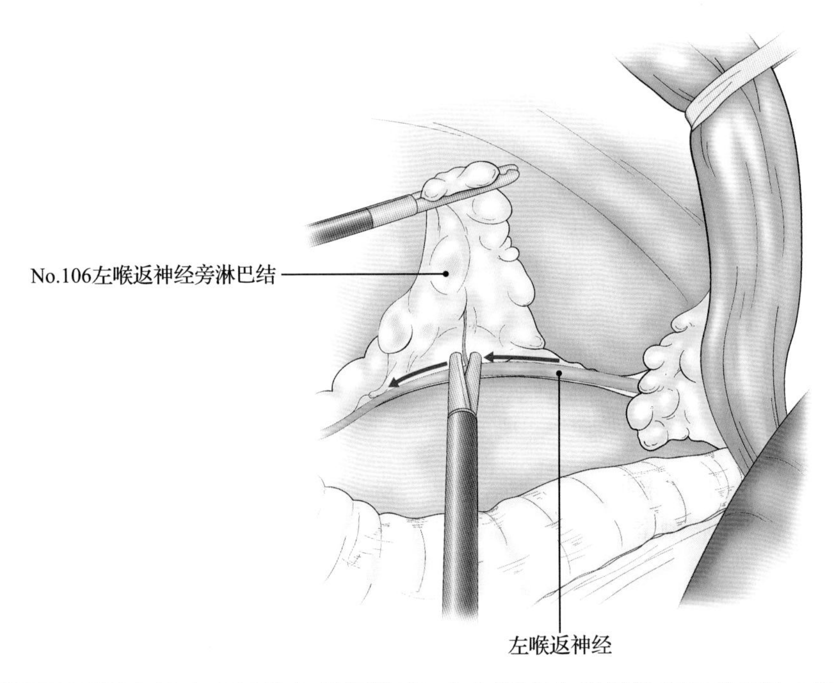

图Ⅱ-1-56 沿左喉返神经进行游离，完全游离左喉返神经至头端和尾侧端

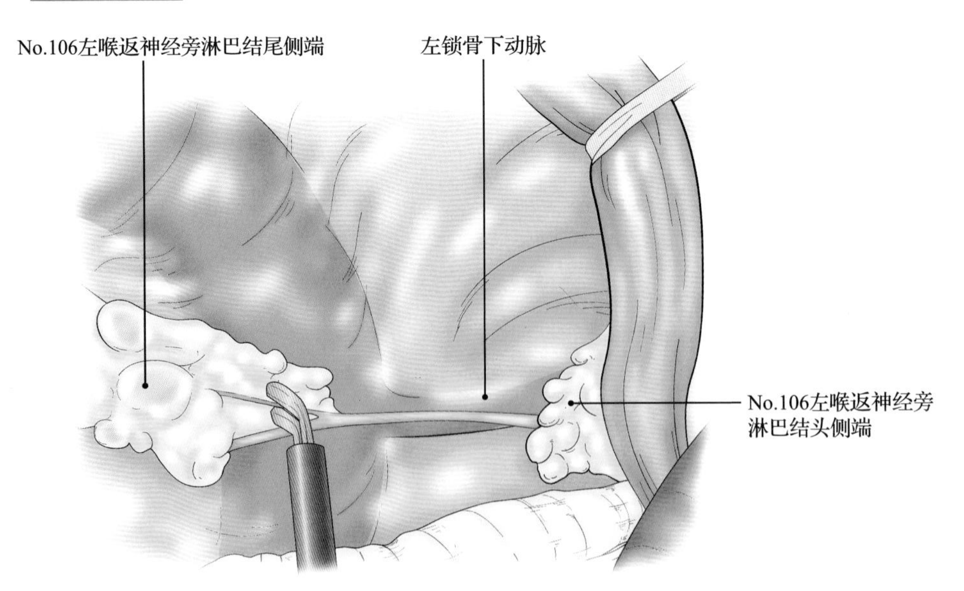

图Ⅱ-1-57 剥离左喉返神经与 No.106 左喉返神经旁淋巴结尾侧端

- 最后对喉返部进行识别。想象神经绕着主动脉的方向,与此同时沿着神经进行剥离,这样能够识别喉返神经沿主动脉弓上行的部分,由此可以知道神经的走行方向。之后于神经周围组织内将该淋巴结切断。
- 该喉返神经下行部分在与神经垂直方向上能够发现滋养血管,可以保留,也可以使用 LCS 等进行有效处理(图Ⅱ–1–58)。
- 最后离断食管。

手术技巧	视野不良时,最好在清扫 No.106 左喉返神经旁淋巴结之前将食管进行离断。

清扫中下纵隔左侧及 No.106tbL 淋巴结

13 清扫中下纵隔淋巴结

- 用钳子将离断的食管断端牵引到背侧左侧,同时将左主支气管下缘处左肺门的迷走神经切断。
- 这里的迷走神经呈束状,切到脏层胸膜表面就会显露神经,然后切断迷走神经(食管末梢)(图Ⅱ–1–59)。该操作可以提高食管的移动性。
- 向背侧腹侧牵引食管断端的同时,将 No.109L 淋巴结左侧进行离断。

手术注意事项	左下肺静脉周围从腹侧充分剥离后,也可以通过切除淋巴结安全地进行清扫操作。

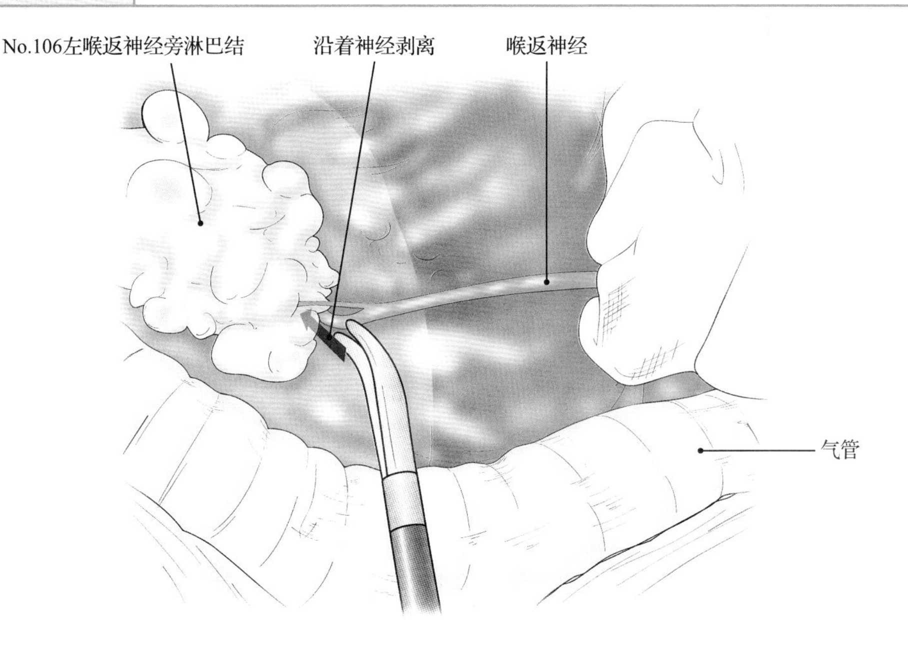

图Ⅱ–1–58 离断 No.106 左喉返神经旁淋巴结

- 越过下肺静脉，使用电刀在左肺韧带间进行离断会比较好（图Ⅱ-1-60）。
- 在可以看到横膈左侧脚的地方切除 No.111 淋巴结，结束下纵隔的清扫操作。

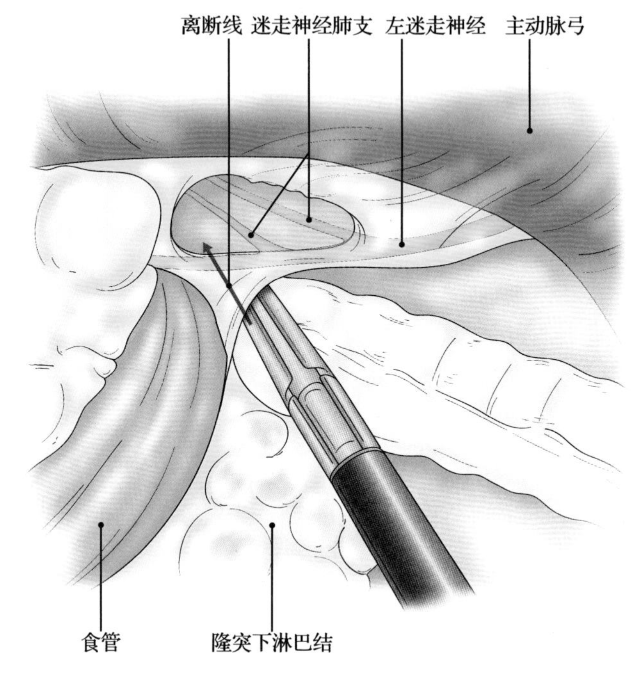

图Ⅱ-1-59 离断迷走神经食管末梢

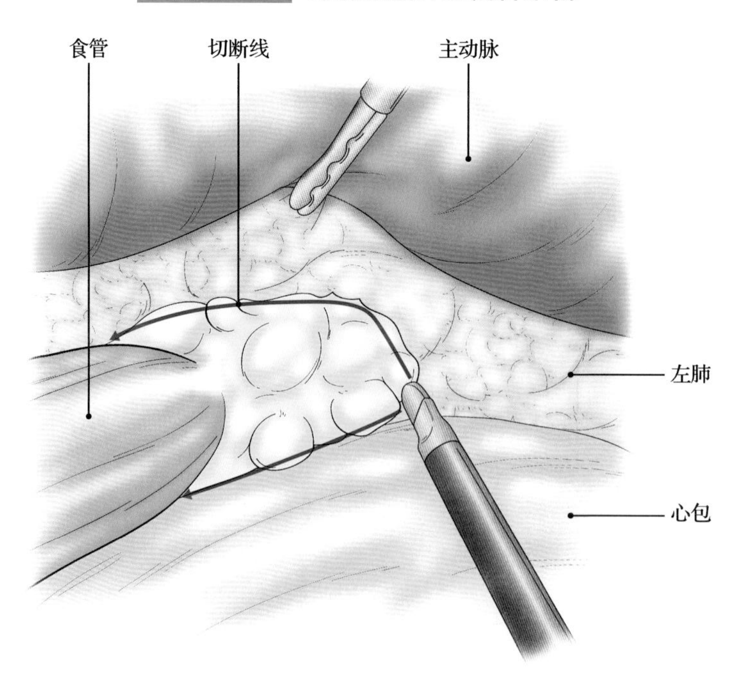

图Ⅱ-1-60 离断 No.109L 淋巴结左侧

14 清扫 No.106tbL 淋巴结

- 俯卧位下视野非常良好，但左主支气管周围并不是转移频率较高的区域，所以应注意不要过度清扫。首先从左主支气管上缘开始显露左肺动脉会比较安全（图Ⅱ–1–61）。
- 右主支气管动脉处于离断状态，要对左侧进行保留。离断时使用 LCS 等进行有效止血。

15 清扫 No.106 左喉返神经旁淋巴结头侧端

- 主刀医师用左手将食管断端牵引到向前向下方向。由助手转动气管。
- 首先，将包含 No.106 左喉返神经旁淋巴结在内的脂肪组织从左背侧移去。接着用剪刀剪开喉返神经正上方的膜，然后切断食管末梢。
- 如果能把剩余索条尽可能地离断至头侧的话，从颈部开始清扫会比较容易。但是这个位置的血管较细，如果出现出血情况的话，止血会花费一定的时间，需要使用 LCS 等进行有效处理（图Ⅱ–1–62）。

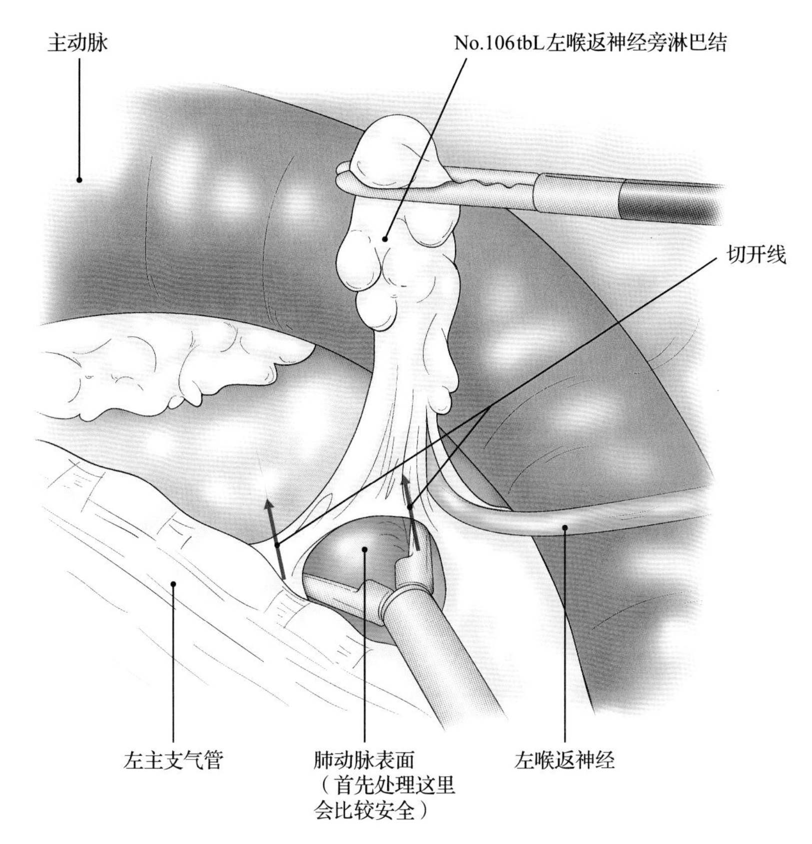

图Ⅱ–1–61 清扫 No.106tbL左喉返神经旁淋巴结

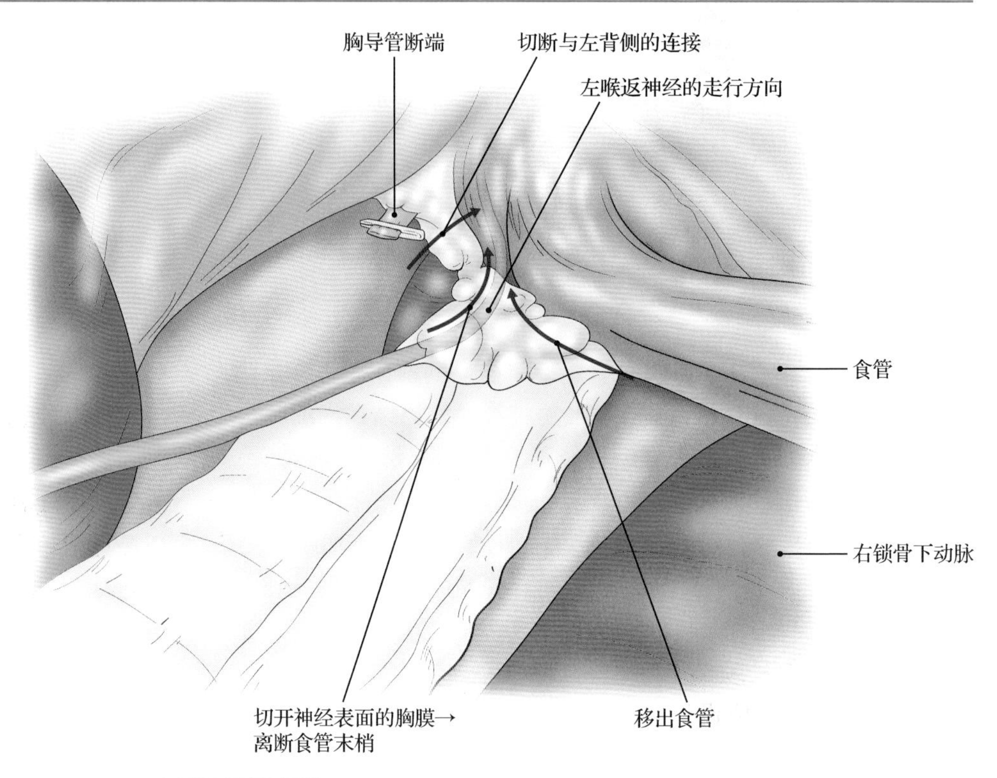

图Ⅱ-1-62 清扫 No.106 左喉返神经旁淋巴结头侧端

术后检查

与一般情况下的食管癌切除手术（右开胸食管切除）相同。

参考文献

[1] Saikawa D, et al: Efficacy and safety of artificial pneumothorax under two-lung ventilation in thoracoscopic esophagectomy for esophageal cancer in the prone position. Gen Thorac Cardiovasc Surg 2014; 62: 163-70.

1.4 优先处理颈部和腹部切口的食管切除

癌研有明医院消化中心食管外科　**渡边雅之**

手术概要

优先进行颈部处理的食管癌根治术是癌研有明医院的传统手术方式。该手术方式的主要目的是整块切除颈部淋巴结及上纵隔喉返神经周围的淋巴结。笔者等人在胸腔镜下食管切除中也引入了优先处理颈部的食管癌手术。另外在颈部操作的同时,利用腹腔镜进行腹部处理,在腔镜下进行经裂孔的下纵隔清扫,能够确保从腹部到纵隔清扫的连续性,也可能缩短胸部处理的时间。

手术从颈部和腹腔镜的处理开始,胸骨后径路重建先于胸腔镜手术。之后,将体位设置为俯卧位,在胸腔镜下游离食管,增大肋间切口,取出标本。

适应证

优先处理颈部和腹部的食管癌手术方式重视从颈部到纵隔以及从腹部到纵隔的剥离连续性,是彻底清除这两个区域淋巴结的理想手术方式。另一方面,其缺点在于,胸腔镜处理中剥离层很难看到,重建部分仅限于胸骨后径路。部分病例中,优先进行重建处理导致纵隔空间变窄,因而下纵隔的操作变得比较困难。在理解了这些优点和缺点的基础上,笔者认为该方法应该与优先处理胸部的方法具有不同的适用范围。

由于将胸部处理推后,因此确保对纵隔内病变的根治性便成为了先决条件。在不能重建胸骨后径路的病例中,需要变换两次体位,所以有的时候优先处理颈部和腹部食管并非完全适用。

术前检查

同右开胸及胸腔镜下食管癌手术。

手术步骤

颈部处理

1 切开皮肤
2 离断颈前肌
3 牵拉右颈总动脉
4 显露右锁骨下动脉，识别喉返神经
5 剥离气管右侧壁，显露颈部食管
6 设定头侧清扫范围
7 剥离气管、食管淋巴结
8 游离喉返神经
9 显露气管左侧壁
10 识别左喉返神经
11 设定头侧清扫范围
12 清扫No.106左喉返神经旁淋巴结

腹腔镜处理

13 显露降主动脉，清扫No.112ao淋巴结
14 显露心包，清扫No.111淋巴结
15 游离食管
16 离断腹部食管
17 封闭食管裂孔

优先重建

18 离断颈部食管与管胃重建

利用胸腔镜清扫喉返神经周围

19 确认右喉返神经，清扫No.106右喉返神经旁淋巴结
20 确认左喉返神经周围，清扫No.106左喉返神经旁淋巴结

手术技巧

颈部处理

1 切开皮肤

●使颈部伸展，在胸骨切迹的正上方按领状切口切开（图Ⅱ-1-63）。

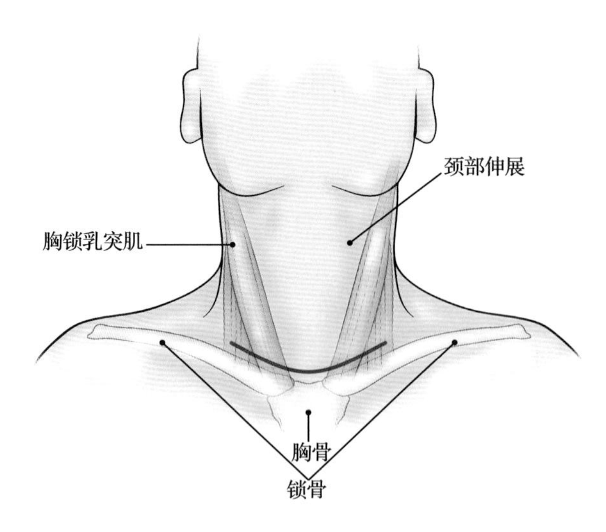

图Ⅱ-1-63 切开皮肤

2 离断颈前肌

- 绷紧胸锁乳突肌，在胸骨附着部附近离断胸骨舌骨肌、胸骨甲状肌。

3 牵拉右颈总动脉

- 使用彭罗斯引流管将右颈总动脉向外侧牵引（图Ⅱ-1-64）。

4 显露右锁骨下动脉，识别喉返神经

- 向外侧牵引的右颈总动脉背侧可显露出右锁骨下动脉。在交感干内侧分离至椎前筋膜，将其作为清扫 No.101 淋巴结的外侧缘。
- 显露出椎前筋膜就会见到食管背侧。小心地将颈总动脉与锁骨下动脉起始处的背侧剥离，这样就能够识别右喉返神经。在喉头方向于喉返神经正上方处切开结缔组织，从而确认喉返神经的走行方向（图Ⅱ-1-65）。

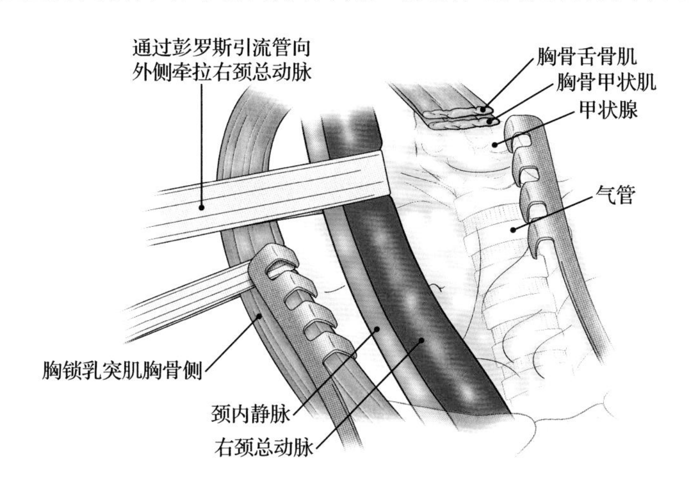

图Ⅱ-1-64 牵拉右颈总动脉

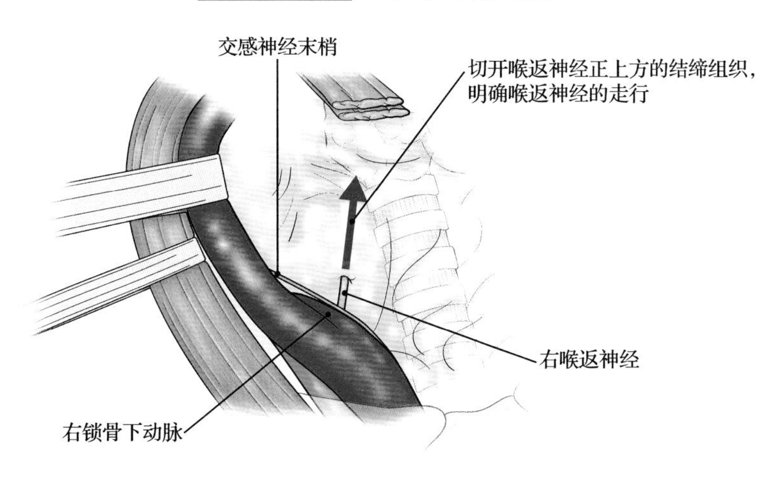

图Ⅱ-1-65 显露右锁骨下动脉以及识别喉返神经

5 剥离气管右侧壁，显露颈部食管

●沿着气管右侧壁切开结缔组织，显露出位于气管右侧壁和气管背侧的颈部食管，将其作为清扫的内侧缘（图Ⅱ–1–66）。

6 设定头侧清扫范围

●将喉返神经游离至喉头入口处。游离右侧甲状腺下动脉，将其作为头侧清扫的边界（图Ⅱ–1–67）。

7 剥离气管、食管淋巴结

●将待清扫的组织牵引至外侧，将其从气管壁、颈部食管上剥离。尽可能将该操作于纵隔一侧进行（图Ⅱ–1–68）。

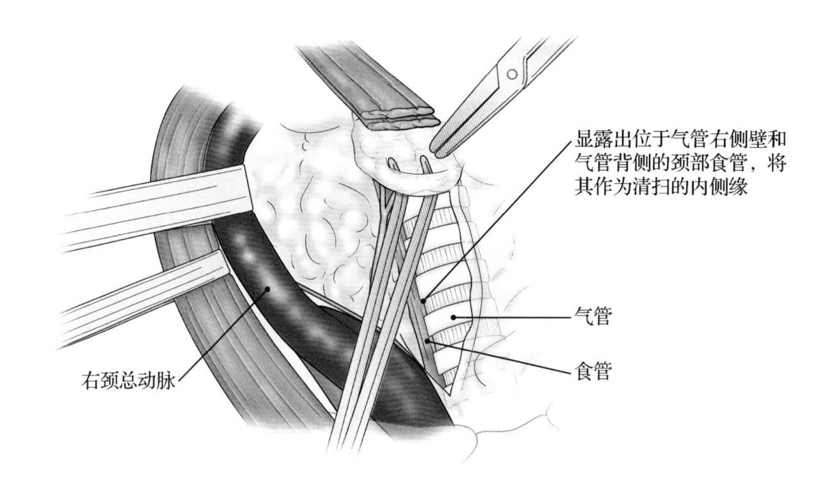

图Ⅱ–1–66 剥离气管右侧壁以及显露颈部食管

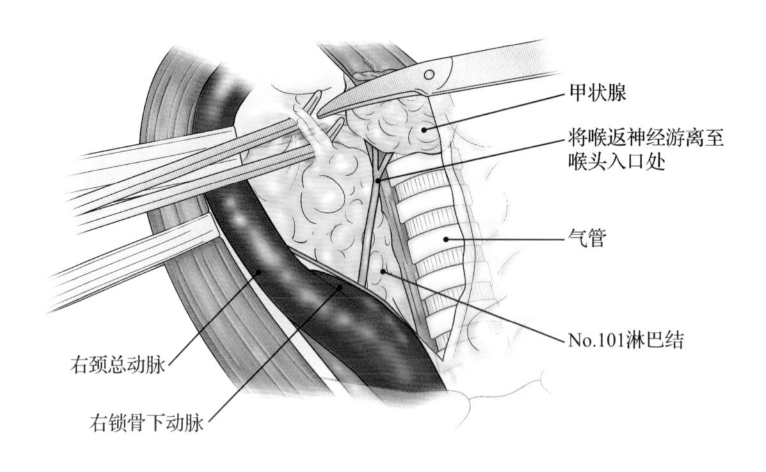

图Ⅱ–1–67 头侧清扫边界

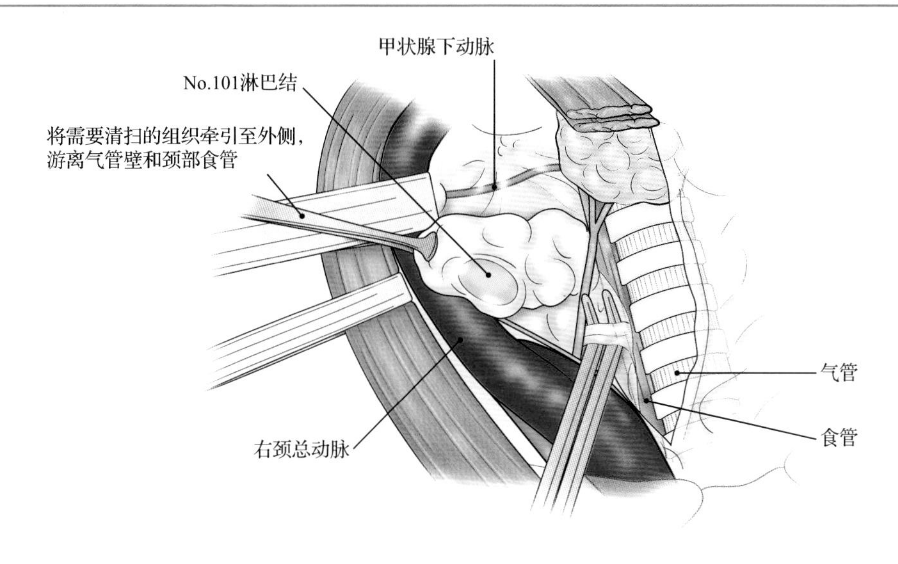

图Ⅱ-1-68 清扫 No.101 淋巴结

8 游离喉返神经

- 在第 7 步的操作中，包含淋巴结的组织从气管、食管上被充分剥离后，将其穿过喉返神经下方并向内侧牵引，游离喉返神经（图Ⅱ-1-69）。
- 剥离至喉返神经的锁骨下动脉神经区时，No.101R 淋巴结和 No.106 右喉返神经旁淋巴结能够与周围组织充分分离。将只有尾侧与食管相连的淋巴结放入纵隔内，与胸部的清扫操作相连接。

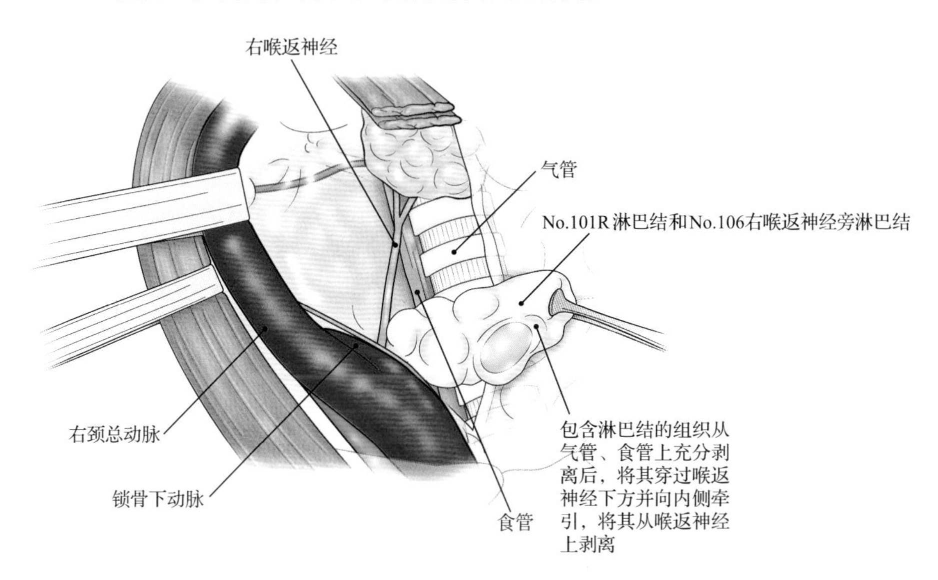

图Ⅱ-1-69 游离喉返神经

9 显露气管左侧壁

- 用彭罗斯引流管将左颈总动脉向外侧牵引。保留纵向走行的交感神经，向内侧剥离至椎前筋膜。
- 由于左喉返神经周围的淋巴结位于喉返神经的腹侧，为了将大约三分之一的气管壁左侧显露出来，切开气管前的组织，将淋巴结与部分胸腺一起游离于外侧（图Ⅱ-1-70）。

手术要点	气管膜部含有气管周围的毛细血管，此时于残留膜层进行剥离操作时，需要考虑保留气管的血供。

- 沿着气管剥离的话，气管背侧的颈部食管壁就会显露出来。

10 识别左喉返神经

- 将从气管上剥离下来的含有淋巴结的组织牵引到外侧，从中识别左喉返神经（图Ⅱ-1-71）。

手术注意事项	由于左喉返神经在气管食管沟内纵向走行，所以需要一边想象神经的走行方向，一边谨慎地进行剥离操作。

11 设定头侧清扫范围

- 向头侧操作切开左喉返神经的正上方，将喉返神经游离到喉头入口处为止。将该高度设定为头侧清扫边界（图Ⅱ-1-72）。

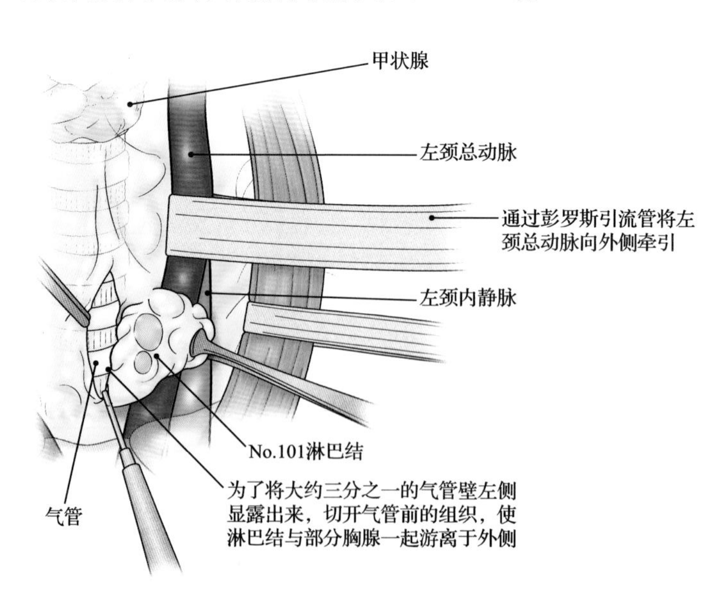

图Ⅱ-1-70 显露气管左侧壁

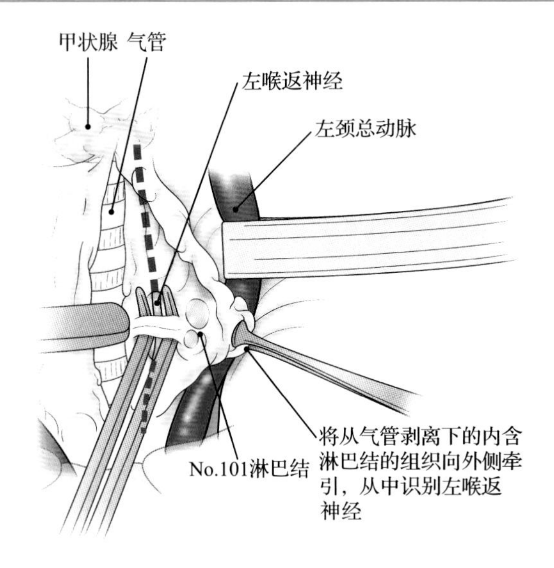

图Ⅱ-1-71 识别左喉返神经

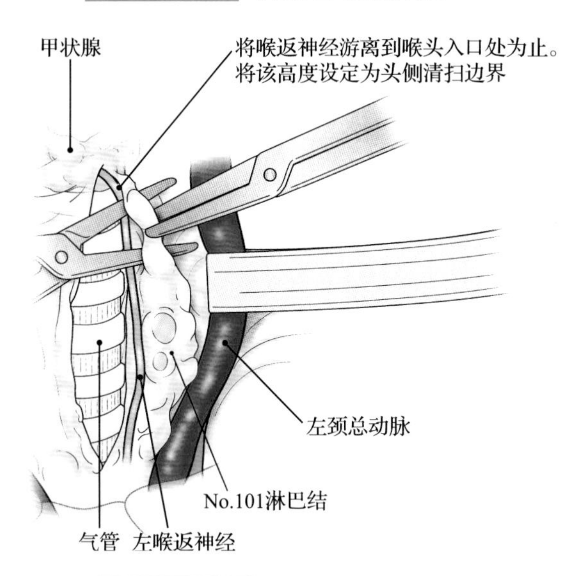

图Ⅱ-1-72 头侧清扫范围

12 清扫 No.106 左喉返神经旁淋巴结

- 使用撑开器将甲状腺牵引至头侧，向上纵隔方向进行气管左侧壁的剥离操作。对左喉返神经也尽可能地剥离到纵隔侧。
- 如果将附带有胸腺脂肪的 No.101L 淋巴结掉入纵隔内的话，会妨碍胸部的处理，因此在胸骨上缘的高度切断并取出 No.101L 淋巴结。在 No.106 左喉返神经旁淋巴结头端加上标记用的结扎带，放入纵隔内，与胸部处理的清扫操作连接起来（图Ⅱ-1-73）。

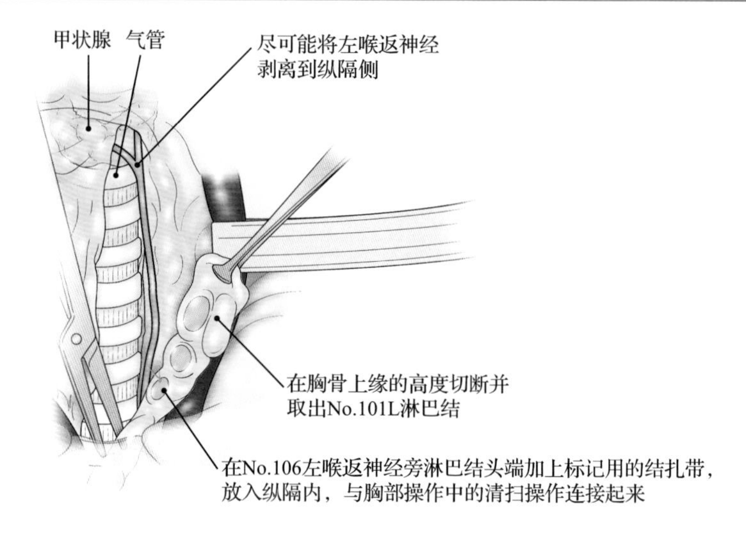

图Ⅱ-1-73 清扫 No.106 左喉返神经旁淋巴结

腹腔镜处理

⑬ 显露降主动脉，清扫 No.112ao 淋巴结

- 通过腹腔镜对胃周围进行剥离，之后进行经裂孔的下纵隔清扫。
- 将绷紧的腹部食管牵引到头侧，使用电刀显露降主动脉。向主动脉左侧进行剥离。为了显露左纵隔胸膜，将脂肪组织剥离到头侧，将 No.112ao 淋巴结贴附至食管侧进行剥离（图Ⅱ-1-74）。
- 在胸腔镜处理中，下纵隔主动脉左侧容易成为死角，因此该部分的剥离操作要尽可能地向头侧推进。

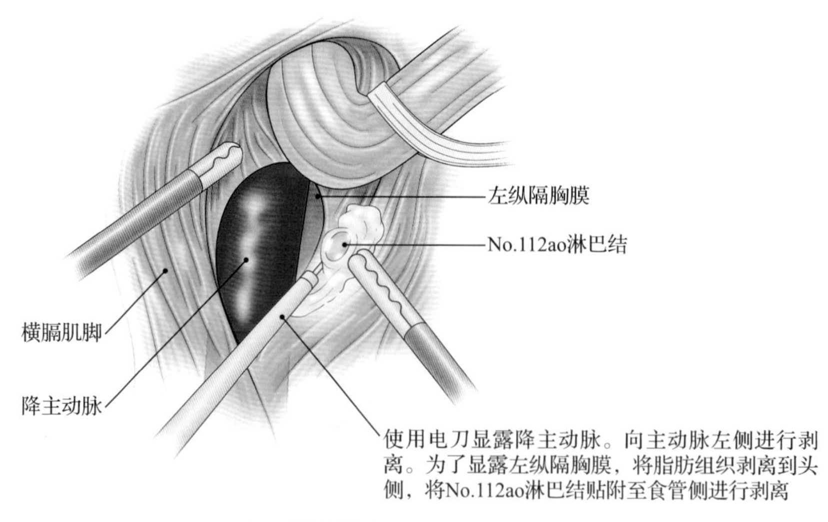

图Ⅱ-1-74 显露降主动脉

14 显露心包，清扫 No.111 淋巴结

- 将食管向背侧牵引，使含有 No.111 淋巴结的横膈膜上脂肪落至食管侧，显露出心包。向左右扩展心包的显露范围，显露左、右纵隔胸膜（图Ⅱ–1–75）。

15 游离食管

- 当背侧显露主动脉，腹侧显露心包时，向左侧牵引食管，显露右纵隔胸膜。切开右纵隔胸膜，确认右肺的同时，也可以进行剥离（图Ⅱ–1–76）。
- 最后向右侧牵引食管的同时，剥离左纵隔胸膜，完成对下部食管的全部剥离。有时游离过程中会打开左侧胸膜，但是不会造成其他影响。

手术注意事项	有时从纵隔切开胸膜时，气腹压会导致肺功能下降，因此向麻醉师告知胸膜已打开是很重要的事项。

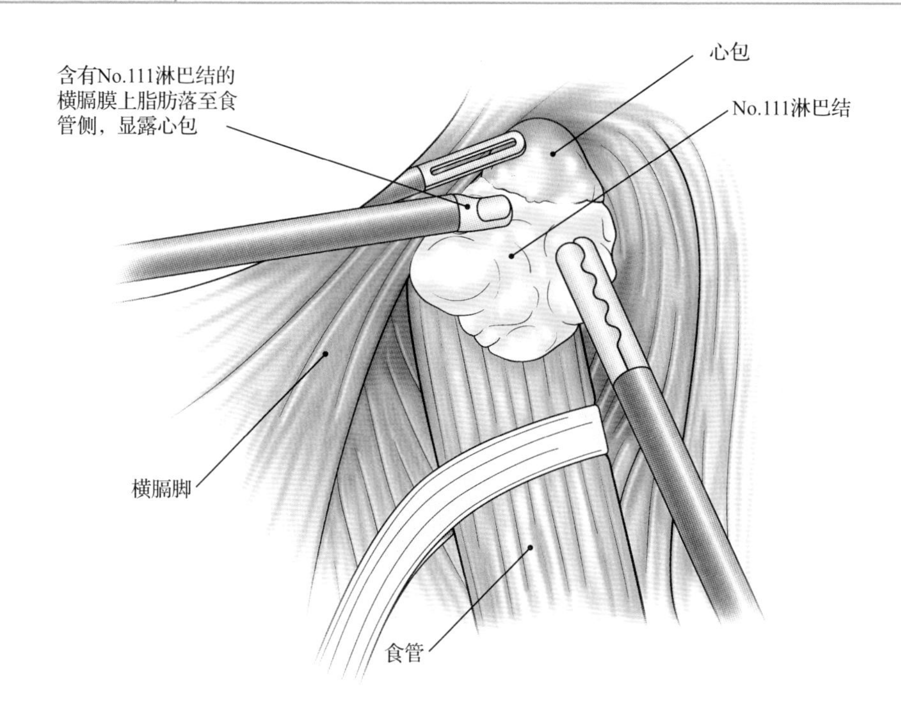

图Ⅱ–1–75 显露心包以及清扫 No.111 淋巴结

16 离断腹部食管

- 对于优先处理颈部和腹部的病例，如果在胸腔内未离断食管，则在食管与胃的连接处正上方对腹部食管进行离断（图Ⅱ–1–77）。

17 封闭食管裂孔

- 使用 3–0 VLoc（ 种可吸收线）连续缝合，封闭食管裂孔。

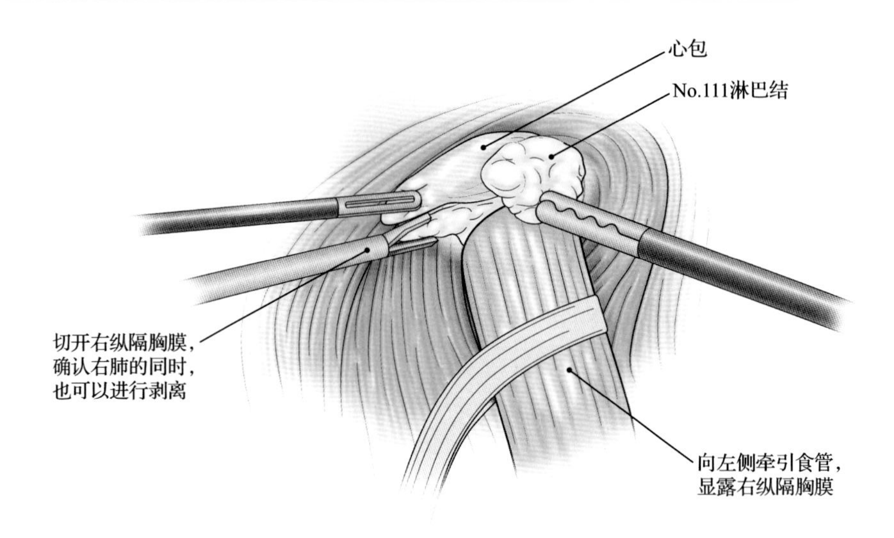

图Ⅱ-1-76 游离食管

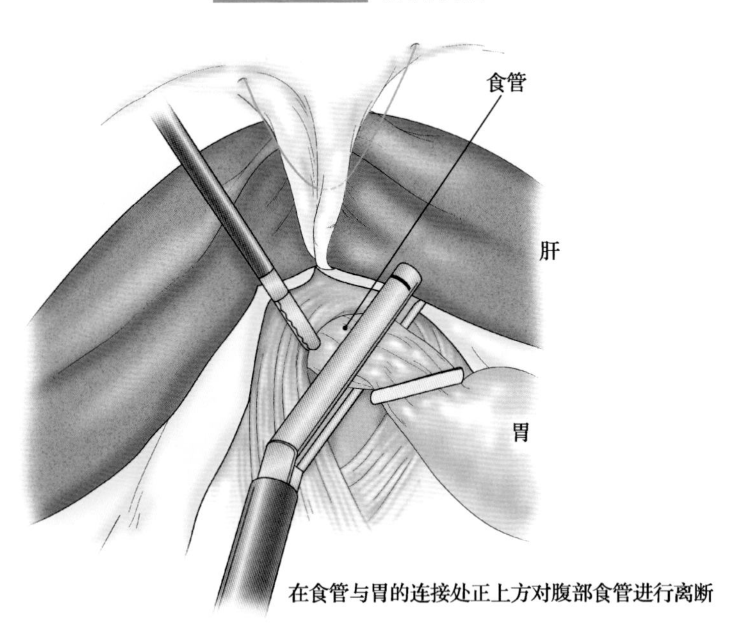

图Ⅱ-1-77 离断腹部食管

优先重建

18 离断颈部食管与管胃重建

- 绷紧颈部食管，尽可能在食管与气管膜部间进行剥离操作（图Ⅱ-1-78）。对于病变口侧断端没有问题的患者，在这里切断颈部食管，于胸骨后径路进行管胃重建。

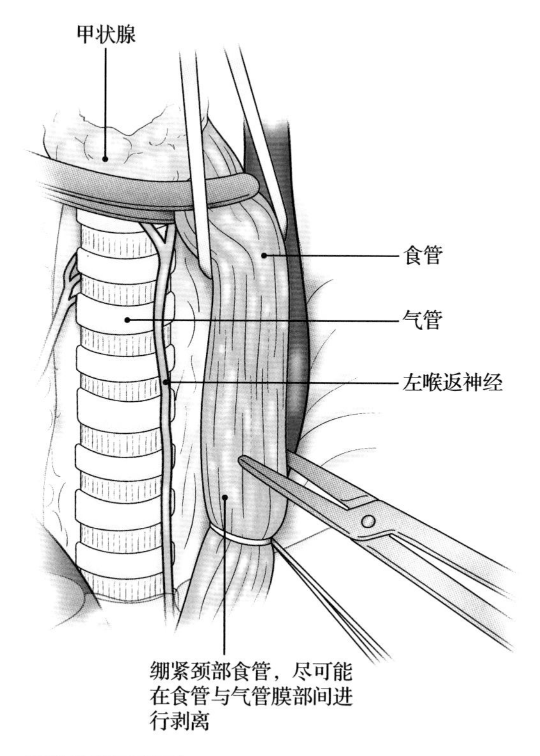

图Ⅱ–1–78 离断颈部食管与管胃重建

- 用针线结扎食管纵隔侧断端后，用套圈器进一步结扎，然后用纱布包绕并放入纵隔内。
- 关于重建，参见“管胃重建”。

利用胸腔镜清扫喉返神经周围

19 确认右喉返神经，清扫 No.106 右喉返神经旁淋巴结

- 患者体位为俯卧位，在胸腔镜下进行胸部处理。
- 于上纵隔沿着右迷走神经切开纵隔胸膜，显露右锁骨下动脉，确认右喉返神经，确认附着在食管上的 No.106 右喉返神经旁淋巴结被剥离（图Ⅱ–1–79）。
- 如果是从颈部剥离至喉返神经区，则大多数情况下不需要进行胸部的清扫操作。

20 确认左喉返神经周围，清扫 No.106 左喉返神经旁淋巴结

- 在气管分叉处稍微靠近头侧的地方抬高食管（该处的操作是“胸腔镜下食管切除”中的一步）。
- 游离食管与气管膜部，从体外牵引食管断端线，使用两个牵引点抬起食管。助手将气管向前牵引，从而显露气管左侧的视野（图Ⅱ–1–80）。

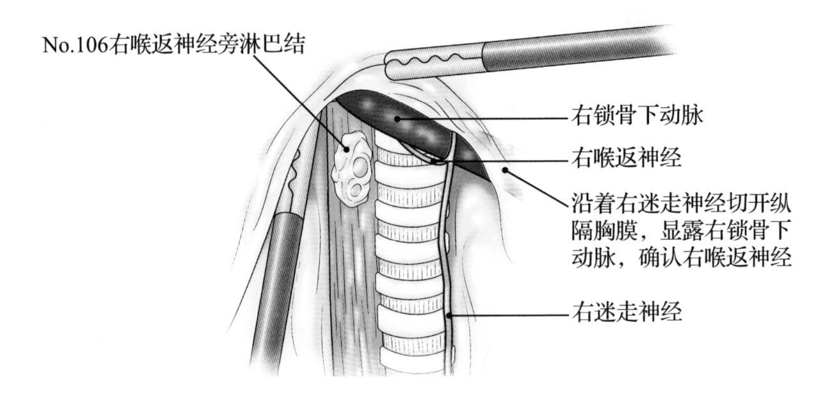

图Ⅱ-1-79 确认右喉返神经

- 此时能够看到颈部处理中游离的左喉返神经，所以不需要再对喉返神经进行识别。
- 将气管左侧的脂肪组织贴附在食管一侧并剥离后，从该组织中游离左喉返神经并予以保留，然后清扫 No.106 左喉返神经旁淋巴结（图Ⅱ-1-80）。

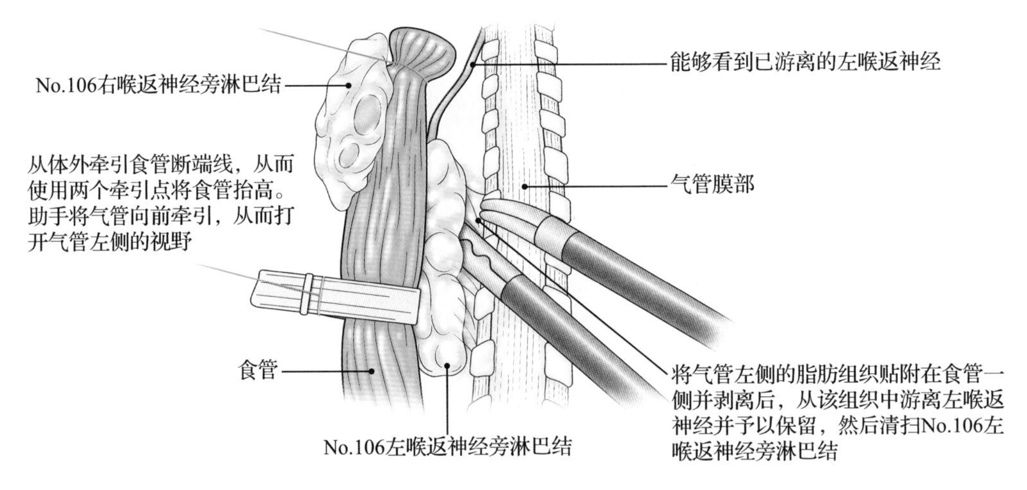

图Ⅱ-1-80 对左喉返神经周围进行确认以及清扫 No.106 左喉返神经旁淋巴结

参考文献

[1] Matsubara T, et al. Cervicothoracic approach for total mesoesophageal dissection in cancer of the thoracic esophagus. J Am Coll Surg 1998; 187: 238–45.

[2] Watanabe M, et al. Transcervical superior mediastinal dissection combined with transhiatal lower esophageal dissection before transthoracic esophagectomy: A safe approach for salvage esophagectomy. J Am Coll Surg 2009; 208: e6–9.

1.5 食管拔脱

癌研有明医院消化中心食管外科　**西田康二郎**

适应证

1936 年，非开胸食管拔脱术作为胸部食管癌的手术方式被众人所知，但是由于纵隔淋巴结清扫不充分，在日本并没有成为首选的手术方式。20 世纪 70 年代，Akiyama 等人指出，对于食管良性狭窄以及下咽癌、颈部食管癌等情况，非开胸食管拔脱术这一手术方式有效，并对钝性游离和内翻剥脱这两种食管拔脱的方法进行了介绍。它们至今仍是本手术方式的基础方法。

通过对颈部和腹部的处理，在某种程度上可以实现对中纵隔以外区域的淋巴结清扫。近年来，也有使用纵隔镜清扫纵隔淋巴结的经裂孔食管切除术，今后有必要对其根治性和长期效果进行探讨。

根据治疗目的，食管拔脱术的适应证分为根治性手术的适应证和缓解性手术的适应证。

根治性手术的适应证

不需要清扫淋巴结，浸润深度达到 LPM 的黏膜病变。但是也要适应与之同时进行的内镜下黏膜（下）切除（endoscopic mucosal resection，EMR；endoscopic submucosal dissection，ESD）。食管拔脱术仅限于无法进行黏膜切除的病例和全周性大范围病变等内镜下无法进行治疗的病例。

缓解性手术的适应证

胸腔大范围粘连的病例，以及难以进行开胸处理的肺功能较差的病例。另外对头颈部区域和食管的重复癌进行同时切除时，食管癌为浅表癌且未发现纵隔淋巴结转移时，为了保护气管血供，有必要对中纵隔和气管周围的切除操作进行控制，这种类型的病例也适合行食管拔脱术。在癌研有明医院，即使是高龄患者，只要能够耐受手术，通常就会选择根治性切除术，不能仅凭年龄来判断是否适合行食管拔脱术。

禁忌证

出血倾向（合并血液疾病、肝硬化等），浸润深度为 T4 的病例，可能出现喉返神经周围淋巴结、气管周围淋巴结与食管紧密粘连（或浸润）的病例。

术前检查

- 包括呼吸功能检查在内的一般性术前全身检查，以确认开胸或胸腔镜下手术的适应证以及有无出血倾向。
- 由于很多患者的肺功能都较差，因此术前的呼吸功能训练尤为重要。
- 行 CT 检查，特别是要确认中纵隔区域淋巴结肿大的情况。
- 麻醉方式为全身麻醉 + 硬膜外麻醉。体位为颈部伸展，腰部放在枕头上以扩大下纵隔的视野（图Ⅱ-1-81）。

手术步骤

钝性游离

1 行上腹部正中切口

2 游离胃

3 切开食管裂孔

4 游离食管下部

5 横切颈部左侧

6 游离颈部食管

7 游离上部食管

8 连通颈部和腹部的剥离层

9 离断颈部食管

10 食管拔脱与重建

内翻剥脱

1 ~ 7 的方法与钝性游离相同

8 从腹部食管插入鼻胃管

9 在颈部食管固定鼻胃管以及离断食管

10 向腹侧食管内翻拔脱重建食管

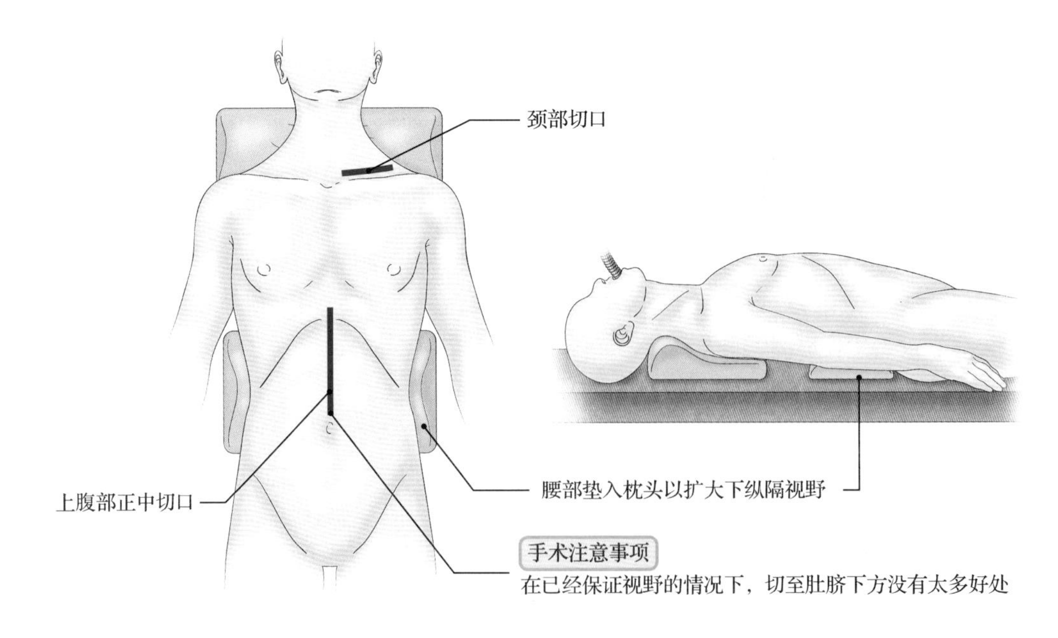

图Ⅱ-1-81 食管拔脱术的体位

手术技巧

钝性游离

1 行上腹部正中切口

- 从胸骨剑突处起，于上腹部正中向脐部切开（图Ⅱ–1–81）。根据需要切除剑突部分。
- 使用牵引器充分抬高肋骨，切开肝左三角韧带并移至外侧区域，这样就可以从腹部食管直视食管裂孔并进行操作（图Ⅱ–1–82）。

2 游离胃

- 保护胃网膜右动静脉，对胃网膜左动静脉、胃短动静脉、胃左动静脉、胃右动静脉进行处理。
- 将网膜尽可能地剥离到胃侧，然后修剪并塑形大网膜瓣。

3 切开食管裂孔

- 将腹部食管全周性剥离并用棉吊带绷紧。用该吊带牵引食管，同时将食管裂孔于腹侧切开（图Ⅱ–1–83）。

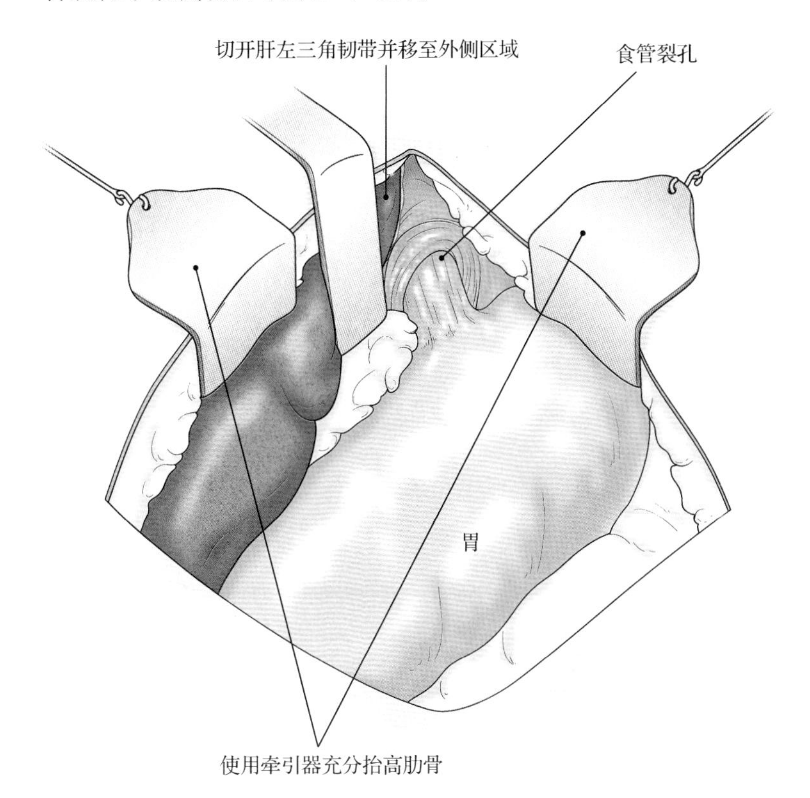

图Ⅱ–1–82 食管裂孔牵开后的视野

● 使用 Octopus 撑开器将心包向前抬起,可以得到良好的下纵隔视野(图Ⅱ-1-84)。

手术要点	由于在食管裂孔腹侧，膈下静脉呈横向走行，所以应通过结扎或者血管闭合进行有效处理（图Ⅱ-1-83）。

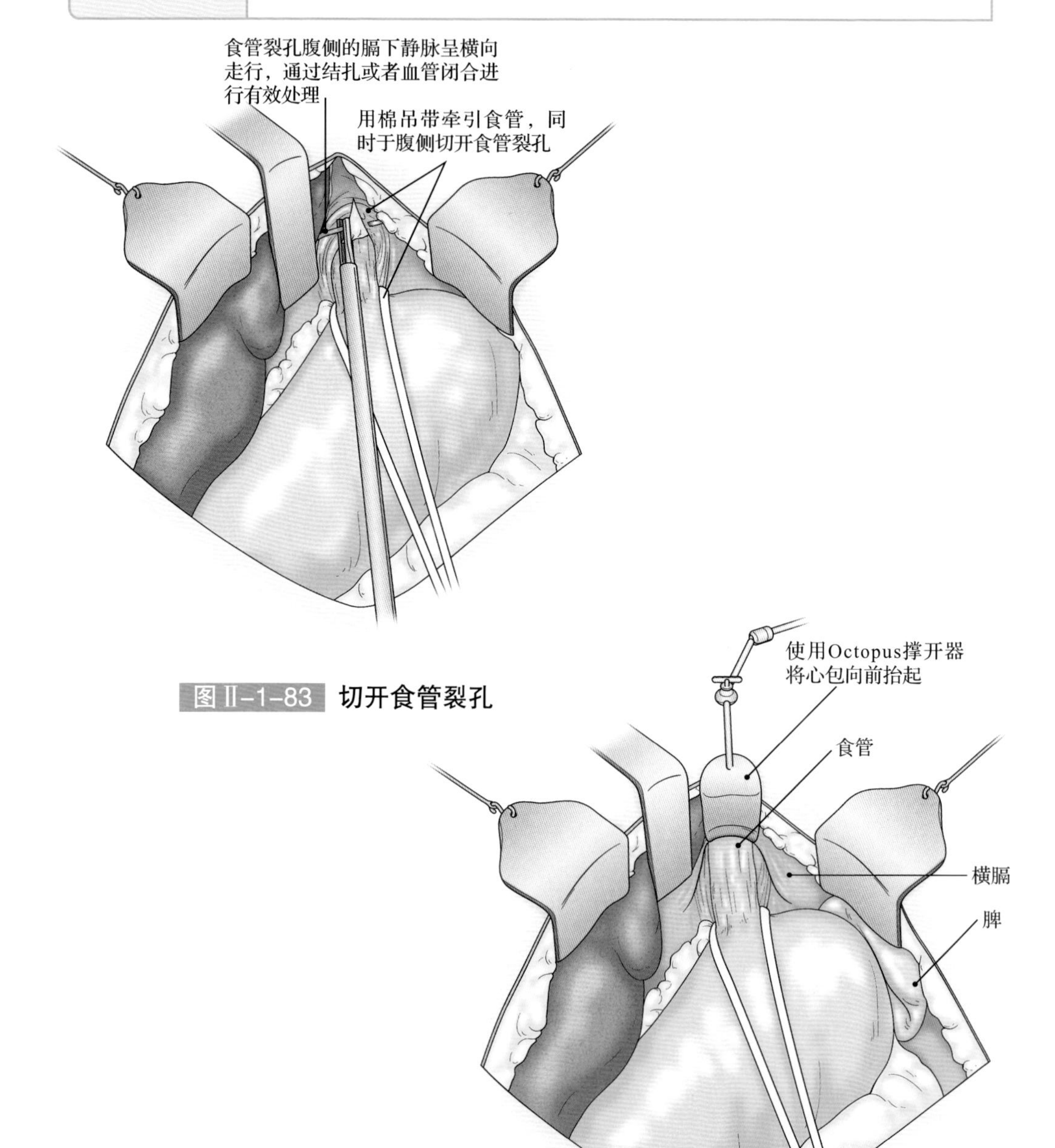

图Ⅱ-1-83 切开食管裂孔

图Ⅱ-1-84 抬起心包

4 游离食管下部

- 直视食管下部并进行剥离操作。在进行下纵隔清扫时，于心包、胸膜、主动脉表面进行（参见“经食管裂孔的下部食管切除”）。不进行清扫操作时，则沿着食管壁剥离。直视下剥离遇到较为困难的部分时，可沿着食管用手进行剥离。
- 通过食管裂孔将手指插入纵隔内，将迷走神经食管末梢挂在指尖上进行切断（图Ⅱ-1-85）。使用血管闭合器对食管背侧的固有动脉进行处理。
- 不清扫下纵隔淋巴结时，也可以保留迷走神经。若保留迷走神经，则在剥离腹部食管时将迷走神经绷紧，紧贴食管壁进行剥离（图Ⅱ-1-86）。

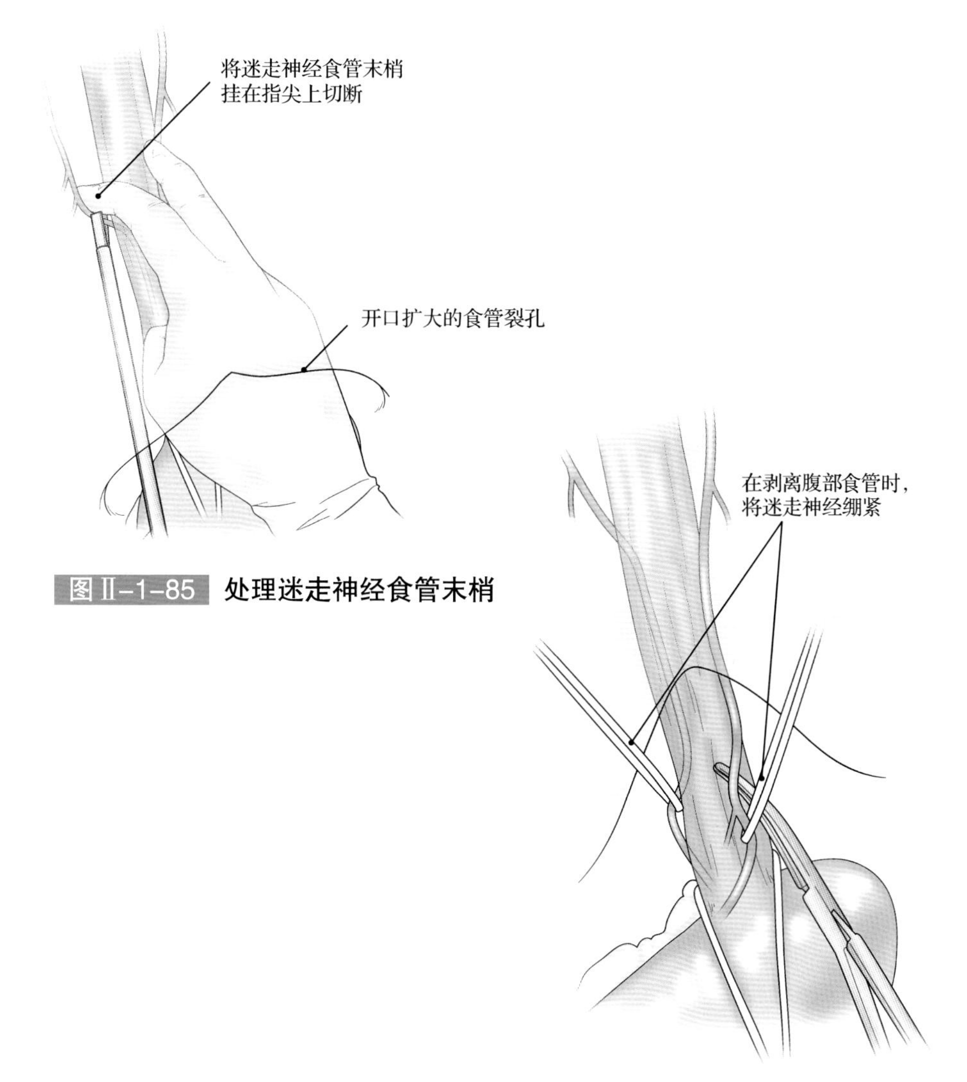

图Ⅱ-1-85 处理迷走神经食管末梢

图Ⅱ-1-86 保留迷走神经

5 横切颈部左侧

- 在锁骨头侧，沿着皮肤切口取偏左方向横向切口（图Ⅱ-1-81）。将胸锁乳突肌的胸骨分支向外侧牵拉，在胸骨附着部附近分离左侧胸骨舌骨肌、胸骨甲状肌。
- 显露左颈总动脉，使用彭罗斯引流管将其牵拉。沿着动脉内侧插入Cooper剪刀，到达颈部食管背侧的椎前筋膜浅层（图Ⅱ-1-87）。

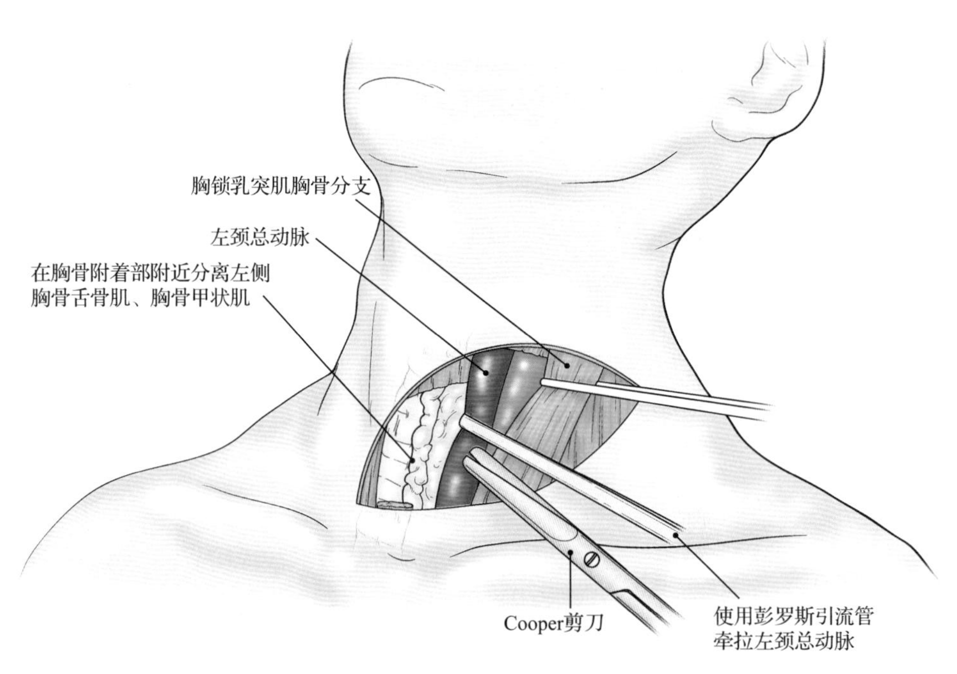

图Ⅱ-1-87 颈部操作

内翻剥脱

1 ~ 7 的方法与钝性游离相同。

内翻剥脱方式下不需要将颈部切口与腹部切口剥离的食管全部连通。近年来利用腹腔镜进行腹部操作以及下纵隔食管的剥离操作，其手法与通常的腔镜下食管切除术相同，但是需要将腹侧下纵隔的剥离延长至头侧，直到切断食管的迷走神经末梢为止。

8 从腹部食管插入鼻胃管

- 对于能够离断腹部食管的病例，先切断食管，制作管胃。抓住腹部食管的断端，用电刀切开小口后插入鼻胃管（图Ⅱ–1–93）。
- 从肿瘤的位置考虑，对于腹部食管较难离断的病例，于胃体上部前壁切开小口并插入鼻胃管（图Ⅱ–1–94）。

9 在颈部食管固定鼻胃管以及离断食管

- 从腹部食管插入的鼻胃管前端到达颈部食管时，切开颈部食管前壁并牵引鼻胃管前端。将该鼻胃管前端缝合固定在颈部食管上，离断颈部食管（图Ⅱ–1–95）。
- 之后通过后纵隔路径抬起管胃，在鼻胃管前端用棉吊带缝合固定。

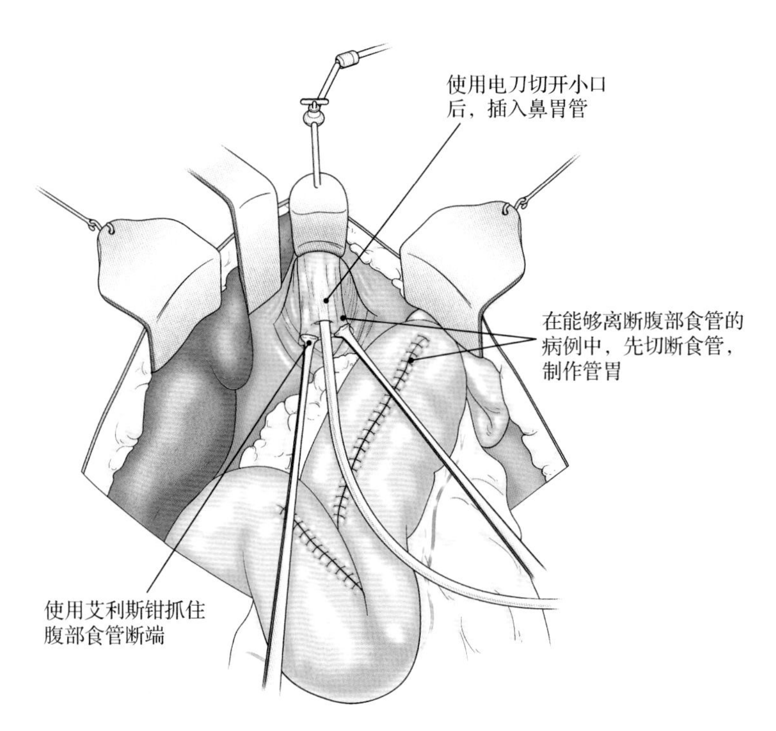

图Ⅱ–1–93 从腹部食管断端插入鼻胃管

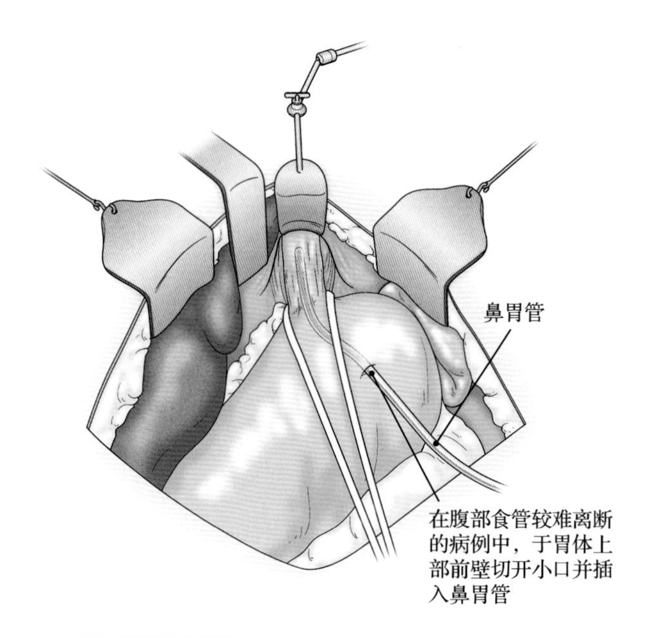

图Ⅱ-1-94 胃体上部前壁插入鼻胃管

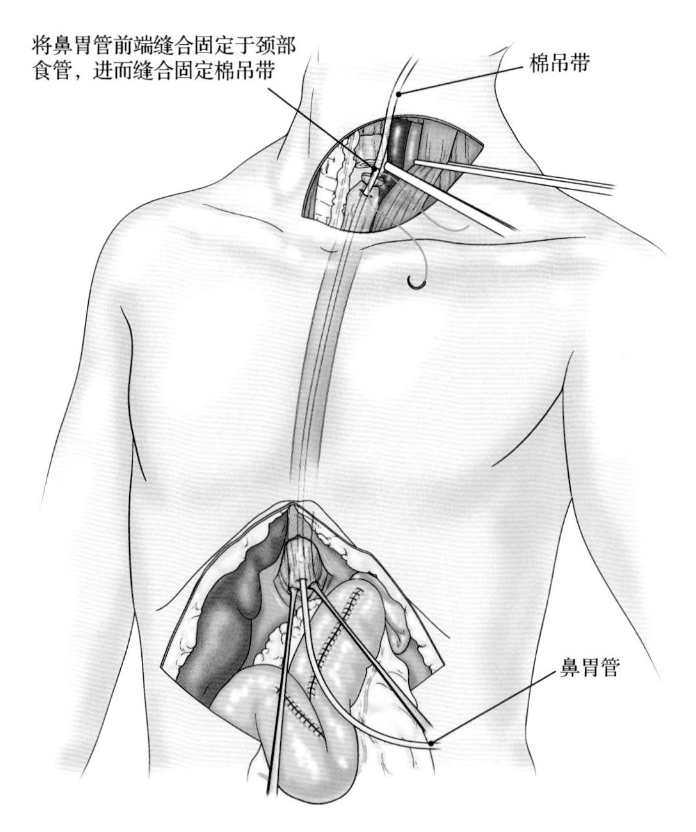

图Ⅱ-1-95 离断颈部食管与固定鼻胃管

10 向腹侧食管内翻拔脱重建食管

- 用艾利斯钳夹住腹部食管进行固定，将鼻胃管牵引到腹侧，翻转拔脱食管（图Ⅱ-1-96）。阻力较大时，沿着食管壁继续剥离。
- 翻转食管之后，在腹侧握住棉吊带，缝合固定于管胃顶端，在颈部上提管胃与颈部食管接合。

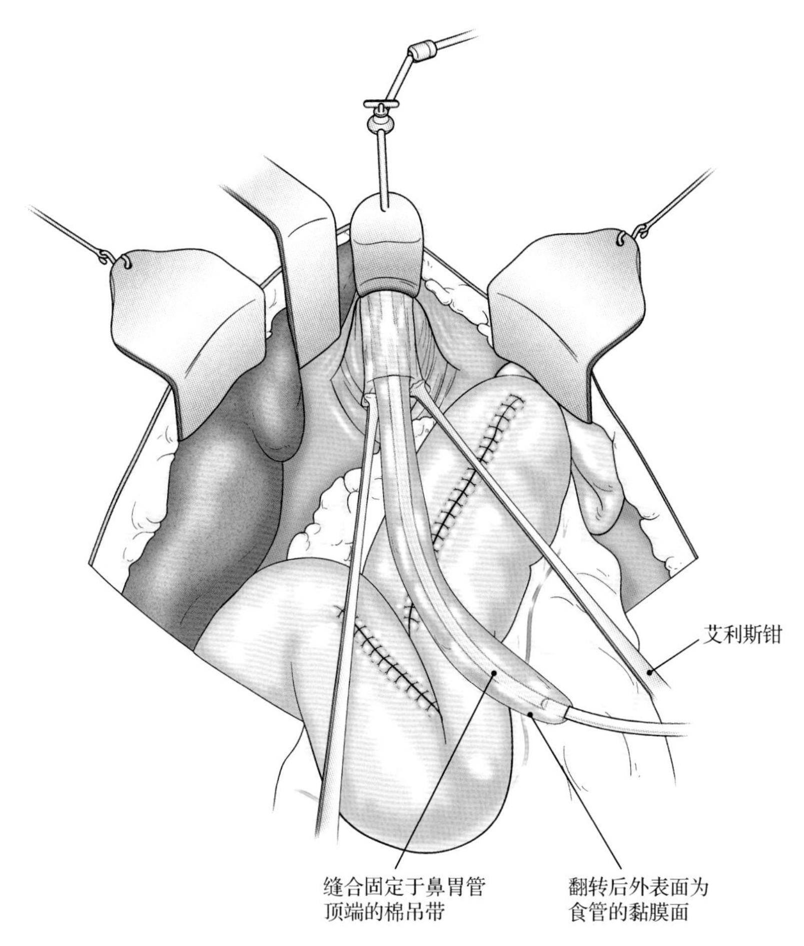

图Ⅱ-1-96 食管内翻拔脱

手术技巧

内翻剥脱开始牵引鼻胃管时，要确认断端在翻转时不会松动（图Ⅱ-1-97）。翻转不充分的话阻力会很大，会引起食管损伤。

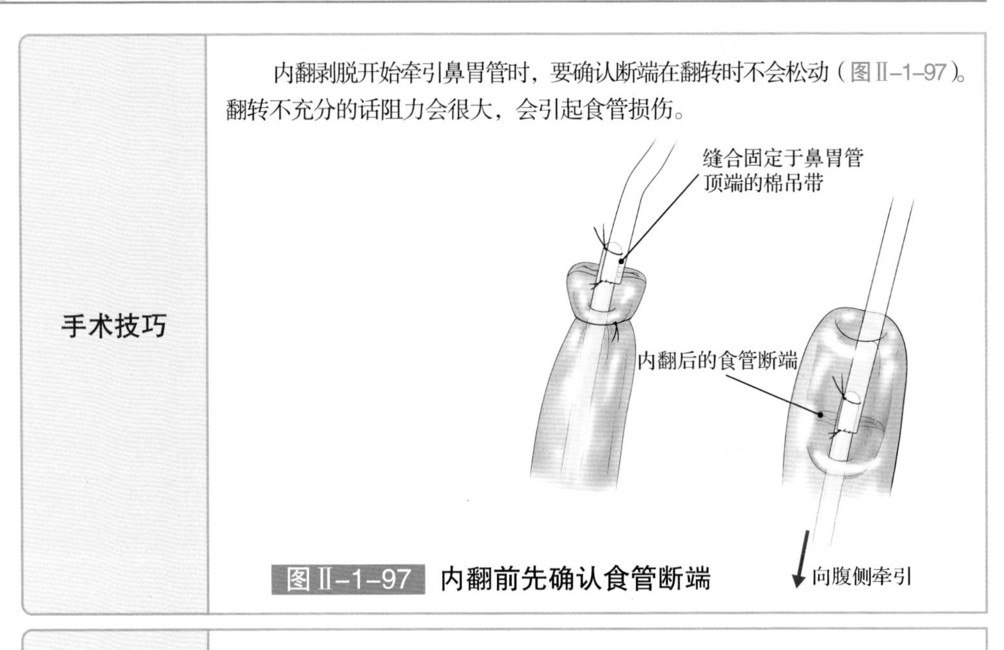

图Ⅱ-1-97 内翻前先确认食管断端

手术要点

从颈部切口拔脱时，从颈部食管插入鼻胃管，从腹部食管断端取出鼻胃管前端并进行缝合固定。进一步将棉吊带进行缝合固定，然后将鼻胃管牵引至颈部一侧进行内翻拔脱。

术后检查

- 非开胸手术不需要留置胸腔引流管，但是需要检查术后有无气胸和胸腔积液，必要时进行胸腔穿刺等处理。
- 与开胸手术相比，该术式的胸部并发症发生率较低。考虑到该术式原本就是不得已的选择，所以需要对吸痰和早期下床等进行慎重的术后管理。
- 肿瘤浸润深度为 cT1a-MM 以下时，说明免疫性淋巴结清扫不充分，需要进行严格观察。

参考文献

[1] Turner G, et al: Carcinoma of the esophagus. The question of its treatment by surgery. Lancet 1936; 230: 130.
[2] Akiyama H, et al: Esophageal reconstruction for stenosis due to diffuse scleroderma. Utilizing blunt dissection of esophagus. Arch Surg 1973; 107(3): 470–2.
[3] Akiyama H, et al: Total esophageal reconstruction after extraction of the esophagus. Ann Surg 1975; 182(5): 547–52.
[4] 丹黒　章，ほか：最新食管手術 縦隔鏡補助下食管抜去術. 手術 1999; 53(11): 1591–8.
[5] Pech O, et al: Curative endoscopic therapy in patients with early esophageal squamous-cell carcinoma or high-grade intraepithelial neoplasia. Endoscopy 2007; 39(1): 30–5.
[6] Akiyama H, et al: Esophagectomy without thoracotomy with vagal preservation. J Am Coll Surg 1994; 178(1): 83–5.
[7] Baker JW Jr, et al: Management of panesophageal cancer by blunt resection without thoracotomy and reconstruction with stomach. Ann Surg 1986; 203(5): 491–9.

1.6 颈部食管切除

癌研有明医院头颈外科　川端一嘉

适应证

颈部食管癌手术包括保留喉头手术与下咽、喉头同时切除手术。此外，根据食管病变下端的位置以及有无气管浸润，可以选择：①食管全切除 + 管胃重建；②只通过颈部方向切除肿瘤 + 通过游离空肠实现重建。

保留喉头

根据颈部食管向上方下咽喉方向的病变进展情况，选择保留喉头手术或进行下咽、喉头、颈部食管全切除手术。切除之后至少能够保留单侧声带运动。当切除范围上端比喉头环状软骨下端的位置要低时，术后患者的吞咽功能良好，这和手术保留了喉头功能密切相关。即使需要向上切除至环状软骨上端，根据病例的不同情况，有时也适合行保留喉头的手术方式。为了保留术后良好的吞咽功能，需要进行重建处理。老年人以及术前心、肺功能低下的患者，从手术开始前便能够设想到其吞咽功能下降的风险很高，因此该类病例基本上不适合行保留喉头手术。

利用游离空肠进行重建

颈部食管癌向下方进展时，适合行保留下部食管并利用游离空肠进行重建的手术。从颈部将食管段与空肠进行吻合具有可行性。如果在主动脉弓上缘进行切除的话，使用吻合器从颈部接合也是可能的。但是颈部食管癌外侵病例中，大多伴有气管浸润，同时也需要进行气管的处理。这种情况下，通过胸骨、胸锁关节的部分切除，打开上纵隔，将食管与气管浸润区一并切除。对已切除的食管来说，判断其能否利用游离空肠进行重建时，主动脉弓至胸膜顶水平的食管长度有限。需要继续向下方切除时，更适合行食管拔脱 + 管胃重建。

术前检查

- 通过内镜确认下咽部方向有无病变，确认有无声带运动障碍。发现这些情况时，患者在术后很难获得良好的吞咽功能，故将其判断为较难保留喉头的病例。
- 通过上消化道内镜检查确认颈部食管病变下端的位置，并确认食管下方有无重复病变。

- 通过 CT、MRI 确认肿瘤是否向环状软骨和气管浸润及其范围，确认纵隔方向上发展程度，确认有无颈部淋巴结和气管、食管旁淋巴结的转移。
- 在全身麻醉下采取仰卧位，放置肩枕，使颈部伸展。
- 如果由于肿瘤浸润而出现喉头扩张困难，也可以在局部麻醉下切开气管进行插管。

手术步骤

1 切开皮肤
2 清扫颈部
3 保留喉头的食管切除
4 喉头切除（下咽部喉头颈部食管全切除手术）
5 打开、重建上纵隔
6 纵隔内气管造口

手术技巧

1 切开皮肤

- 按照图Ⅱ-1-98 所示，“U”字形切开皮肤。必要情况下可以在下方正中处进行纵切。

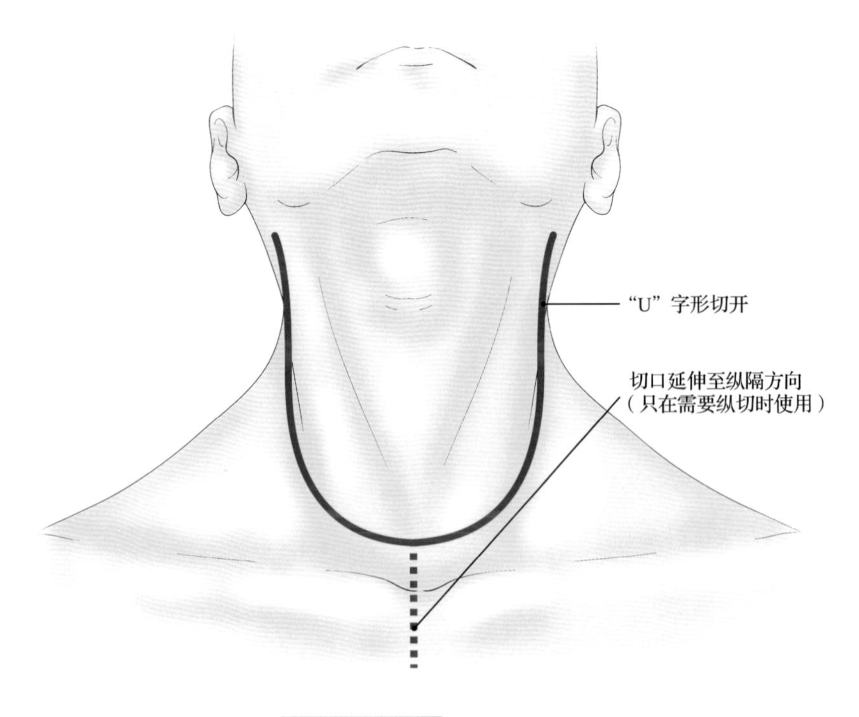

图Ⅱ-1-98 切开皮肤

2 清扫颈部

- 一般情况下清扫两侧颈部。当临床上未发现淋巴结转移时，为了保留胸锁乳突肌、颈内静脉、副神经、颈神经，在避免损伤周围组织情况下进行清扫操作。
- 清扫范围为《头颈部癌处理规范》中的上、中、下颈深淋巴结，以及纵隔气管旁淋巴结(《食管癌处理规范》中为 No.102 上、No.102 中、No.101、No.105、No.104 淋巴结)。出现转移情况时，相应地扩大切除范围(图Ⅱ-1-99)。
- 在颈部清扫时，考虑到切除后重建处理，要注意微小血管的吻合，保留接合用的血管。在很多情况下，静脉能够与颈内静脉进行端侧吻合处理。如果能够保存条件较好的动脉，那么就可以更加安全、容易地进行手术。当切开纵隔时，可见上甲状腺动脉、颈外动脉的分支、下颈部的颈横动脉，也可见胸廓内动脉(图Ⅱ-1-99)。

3 保留喉头的食管切除

- 在保留喉头时，对两侧颈部进行清扫之后，进行颈部食管旁淋巴结、纵隔

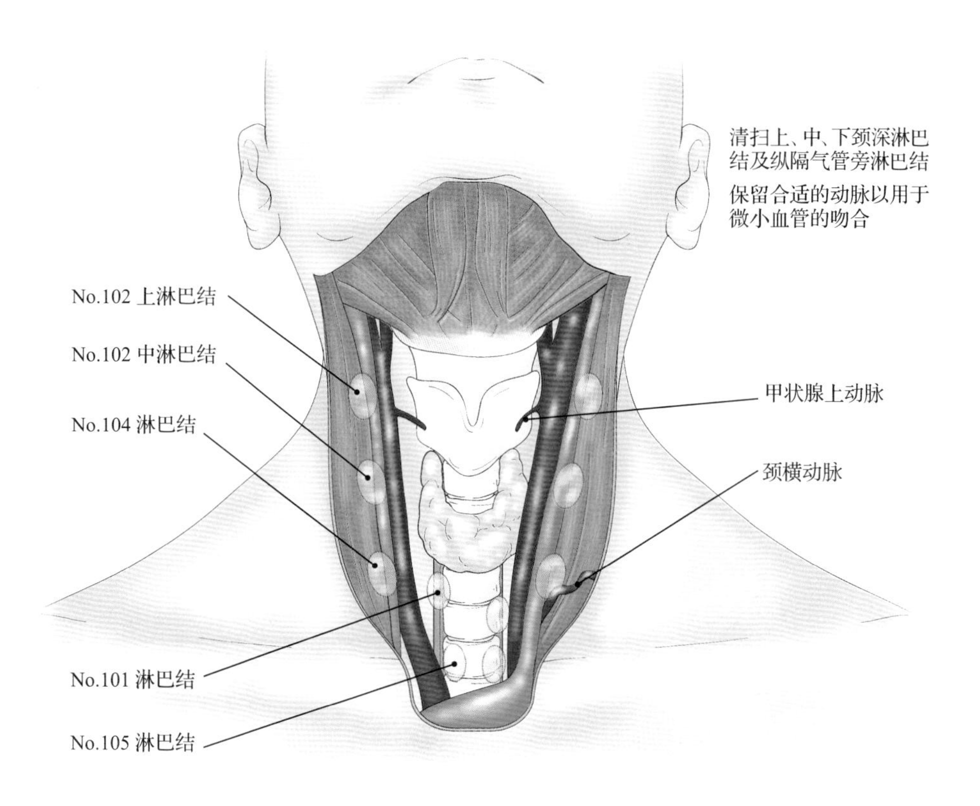

图Ⅱ-1-99 颈部清扫

气管旁淋巴结的清扫。在颈总动脉内侧，从椎前筋膜开始剥离颈部气管、颈部食管。

- 有效保留喉返神经，将气管与食管相剥离，确认肿瘤位置后切除颈部食管（图Ⅱ-1-100）。
- 切除后利用游离空肠进行重建。重建的重点在于使肠管处于无张力松弛状态，尽可能大范围地制作吻合口（图Ⅱ-1-101）。

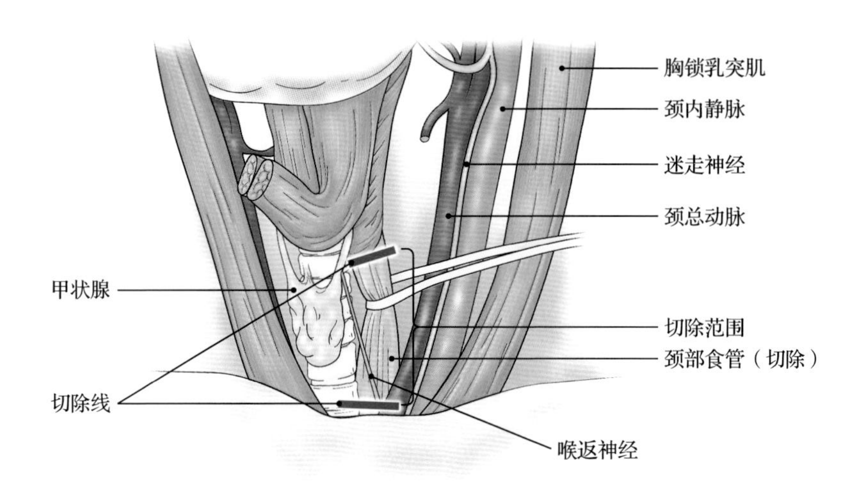

图Ⅱ-1-100 剥离颈部食管

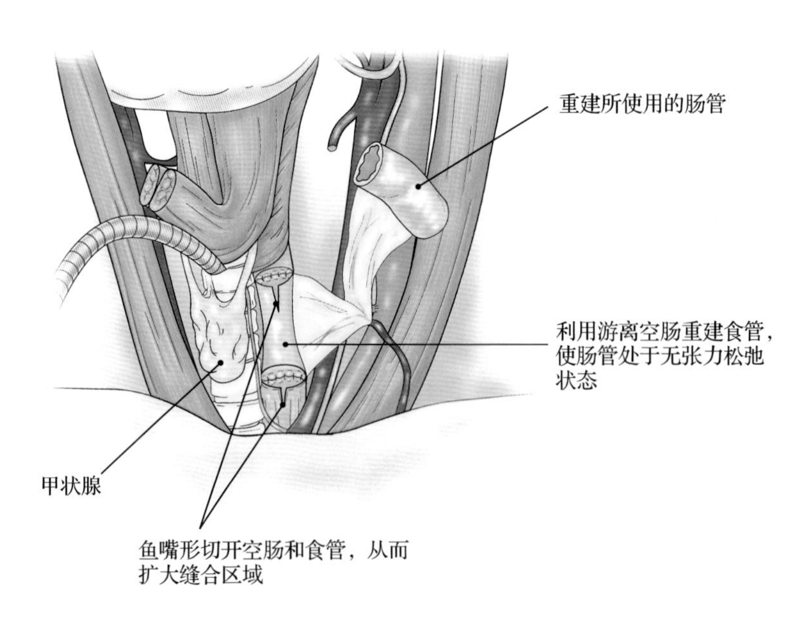

图Ⅱ-1-101 利用游离空肠重建食管（保留喉头）

- 若能够保留两侧喉返神经，切除的顶端位于环状软骨下端时，患者术后大多能够维持吞咽功能。继续向上方切除则会对重建产生很大影响。在切除杓状软骨下端时，维持吞咽功能良好的条件在于咽头到食管通道的有效打开（图Ⅱ–1–102）。
- 对于高位切除的情况，与空肠重建相比，使用前臂皮瓣等较薄的皮肤有时也能维持良好的通路，重建的选择很重要（图Ⅱ–1–103）。

4 喉头切除（下咽部喉头颈部食管全切除手术）

- 从颈部食管到下咽头存在连续病变时，大多数情况下很难保留喉头。应在清扫两侧颈部的同时，于舌骨上部切除咽头，并根据下方肿瘤的进展情况切除食管。
- 重建采用游离空肠。此时为了不使肠道松弛，保持一定张力后进行重建能够使术后食物通过良好。
- 食管至肠上端吻合口内，于食管下缘与空肠上缘进行切开操作（鱼嘴状），在保证吻合口内径的同时进行吻合操作（图Ⅱ–1–104）。

5 打开、重建上纵隔

- 从颈部食管向胸部食管进行游离困难，仅靠颈部处理难以进行有效切除与重建。如果能够通过切除胸骨柄、锁骨头来处理上纵隔的情况，就应采用该手术方式进行处理。为了保存下段食管，不使用管胃而利用空肠进行重建同样具有可行性，这属于一种创伤更小的手术。

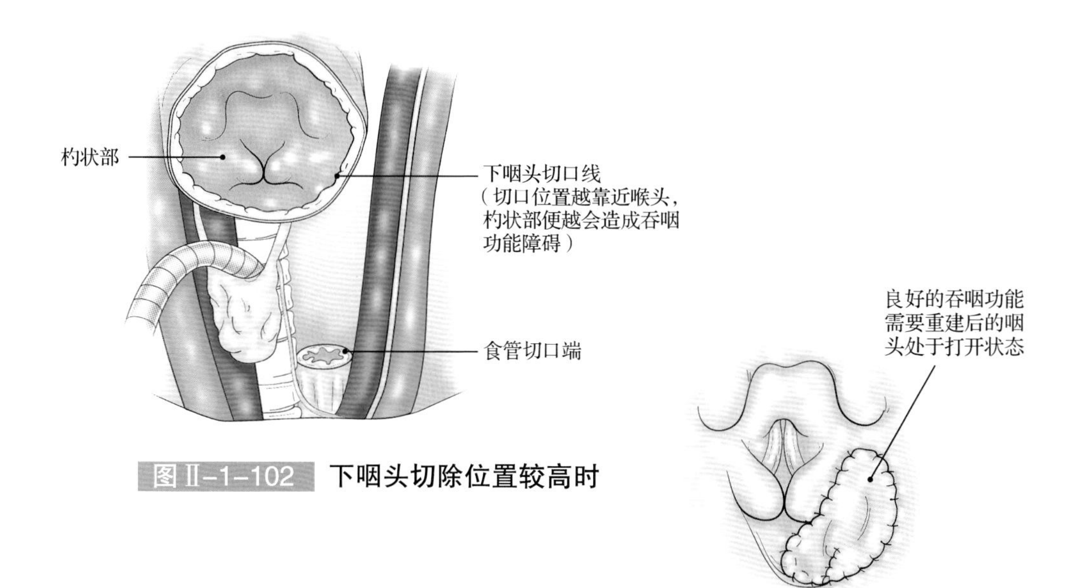

图Ⅱ–1–102 下咽头切除位置较高时

图Ⅱ–1–103 重建后

- 如果在胸骨柄上端分离颈前肌，可较容易地在肌肉内侧将胸骨游离。在此插入如图Ⅱ-1-105所示的手术器具以保护深层组织，根据需要切除胸骨柄、一侧锁骨的胸骨端及肋骨的胸骨附着部分，充分暴露上纵隔的术野。
- 将颈总动脉、颈内静脉向下剥离，分离胸腺，保护头臂动静脉、主动脉弓等，显露、处理颈部食管的术野。

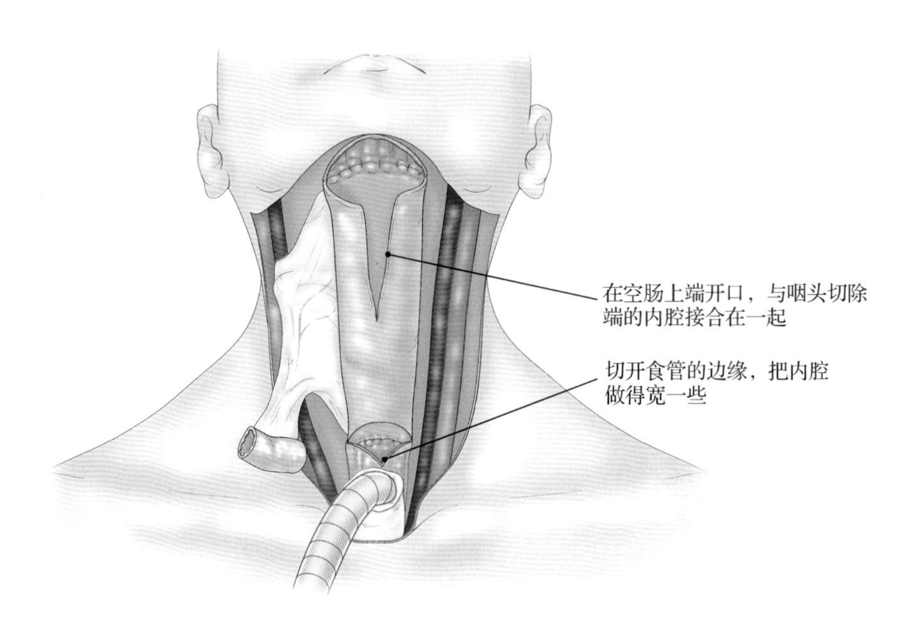

图Ⅱ-1-104 游离空肠的食管重建（喉头切除时）

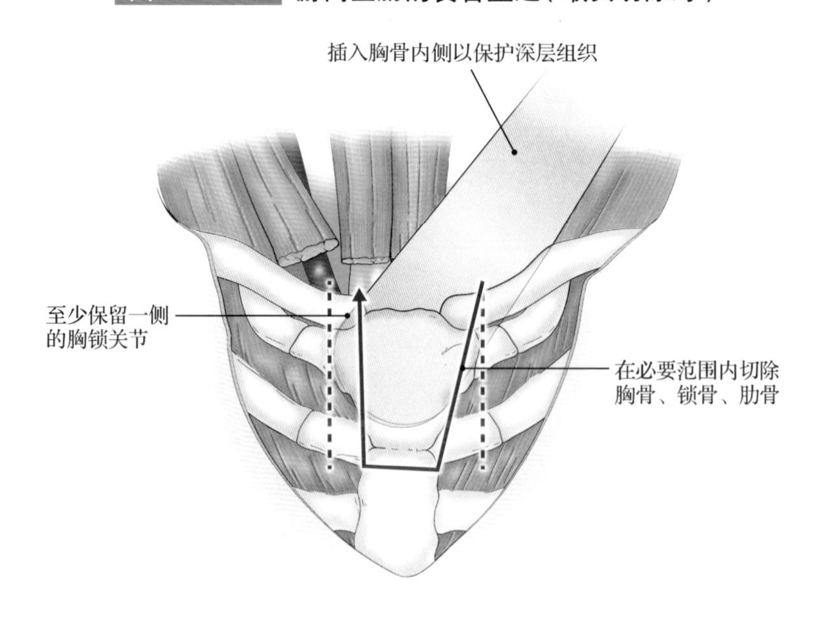

图Ⅱ-1-105 上纵隔的显露

- 在颈部和胸部食管癌有肿瘤外侵的患者中，颈部食管癌对气管的浸润并不少见，切除食管的同时需要大范围切除气管的情况也不少（图Ⅱ-1-106）。对此，在利用管胃和游离空肠进行食管重建的同时，需要对被切除的气管进行处理，可制作气管造口。目前游离空肠重建的可能范围以主动脉弓的上端为限度，而在下方的切除则需要管胃重建（图Ⅱ-1-107）。
- 大范围的气管切除可用前臂皮瓣、胸大肌皮瓣、DP 皮瓣（delta-pectoral flap）等重建材料来制作气管造口。对于气管全切除，也可使用前臂皮瓣膜那样薄而柔软的游离皮瓣（图Ⅱ-1-108）。

6 纵隔内气管造口

- 纵隔气管造口是一种适用于颈部食管癌、PhCe CeUt 伴随气管侵犯的病例的术式。

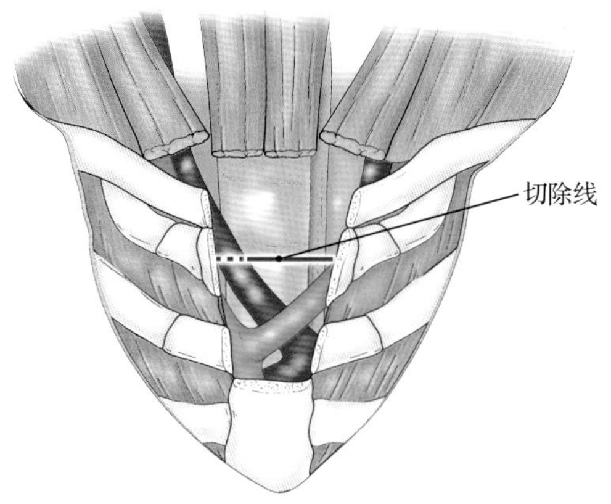

图Ⅱ-1-106 对气管浸润病例的切除

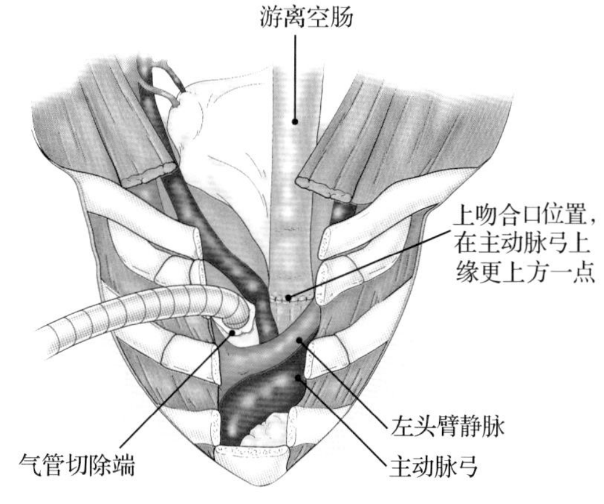

图Ⅱ-1-107 游离空肠的重建界限

● 手术要点是，由于气管造口处气管皮肤缝合处与大的动静脉相毗邻，气管造口处的缝合不全有可能导致致命的大出血（图Ⅱ-1-109）。

前臂皮瓣的重建
通过选择适当的重建
方法能够对气管进行
全部切除

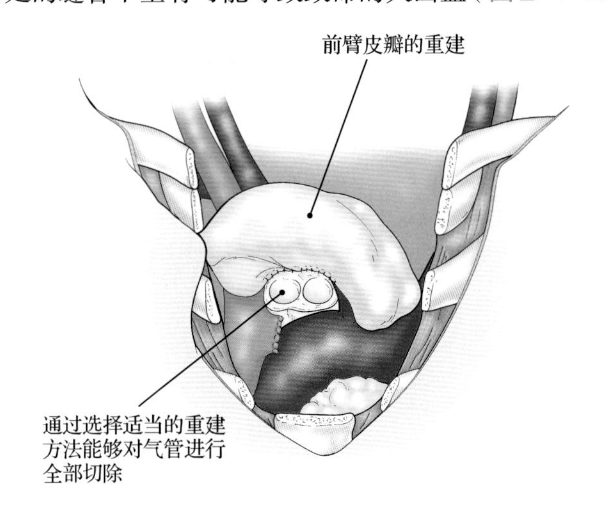

图Ⅱ-1-108 纵隔气管造口区域

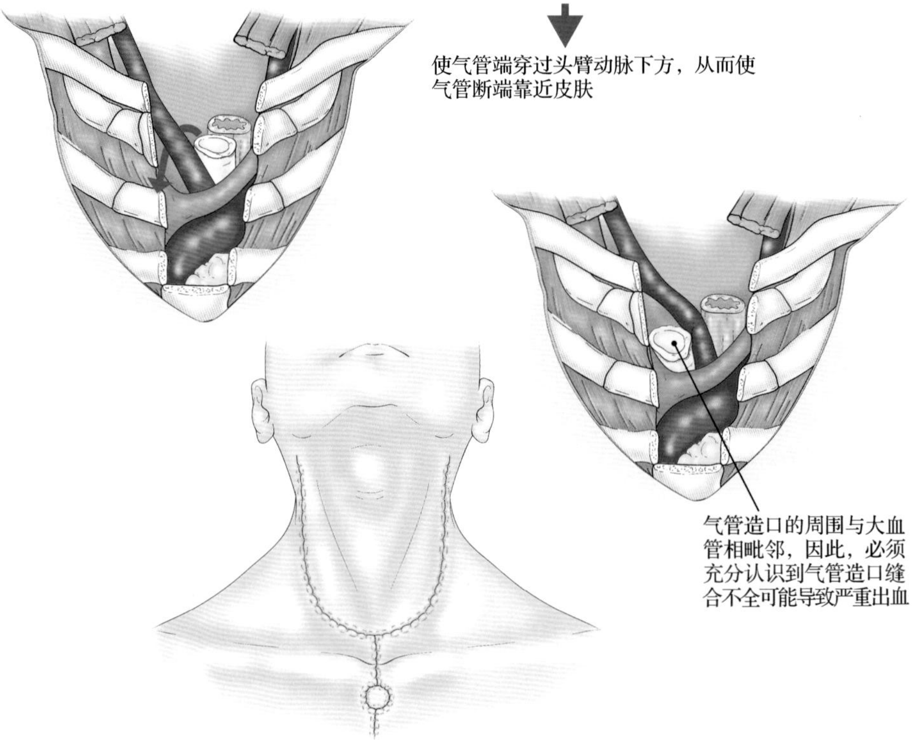

制造气管造口时，必须注意气管
皮肤缝合处的张力不能过大
使气管端穿过头臂动脉下方，从而使
气管断端靠近皮肤
气管造口的周围与大血
管相毗邻，因此，必须
充分认识到气管造口缝
合不全可能导致严重出血

图Ⅱ-1-109 纵隔气管造口

- 一直以来，为了预防这种情况，人们花了不少心思，但手术后的这种问题还不能说已经完全解决了，这是大手术的重点。
- 对策

（1）确认能够保存的气管断端的血流是通畅的。如果对血流状况有任何疑虑，就要截断气管并制作气管造口。

（2）不要让气管断端和皮肤缝合部产生过大的张力。为此，根据 Grillo 的手术，将气管断端向头臂动脉的右侧移动，使气管断端稍微靠近体表（图Ⅱ-1-109），然后根据需要使用皮瓣制作气管造口。

（3）为了避免缝合不全导致血管暴露，在气管皮肤缝合处与大血管之间插入覆盖血管的组织（图Ⅱ-1-110）。

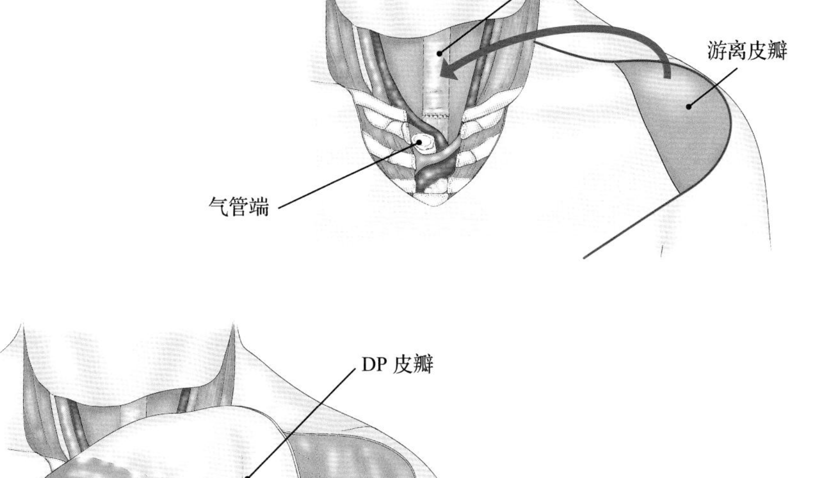

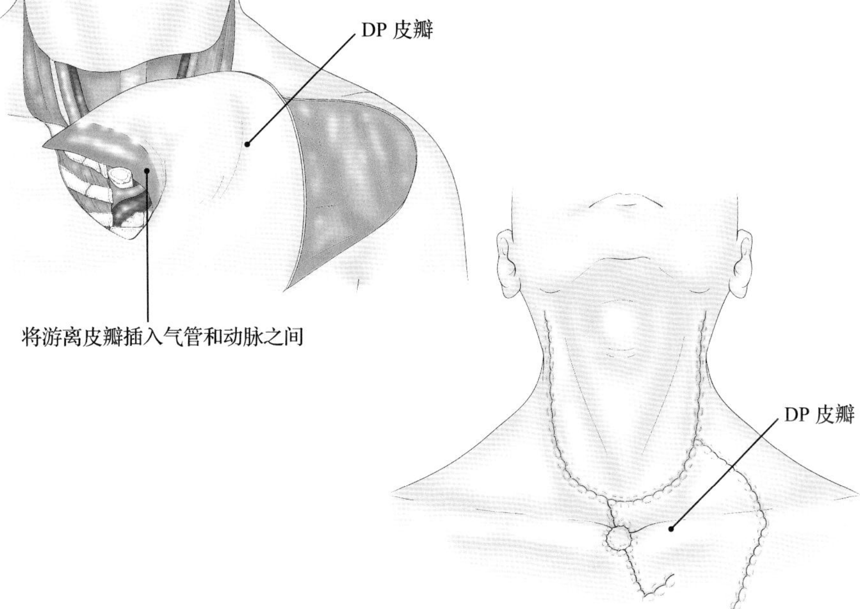

图Ⅱ-1-110 利用局部皮瓣（DP 皮瓣）制作气管造口

术后检查

- 使用游离皮瓣的患者，手术当日医师和护士应每隔数小时检查 1 次血管吻合是否良好。如果术后 2 ~ 3 日病情平稳，一周内可每日早、晚各检查 1 次。如果血流不畅，需要立刻进行开创确认。
- 注意切口渗出情况。通过量和颜色判断术后出血和淋巴漏的可能性。
- 注意有无吻合部漏、发热、皮肤发红、渗出液污染等情况。如果怀疑出现这些情况，也要考虑通过切开一部分皮肤缝合部分进行确认。CT 等影像学检查也有助于诊断。
- 气管造口缝合不全，注意观察气管切缘的色泽。如果出现愈合不良征象，要尽早考虑手术修补。

参考文献

[1] 日本頭頸部癌学会編：頭頸部癌取扱い規約 第 5 版．金原出版，2012.

[2] 日本食管学会编：臨床・病理 食管癌取扱い規約 第 11 版．金原出版，2015.

[3] Grillo HC: Terminal or mural tracheostomy in the anterior mediastinum. J Thorac Cardiovasc Surg 1966; 51: 422–7.

[4] Atiyah RA, et al: Mediastinal dissection and gastric pull–up. Otolaryngol Clin North Am 1991; 24: 1287–93.

[5] Sisson GA Sr: 1989 Ogura memorial lecture: mediastinal dissection. Laryngoscope 1989; 99: 1262–6.

1.7 左胸腹联合切口下的食管癌切除

癌研有明医院消化中心食管外科　峯　真司

适应证

此方法适用范围

左胸腹联合切口是一直以来就有的术式,但在食管癌病例中却很少应用。该术式原先是针对肿瘤位于贲门附近的患者,其最大的优点在于可将贲门放置于良好的直视视野下。从下肺静脉下缘到腹腔动脉周围进行淋巴结清扫时视野极为良好。

但按照这种方法切开,很难对头侧的中纵隔进行清扫,更不可能对上纵隔进行清扫。

如果把切口延伸到背侧,可清扫气管隆突下淋巴结。但该方法的切口非常大。右前侧开胸的创口小,而且到上纵隔为止的部位都能清扫到。因此,对于食管癌,尤其是扁平上皮癌,左胸腹联合切口仅适用于腹部食管癌,且没有中上纵隔淋巴结转移的情况。如果病变浸润胸部食管而需要上中纵隔清扫,该方法不能实现根治性清扫。

是否采用腔镜手术

当今是对癌症进行腔镜手术的时代。胸部食管癌可行腔镜下切除。另一方面,对局限于腹部的食管癌采取左胸腹联合切口存在争议,使用胸腔镜和腹腔镜下食管切除 + 管胃重建的创伤可能更小。此外,比起食管切除 + 制作管胃,下部食管贲门近端胃切除 + 空肠重建手术后患者的生存质量仍需明确。

尽管如此,还是有一些病例适合左胸腹联合切口的方法。譬如,在幽门侧胃切除后食管癌主病灶位于腹部的病例,如果经裂孔手术,可能导致食管近端游离不足,不能保证根治性手术切除的情况,可能需要采取该切口。这是食管外科医师应该预先知道的一个术式。

禁忌证

- 因为伴随开胸操作,不适用于肺功能严重不全的患者。

术前检查

- 与通常的手术相比并没有特别的不同。

- 在癌研有明医院，胸腔操作时采用的是单肺通气，也可以采用双肺通气。
- 如果在术中难以通过触诊判断肿瘤边界，术前可在内镜下先做标记。

手术步骤

1 体位
2 切皮
3 开胸、开腹
4 腹部操作
5 胸部操作
6 重建
7 关胸、关腹

手术技巧

1 体位

- 采用右半侧卧位。胸部接近侧卧，腹部尽量向上接近仰卧，身体处于扭转状态。腋下枕头的放置与通常的侧卧位手术相同（图Ⅱ-1-111）。
- 体位用折刀床固定，再用侧板固定。
- 术中不需要进行体位变换。

2 切皮

- 切口位于第 6 肋间。在第 7 肋间做切口虽然有利于腹部操作，但不利于纵隔清扫和胸腔内吻合。相反，在第 6 肋间开胸时，容易对纵隔内的结构进行操作，但离幽门较远。
- 切口腹部至正中线，背部则至腋中线。切口长度多为 25cm 左右（图Ⅱ-1-111）。

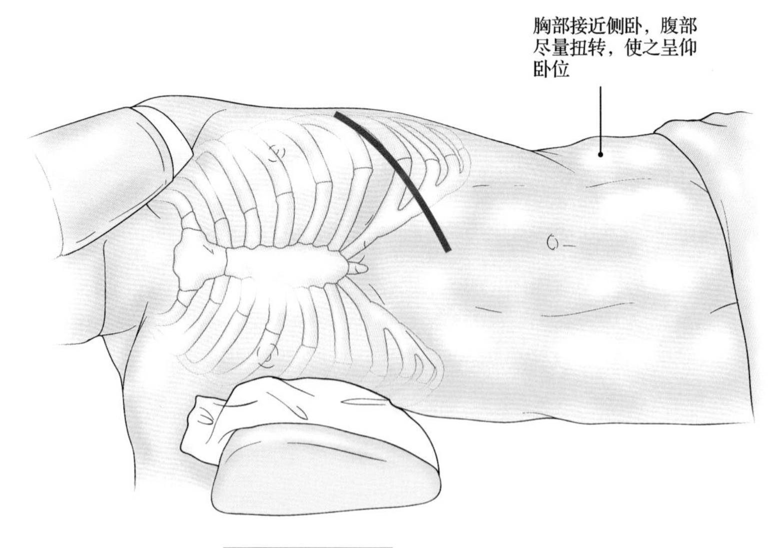

图Ⅱ-1-111 体位和切口

3 开胸、开腹

- 分离腹直肌前鞘、腹直肌、腹直肌后鞘，开腹。
- 沿着肋骨上缘开胸。切除肋软骨（图Ⅱ-1-112）。将下面的肋间神经进行神经阻滞后切断。
- 为了防止肋骨骨折，尽可能自前向后切断肋间机，用牵开器慢慢地开胸。随着创口的打开，横膈膜会绷紧，需要切开横膈膜，但不是朝向食管裂孔的方向，而是在稍稍避开膈神经的方向上切开（图Ⅱ-1-113）。不要将横膈膜全部切开。

手术要点	通常一个牵开器即可确保足够的视野，不需要拉钩。

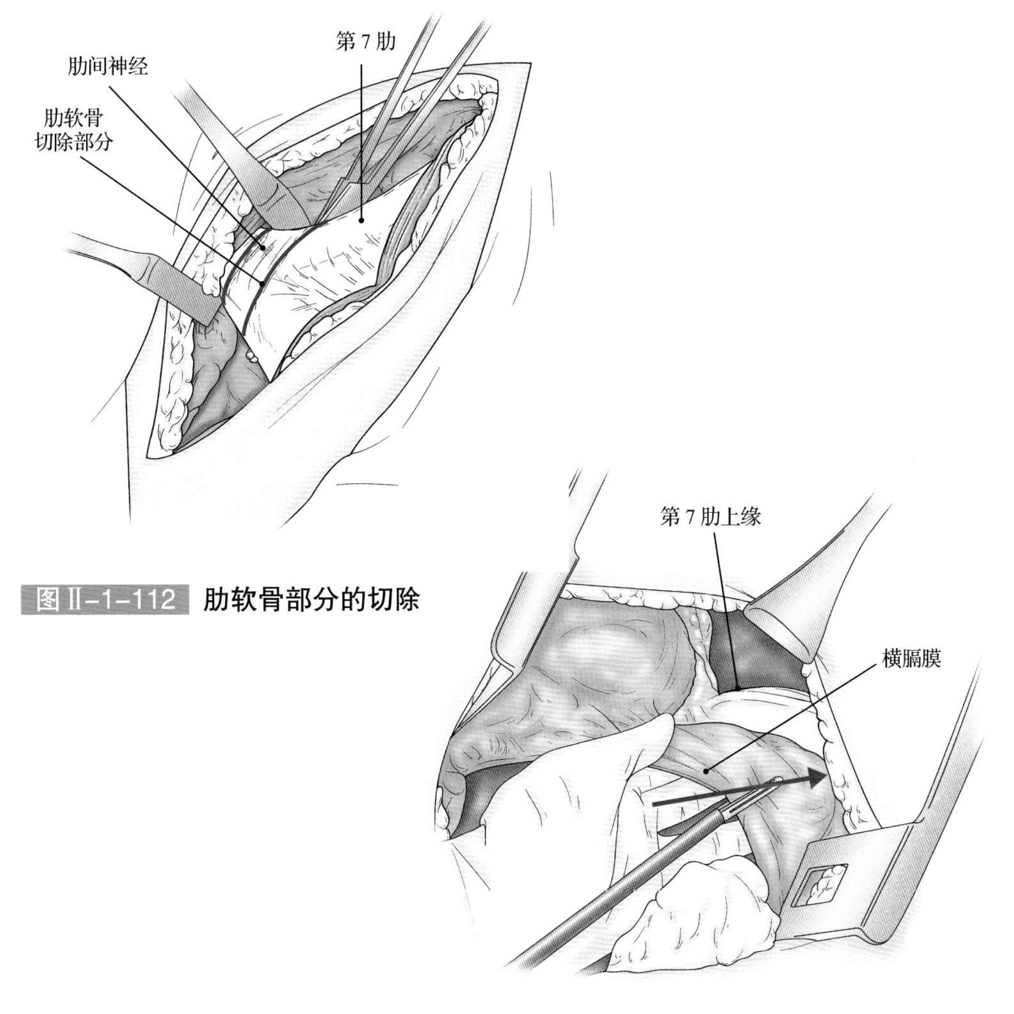

图Ⅱ-1-112 肋软骨部分的切除

图Ⅱ-1-113 切开横膈膜

4 腹部操作

- 将开胸创口的皮下组织与横膈膜用 2~3 针固定，将横膈膜上翻，使视野良好（图Ⅱ–1–114）。
- 腹部操作和普通操作时一样。虽然患者处于半卧位，但手术方法与仰卧位手术大致相同。
- 如前文所述，如需处理幽门周围和（或）摘除胆囊，视野会稍差。
- 由于贲门周围、脾、胰尾部在直视下可见，因此即使患者肥胖，也可保持良好的视野。
- 如怀疑肿瘤浸润膈肌脚（T4a），则应将横膈脚完整切除（图Ⅱ–1–115）。也可以从凹陷的裂孔部进行下纵隔清扫。但由于开胸创口视野良好，所以此操作不从腹部进行。

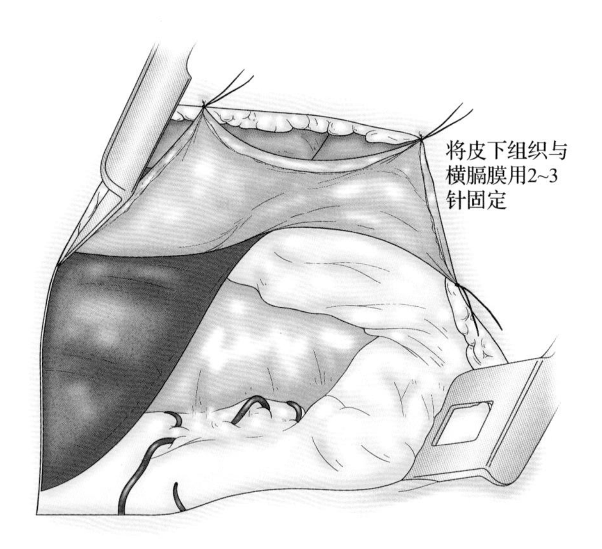

图Ⅱ–1–114 横膈膜与开胸创口的固定

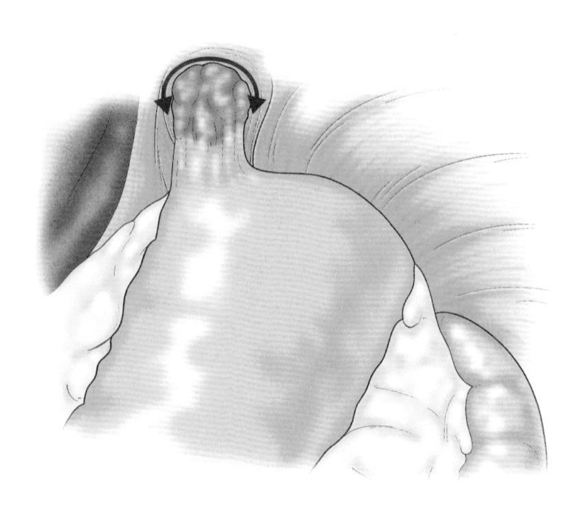

图Ⅱ–1–115 膈肌脚的切除

5 胸部操作

- 术者移动到患者的左侧,并请麻醉师进行单肺通气。
- 将固定开胸创口和横膈膜的缝线拆开,通过食管裂孔将横膈膜带到尾侧,从而使横膈膜被牵拉至腹侧,显露出良好的下纵隔视野。

清扫下纵隔,剥离食管背侧

- 首先将左肺韧带游离。将肺韧带游离到下肺静脉下缘,通过这个操作确认下肺静脉下缘。
- 清扫下纵隔时,首先从降主动脉左侧的胸膜切开,从而显露大动脉外膜。

手术注意事项	在主动脉和椎体边缘（5 点方向）进行胸膜切开可能会损伤左侧胸导管，因此应从 3 点方向进行。

- 将胸膜切开至下肺静脉下缘。接着显露主动脉外膜,清扫 No.112 淋巴结（图Ⅱ-1-116）。虽然下部食管的食管固有动脉很少,但一般情况下仍需结扎血管。

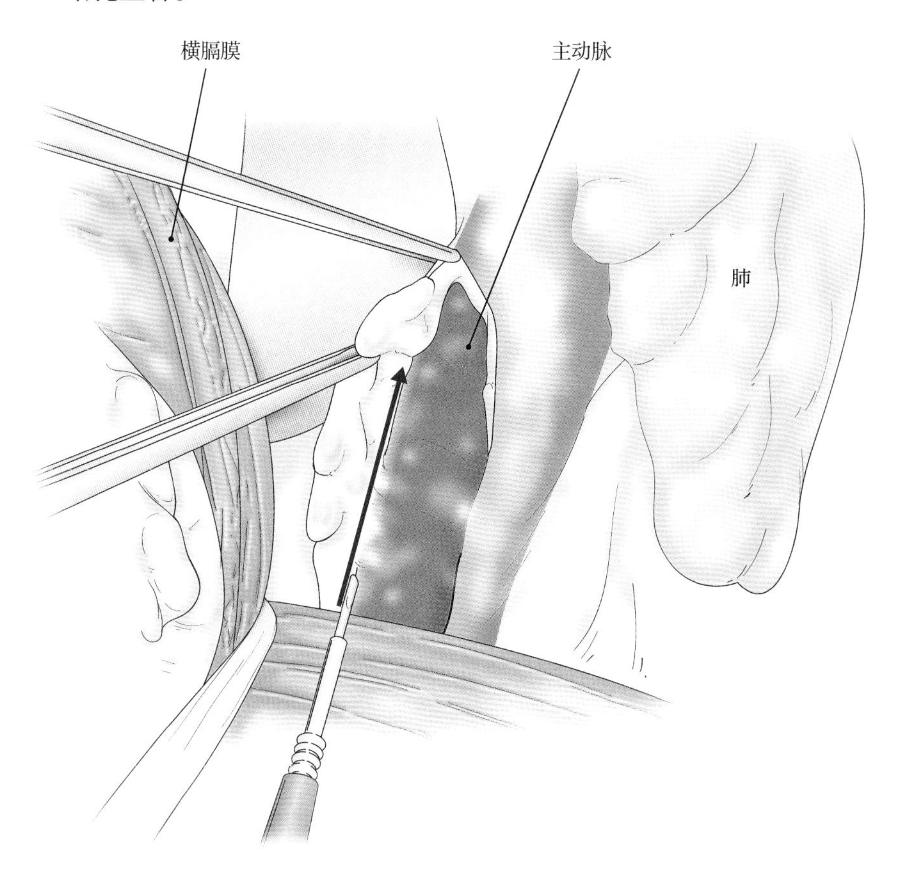

图Ⅱ-1-116 No.112 淋巴结的清扫

● 一边用库珀钳子等避开大动脉,一边向食管背侧进行剥离。由于右胸膜容易被穿透,因此在这里换成向胸膜内侧面剥离(图Ⅱ-1-117)。如果胸膜被穿透而与右侧胸腔相通,问题也不大。

手术注意事项	在右侧剥离主动脉腹侧时,有可能损伤椎体前面的胸导管。怀疑胸导管损伤时,在这个水平打开胸膜并直视奇静脉,结扎主动脉和奇静脉之间的胸导管,预防乳糜胸。

● 清扫的上界是下肺静脉下缘。如果能完全清扫到这里,No.108 淋巴结的一部分就能得到清扫。

食管腹侧的剥离

● 完全显露心包时,No.111 淋巴结可能被包含在切除的横膈膜脂肪内。心包和食管间只要有疏松的组织间隙,就容易剥离。

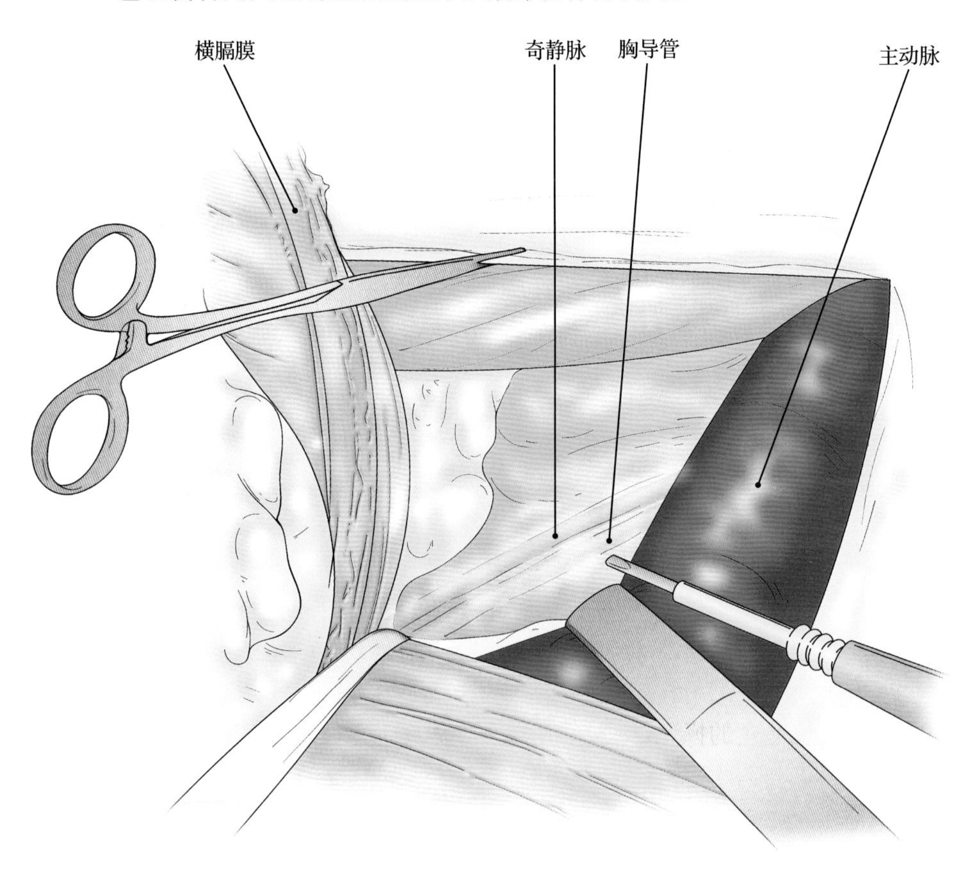

图Ⅱ-1-117 主动脉右侧的清扫

- 可完全采用钝性剥离操作，但由于其间有少量小血管，所以应使用双极电刀（图Ⅱ-1-118）。
- 通过用刮刀或钩子压迫心包使视野开阔。但由于此操作会使血压下降，所以要在与麻醉师的密切配合下进行。
- 从两侧夹住心包并向上提起有助于操作。分离的上界为下肺静脉下缘。
- 与分离食管背侧时相同，由于进行剥离后能看到右胸膜，因此腹部游离结束后自胸膜内侧面进行分离。

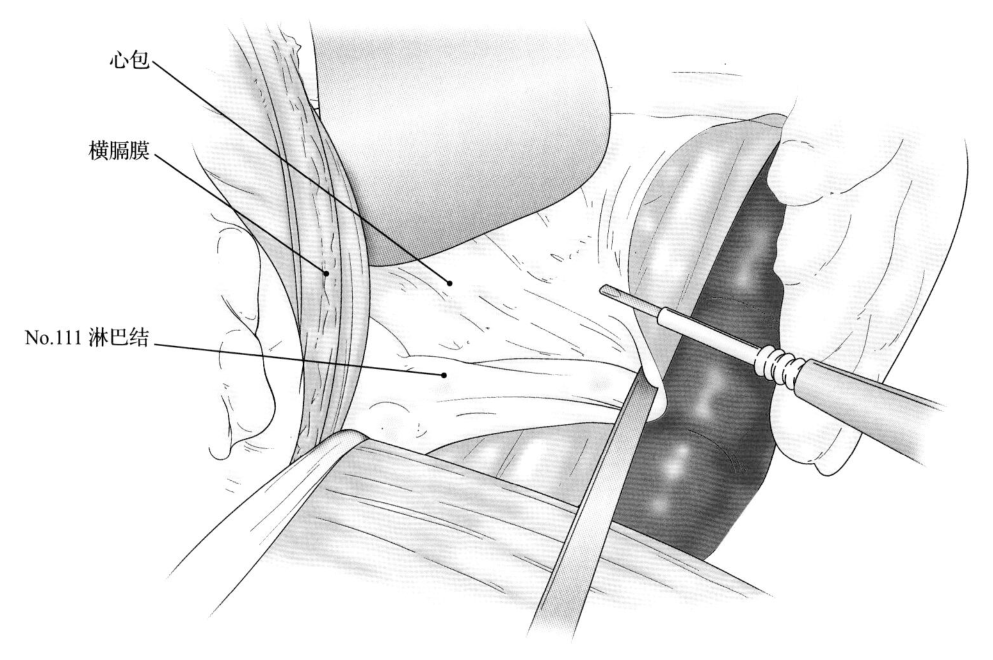

图Ⅱ-1-118 显露心包

- 充分剥离背侧和腹侧食管套绕后，以手指为引导将食管套绕食管带（图Ⅱ-1-119）。此时，不仅是食管，还应包括食管周围应切除的组织。食管的剥离范围从横膈膜上到下肺静脉下缘。

清扫上缘

- 通过上述的操作，食管与周围的脂肪一起游离到下肺静脉下缘，在下肺静脉下缘的水平显露食管外膜。
- 迷走神经的前干和后干都在这个水平切断。

手术注意事项	如果此时损伤食管外膜，此后的吻合操作会变得困难，所以操作要十分小心。

- 显露出环周食管外膜后，将周围的脂肪组织剥离到食管尾侧。

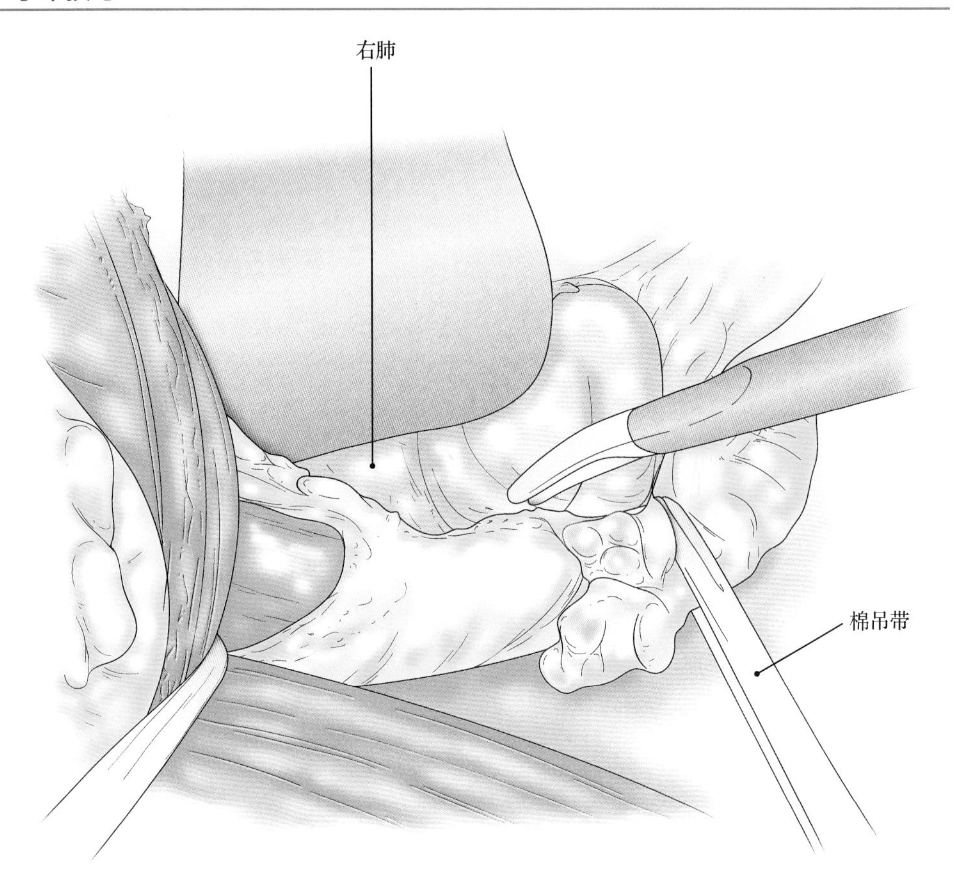

图Ⅱ-1-119 显露右侧胸膜

离断食管

- 确定食管离断的位置。通过触诊或术前内镜上做的标记，以距离肿瘤3cm处作为离断线。
- 用荷包缝合器夹住，然后用2-0缝合线（带针）穿过，切断食管（图Ⅱ-1-120）。通过快速组织病理检测确认切缘是否为阴性。
- 使用经口钉砧头输送系统（OrVil™）的话，则用线性定位器切断。如果想在下肺静脉下缘切断食管，应用OrVil™会更容易操作。
- 若使用的是荷包缝合器，为了预防食管黏膜的脱落，应用5~6针做全层缝合。
- 钉砧头的尺寸通常是25mm。钉砧头留置后，立刻结束胸部操作。

6 重建

- 从淋巴结清扫来看，不需要全胃切除，可行贲门侧胃切除。
- 重建方法有：①空肠间置法；②双轨法；③观音切割法（上川法）（图Ⅱ-1-121）。以前有空肠间置法手术方式，但最近也有人应用双轨法和观音切割法。

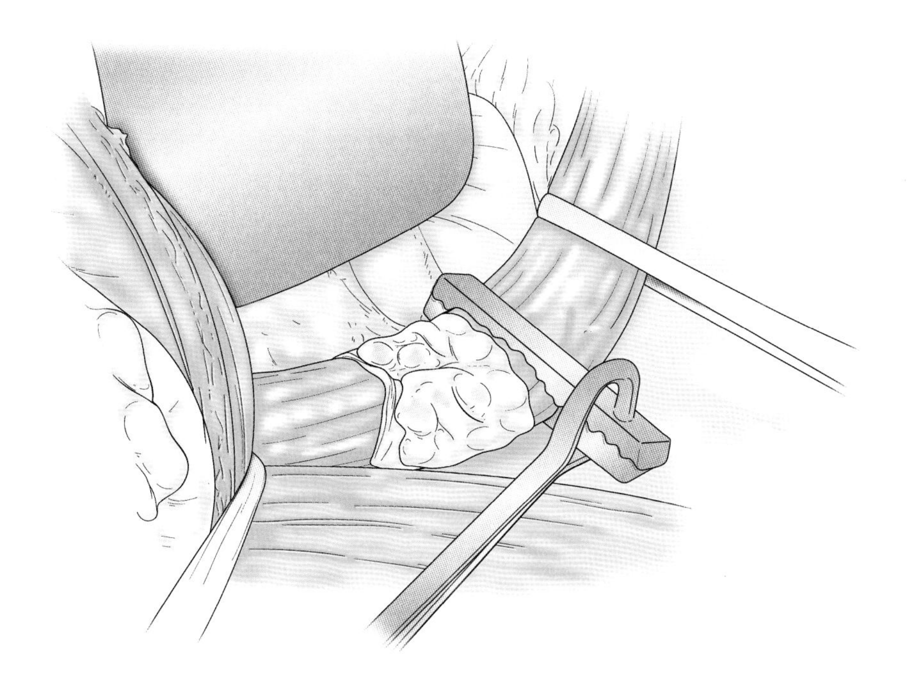

图Ⅱ-1-120 离断食管

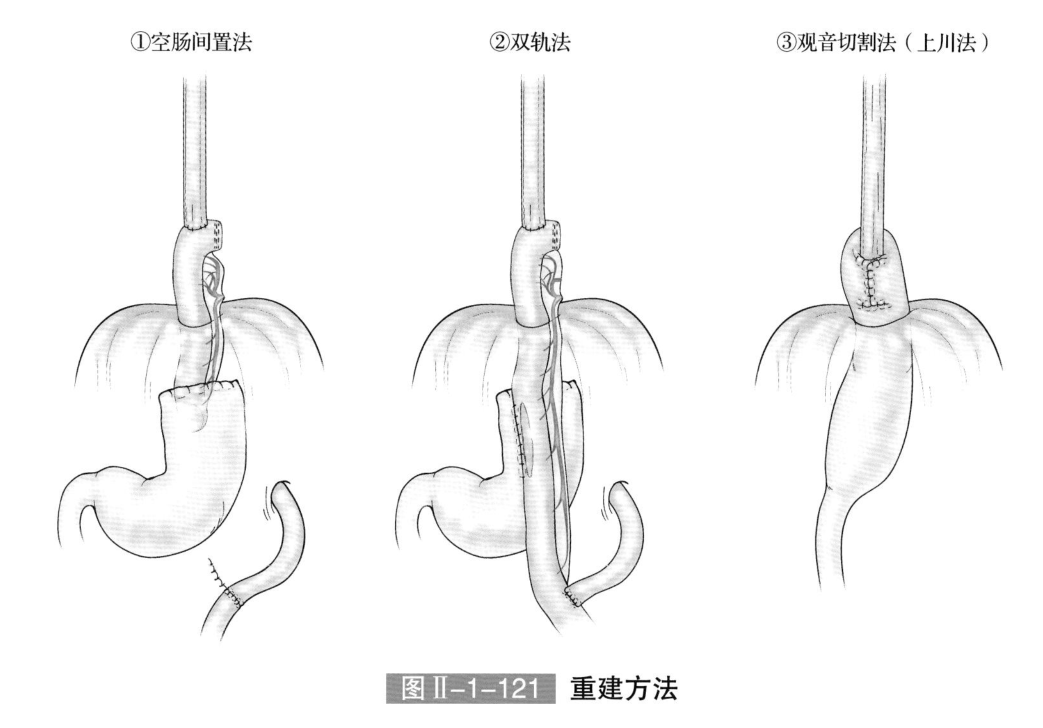

图Ⅱ-1-121 重建方法

- 利用空肠进行重建时，最重要的是避免系膜有张力，所以通常分离 2 条空肠动静脉。但是在切断血管之前，要用血管钳阻断，确认有无血流。
- 在空肠间置的情况下，间置空肠的长度是 8~10cm。
- 观音切割法（上川法）与使用空肠重建相比，具有上举性更好、不易发生食管空肠吻合处缝合不全、反流少、不对空肠进行操作等优点。但由于吻合需要 5cm 长的口侧食管，因此该方法不能切除较高位置食管癌，不适合肿瘤位置较高的病例。

7 关胸、关腹

- 癌研有明医院通常采用肠造口的方式为患者提供营养。以往使用空肠造口，但因为做得少，且无法预防肠瘘导致的肠梗阻，所以目前采用残胃造口或者十二指肠造口的方法。
- 在清洗胸腹腔后，将空肠或胃上举并固定在食管裂孔内，使其在胸腔内呈直线。
- 闭创从横膈膜开始。一边用 0 号可吸收线固定，一边从里面连续缝合。在无法闭合的时候结扎（图Ⅱ-1-122）。剩下的从腹腔侧做间断缝合。

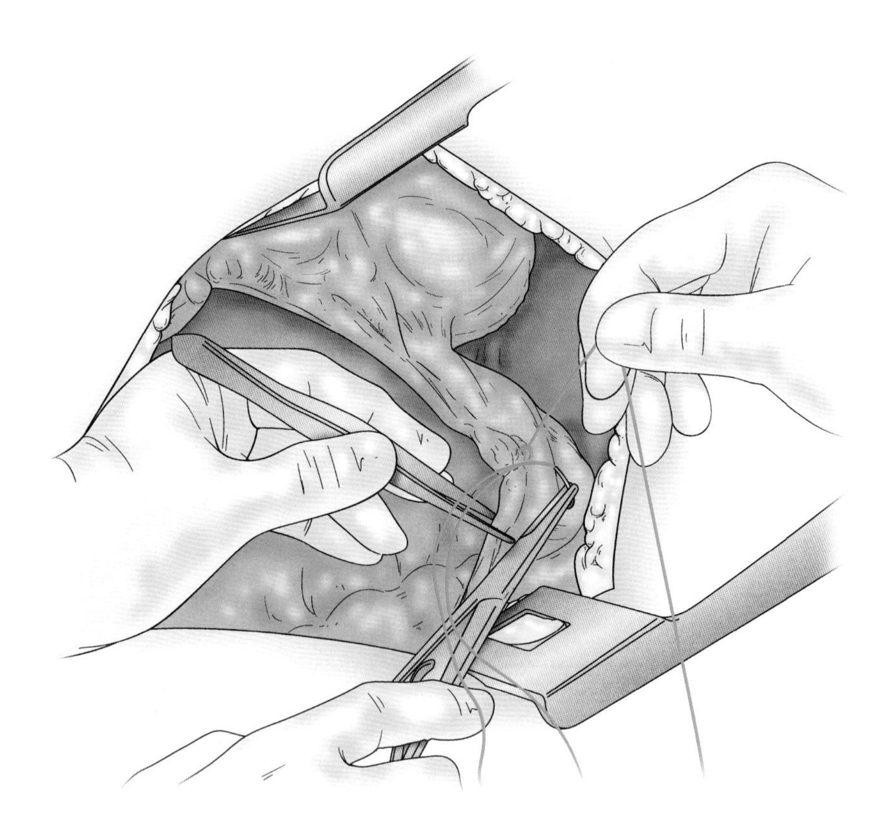

图Ⅱ-1-122 横膈膜连续缝合闭创

- 留置引流管时，在第 7 肋间打 2 个孔，与第 6 肋缝合。然后间断缝合横膈膜的剩余部分（图Ⅱ–1–123）。
- 因为肋软骨切断部位会有间隙，容易发生感染，所以这里要把横膈膜断端缝合严密。
- 接着将前锯肌的肌膜缝合，最后间断缝合，关腹。

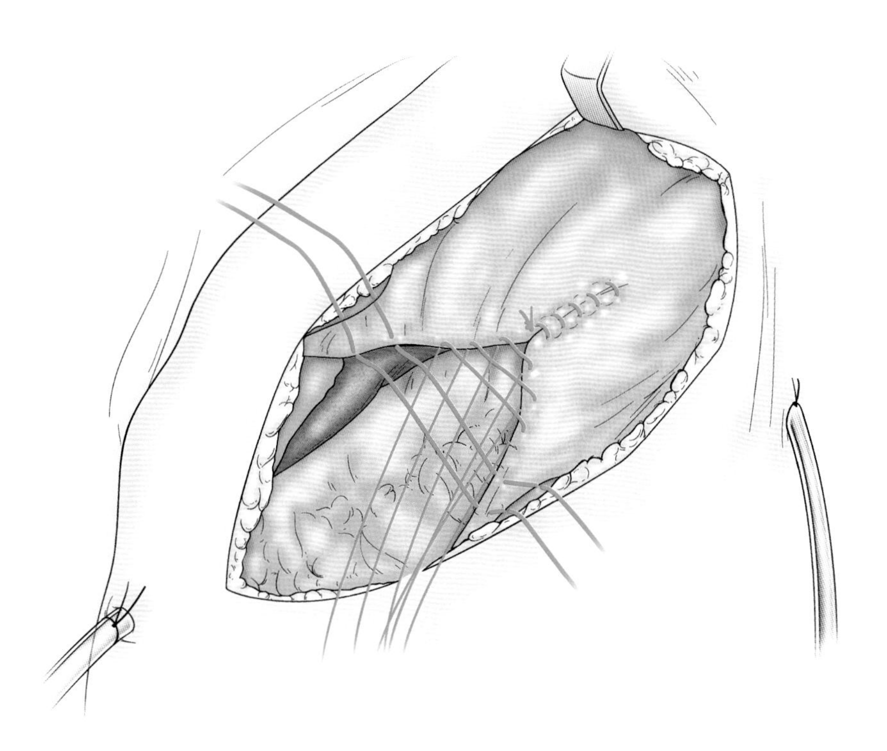

图Ⅱ–1–123 横膈膜间断缝合闭创

术后检查

- 在术后第 1 日就开始经鼻胃管给予营养制剂。通常手术后第 2 日去除鼻胃管，第 3 日开始吃冰，第 5 日开始饮水，第 7 日开始进食。
- 术后只在怀疑缝合不全的情况下进行 X 线透视检查。
- 其他术后管理按照常规进行。从腹腔侧通过食管裂孔在纵隔内留置引流管。拔除引流管时需要对切口进行缝合，以防止空气进入而导致气胸。

1.8 经食管裂孔的下部食管切除

日本国立国际医疗研究中心医院食管外科　山田和彦

适应证

术式的选择

- 必须考虑主病灶的部位、淋巴结转移情况、患者的全身状态、手术的根治性。
- 适合行经食管裂孔的下部食管切除的病例主要是 Sievert Ⅱ型食管 - 胃连接处癌，癌仅局限于腹部食管，且没有明确的纵隔转移。
- 虽然 Barrett 食管癌在日本较少见，但目前认为只要病灶局限于腹部食管就适合行该手术。
- 食管浸润长度小于 3cm，可以进行经裂孔式的操作。
- 扁平上皮癌有可能向纵隔转移，但局限于腹部食管的原位癌的纵隔转移率很低，所以通过这个手术也能够得到根治。
- Sievert Ⅰ型的食管 - 胃连接处癌不适合采用该术式。

胃部切除的选择

- 选择此术式的病例，幽门侧 No.4d 淋巴结及 No.5、No.6 淋巴结的转移率低，因此认为不需要全胃切除。
- 但是如果是胃食管交界部位的进展期癌情况下，应就尾侧断端和淋巴结转移问题讨论全胃切除和脾切除的必要性。
- 胃癌早期是以癌灶为中心，对贲门侧胃进行切除，其适应证及重建方法历经变迁。另外，关于食管 - 胃吻合，采用观音切割法时缝合不全和反流性食管炎的发生率较低。但这两种方法的操作较为繁杂，因为吻合时腹部食管需要保证有 5cm，如果想保证肿瘤切缘阴性的话，是否能够从裂孔内进行操作也是一个问题。

实施手术的要点

实施本术式的要点如下。

（1）必须保证根治性。如果头侧断端阳性，就需要进一步切开食管。如果影响吻合的安全性，就需要再进行左开胸。

（2）关于空肠上举，在吻合部位相当高的情况下，将第 2、第 3 空肠动静脉分离后，可以举出肠系膜，使上段空肠不紧绷（与胃癌通常进行的空肠上举不同）。

（3）如何打开食管裂孔对创造操作空间有重要意义。根据患者的体形，如果能很好地使用吊钩和长钩（癌研式淋巴结钩和大杉气管钩），到下肺静脉和心包水平为止的操作会变得容易。为此，需要将左右横膈膜脚充分向腹部切开，用钩子牵引，并在重建后缝合至原来的裂孔处，并将其与上提的肠管固定。

(4)这个术式中清扫的可能是 No.1、No.2、No.3、No.7、No.8a、No.9、No.11p、No.19、No.20、No.110、No.111 淋巴结的大部分和 No.112ao、No.112pul、No.108 淋巴结的一部分。

术前检查

- 行全身麻醉。也可以行硬膜外麻醉。
- 用 X 线确认内镜标记病变的位置。在手术前必须慎重确认口侧食管的分离线达到哪个水平。
- 患者取仰卧位。因为左、右两侧都需要充分的牵引，所以双侧上肢都需要贴附在躯干两侧并固定，从而确保钩子能够更好地使用。

手术步骤

1 上腹部正中切开
2 大弯侧的处理，脾胃韧带的处理
3 小弯侧的处理
4 胰腺上缘的清扫
5 食管裂孔的处理
6 下纵隔的清扫
7 切断食管
8 带蒂空肠的准备
9 食管－空肠吻合
10 空肠－残胃后壁吻合和胃部切除
11 空肠－空肠吻合
12 放置引流管，肠造口，止血，冲洗，腹部缝合

手术技巧

1 上腹部正中切开

- 与通常胃癌开腹手术中的贲门侧胃切除相同。
- 和管胃制造时一样，在观察腹腔内之后，为了避免操作时不慎造成脾出血，在脾的背侧放置 5 块纱布，然后将脾抬离，切断脾周围的粘连。

2 大弯侧的处理，脾胃韧带的处理

- 因为不需要处理幽门，所以直接打开网膜，进入网膜囊内。一边分离大网膜，一边进入脾胃韧带。不需要清扫大弯侧的 No.4d 和 No.6 淋巴结。
- 胃的切断点要比左右胃网膜动静脉的分界线更靠近头侧。胃的切除范围为 1/3~1/2(图Ⅱ-1-124)。
- 切断大网膜时需充分结扎血管。左手放进脾胃韧带内，一边牵引一边切断，这样能预防脾动脉和胰腺等的副损伤。助手把结肠向右拉，努力确保视野开阔。

●因为胃后壁和胰腺之间也存在生理性粘连，所以用电刀进行剥离。

手术要点	●不需要清扫大弯侧。 ●胃的切断点要比左右胃网膜动静脉的分界线更靠近头侧。

3 小弯侧的处理

●将贲门左侧的横膈食管膜剥离，切断左下横膈动脉的贲门支，与脾胃韧带的分离线相连。此时预先显露左膈肌脚。

●打开小网膜，按照应清扫的淋巴结确定切割线。通常以应切除的 No.3a、No.3b 淋巴结为准，确定小网膜的分离线。

4 胰腺上缘的清扫

●和胃癌时一样进行胰腺上缘的清扫。把胰腺上缘的腹膜打开，从肝动脉（No.8a 淋巴结）开始清扫。不清扫 No.12a 淋巴结。

●对右侧进行连续清扫，清扫 No.9 淋巴结右侧，结扎、切断胃左动静脉。显露脾动脉，将 No.11p 淋巴结与周围脂肪组织一起切除。同时结扎、切断胃后动脉（图Ⅱ-1-125）。

5 食管裂孔的处理

●首先，为了游离肝外侧区域，切断左三角韧带（图Ⅱ-1-126）。为了预防胆瘘，对肝脏侧进行结扎。为了扩大下纵隔的操作空间，进行扩大横膈膜的操作。

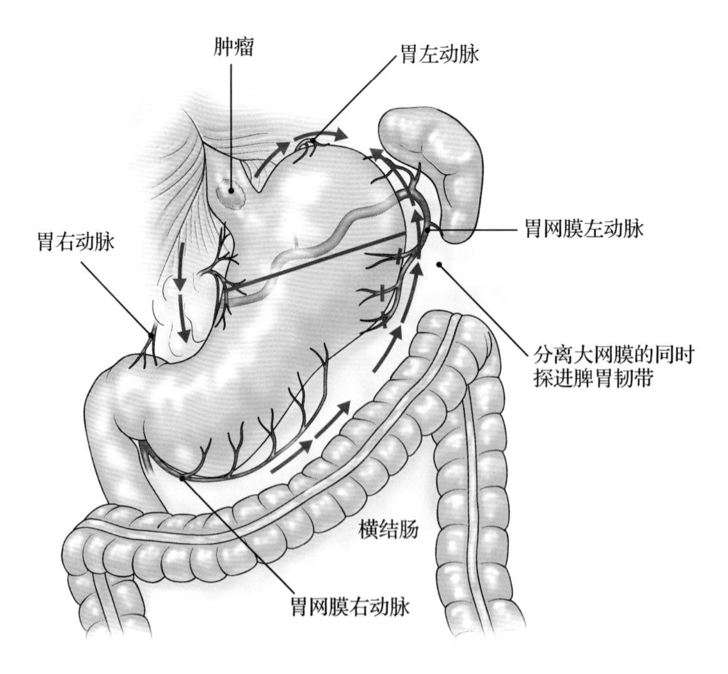

图Ⅱ-1-124 大网膜和脾胃韧带的分离

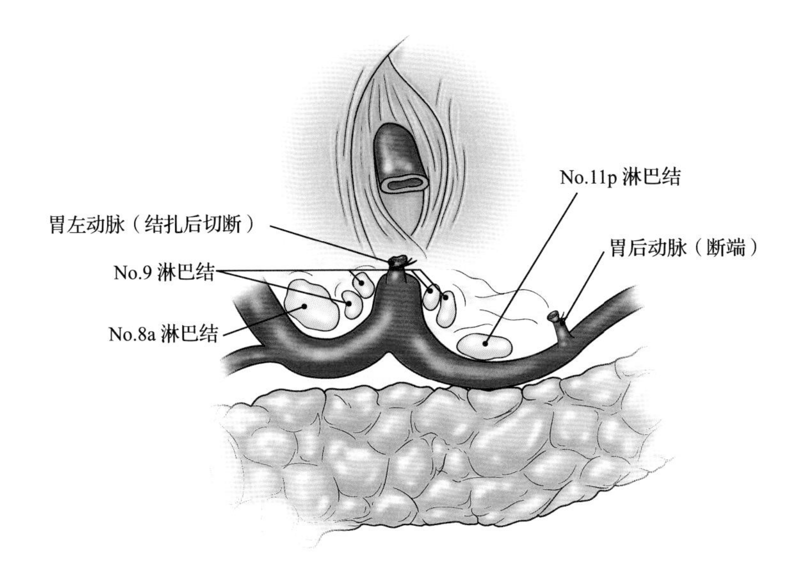

图Ⅱ-1-125 胰腺上缘的清扫

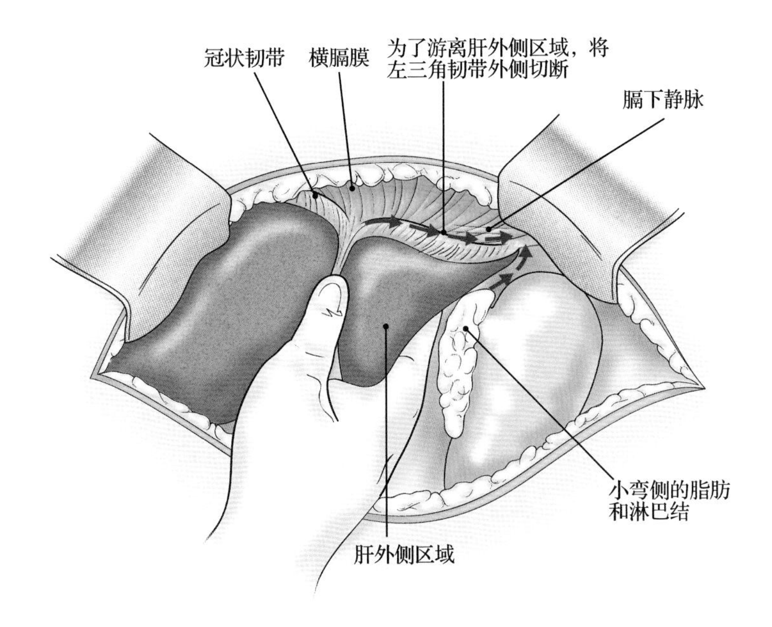

图Ⅱ-1-126 左三角韧带的切断

（1）纵向切开横膈膜（图Ⅱ-1-127）。

（2）双重缝扎膈下静脉。

（3）进一步将横膈膜纵向切开，显露心包膈面（图Ⅱ-1-128）。心包是薄膜样结构，但与横膈颜色差异较大，所以要使脂肪组织贴附在切除侧。

（4）显露肿瘤时，可将膈肌脚切开。

- 另外,如果沿着右膈脚用电刀分离,就会显露出横膈与食管外膜的间隙,但这里不是进入胸腔的间隙。在实际操作中,通过右侧胸膜到达右膈脚可见对侧胸膜,将胸膜切开后可看到肺组织。
- 左胸膜比右胸膜更靠近前方,所以左开胸相对较容易。

手术要点	●通过纵向切开食管裂孔，视野会变得开阔。 ●使用吊钩和长钩（大杉气管钩、癌研式淋巴结钩等）进行牵拉，扩大手术视野。

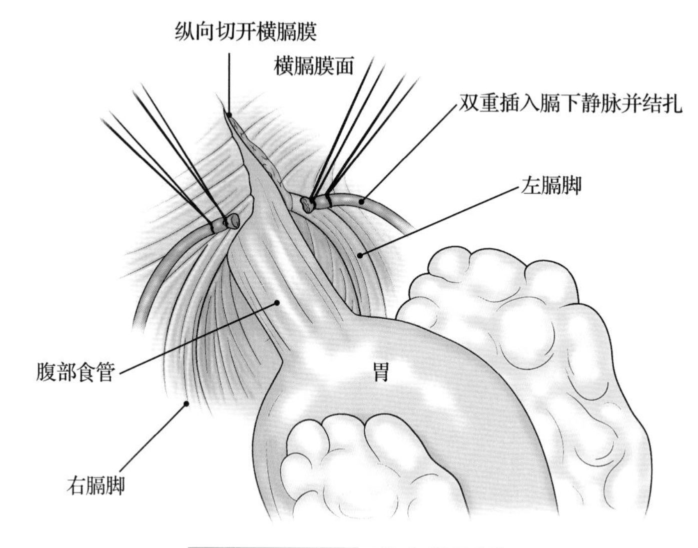

图Ⅱ-1-127 游离横膈膜

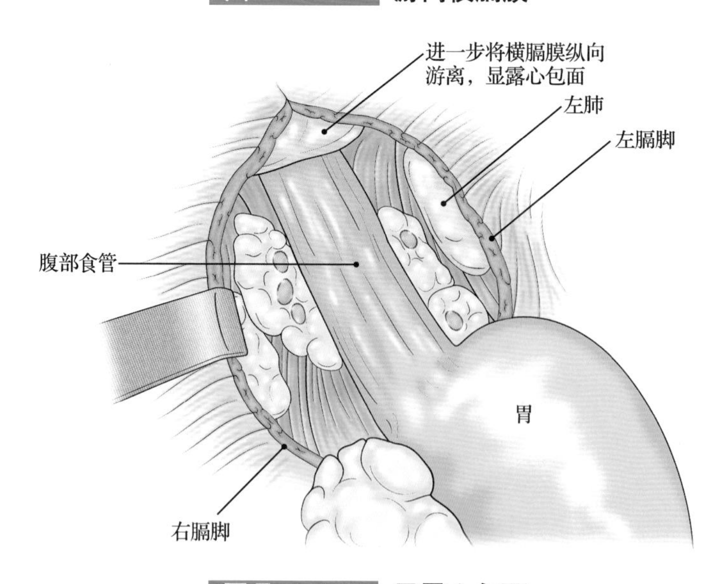

图Ⅱ-1-128 显露心包面

6 下纵隔的清扫

- 在上、下、左、右方向上充分显露膈肌脚之后，进行下纵隔的清扫。以挖隧道的方式进行游离。顺序如下。

（1）右膈脚和右胸膜。

（2）将心包侧的脂肪组织放在切除侧。

（3）左膈脚和左胸膜。即使在很狭窄的范围内游离，也能很容易显露胸部。

（4）将食管拉到腹侧，显露主动脉面（图Ⅱ-1-129）。

手术注意事项	由于这些操作由第二助手操作很难进行，因此第一助手应用癌研式淋巴结钩和大杉气管钩等工具进行操作非常重要。

- 术者手持长镊和电刀，助手用左手牵引食管，用镊子和钩子显露视野。
- 除主动脉面毛细血管可以用电刀止血。但是，随着食管头侧自主动脉面分离，由于食管中存在细小的固有动脉，因此不能粗暴剥离，需要使用设备来确保止血效果。
- 如果切断迷走神经的前干和后干的话，食管可以游离得更长，从而能够取得到吻合部位的安全距离。

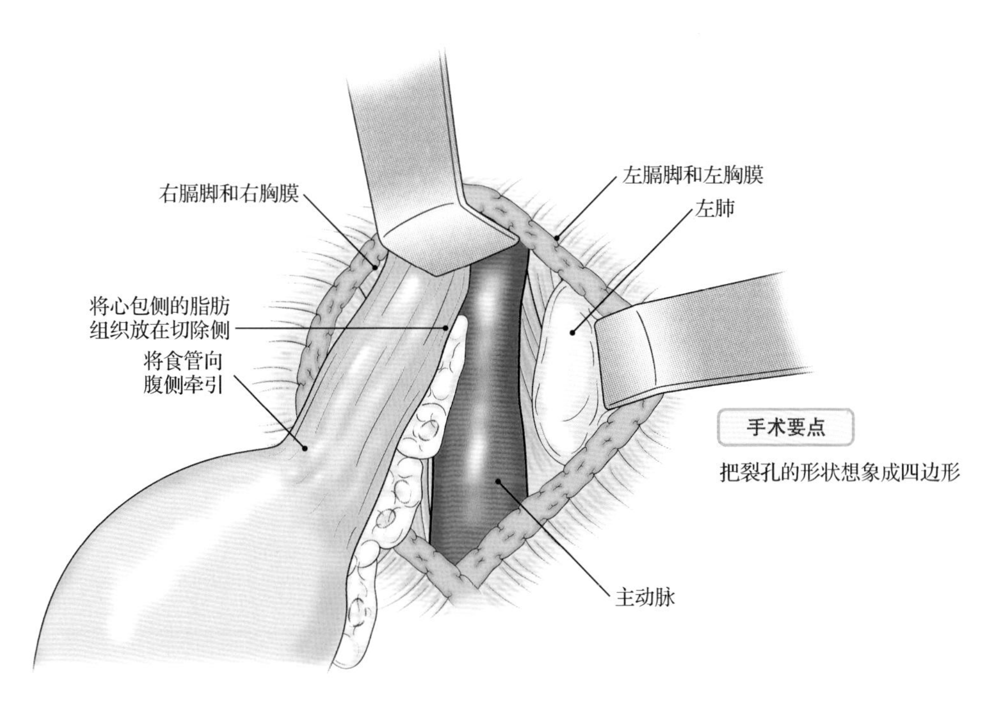

图Ⅱ-1-129 显露主动脉面

7 切断食管

- 设定淋巴结的清扫范围和切断食管的位置。从视野来看,No.110、No.111、No.112ao、No.108 淋巴结的一部分是可清扫的。
- 如前文所述,下纵隔的清扫从 4 个方面按顺序进行。
- 牵拉食管。能够在食管预定离断线头侧位置清扫淋巴结,充分显露食管壁,很容易置入荷包缝合器。
- 一边确认肿瘤和病变中的夹子,一边在食管上挂上荷包缝合器并切断食管(图Ⅱ-1-130)。为保证吻合效果,在食管壁上缝 5~6 针,4-0 PDS® 全层缝合,以防止荷包缝合线偏离。
- 将艾利斯钳挂在食管壁上,预先插入钉砧头(图Ⅱ-1-131)。
- 为了确认食管断端有无癌细胞残留,将切除侧的食管壁送快速病理检查。

手术要点	●切断迷走神经的话,食管就可以被进一步拉伸。 ●超出食管切断线,向头侧清扫淋巴结。

8 带蒂空肠的准备

- 在处理管胃之前,先进行小肠的准备。
- 从 Treitz 韧带开始,根据从尾侧的小肠到空肠动静脉的走向射入灯光,从而充分掌握血管的走向(图Ⅱ-1-132)。
- 游离第 2 支空肠动脉。如果头侧食管位置较高的话,则把第 2 和第 3 支空肠动静脉离断,这样可以避免肠系膜紧绷。

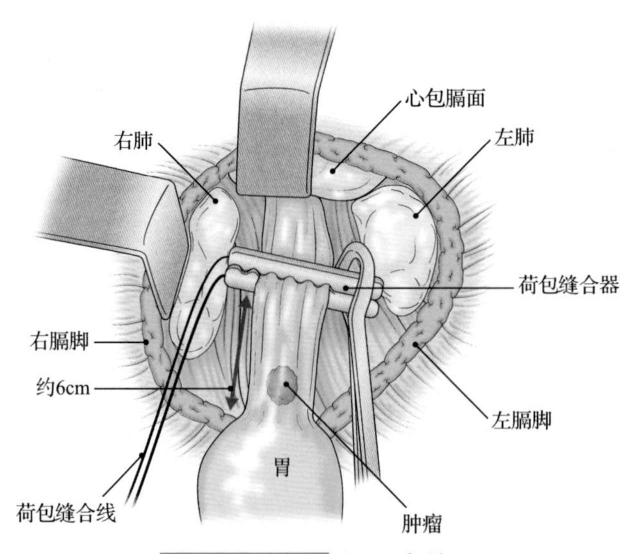

图Ⅱ-1-130 切断食管

- 为了确保空肠的血流，预先观察远端的血运。通过这个操作将空肠上提到下肺静脉水平不会对肠系膜产生拉力。为了稍微保证无张力，空肠要从结肠后上提。
- 从 Treitz 韧带处分离 5~10cm 的空肠（图Ⅱ-1-132）。

手术要点	通过无影灯和触诊，充分透视空肠间膜，保证血管无张力，从而确认肠管的上提。

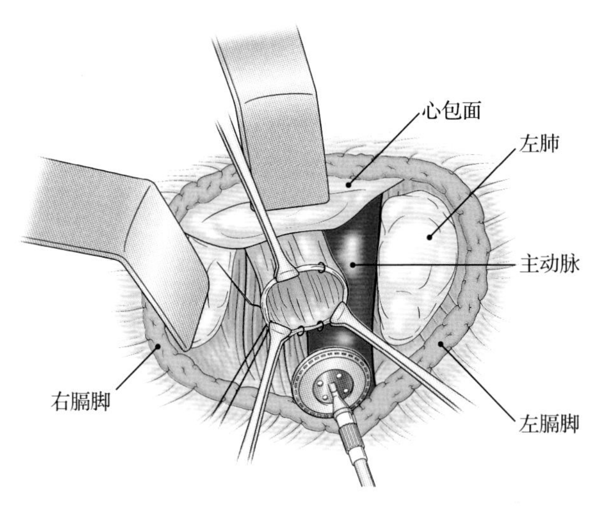

图Ⅱ-1-131 钉砧头的插入

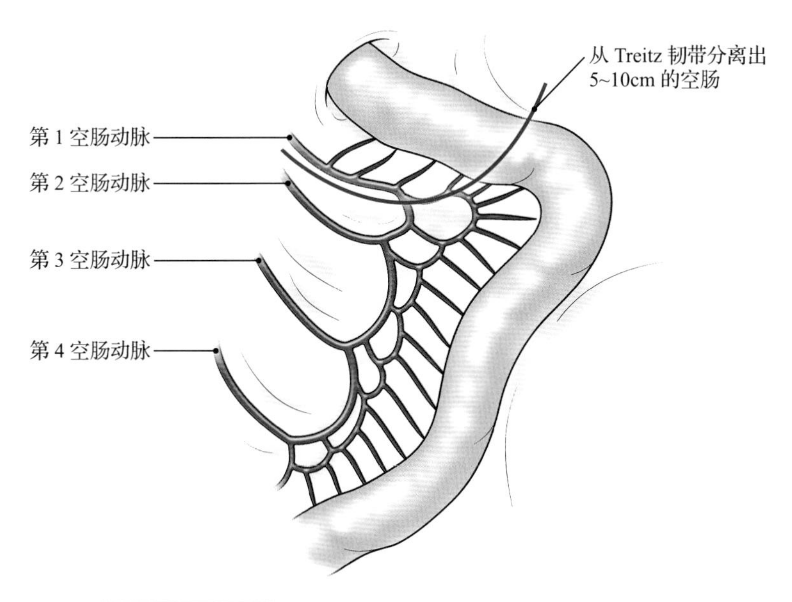

图Ⅱ-1-132 空肠动脉的走向和空肠的分离位置

9 食管 - 空肠吻合

- 肠系膜最难伸展，在适当的位置进行食管 - 空肠吻合。
- 在空肠上提最高位置分离肠系膜，制造牺牲肠管，并保留空肠残端为 3cm。
- 从切断端插入自动吻合器进行吻合（图Ⅱ-1-133）。确认吻合环的形成。在保证包埋效果情况下，用 4-0 PDS® 追加全周性浆肌层缝合。
- 上举空肠长度不超过 6cm，过长会造成内镜通过困难。空肠较短返流少，只是需要牺牲部分肠管进行制作。
- 在测量上举空肠的长度时，沿着肠管处理肠系膜，用荷包缝合器切断（图Ⅱ-1-134）。

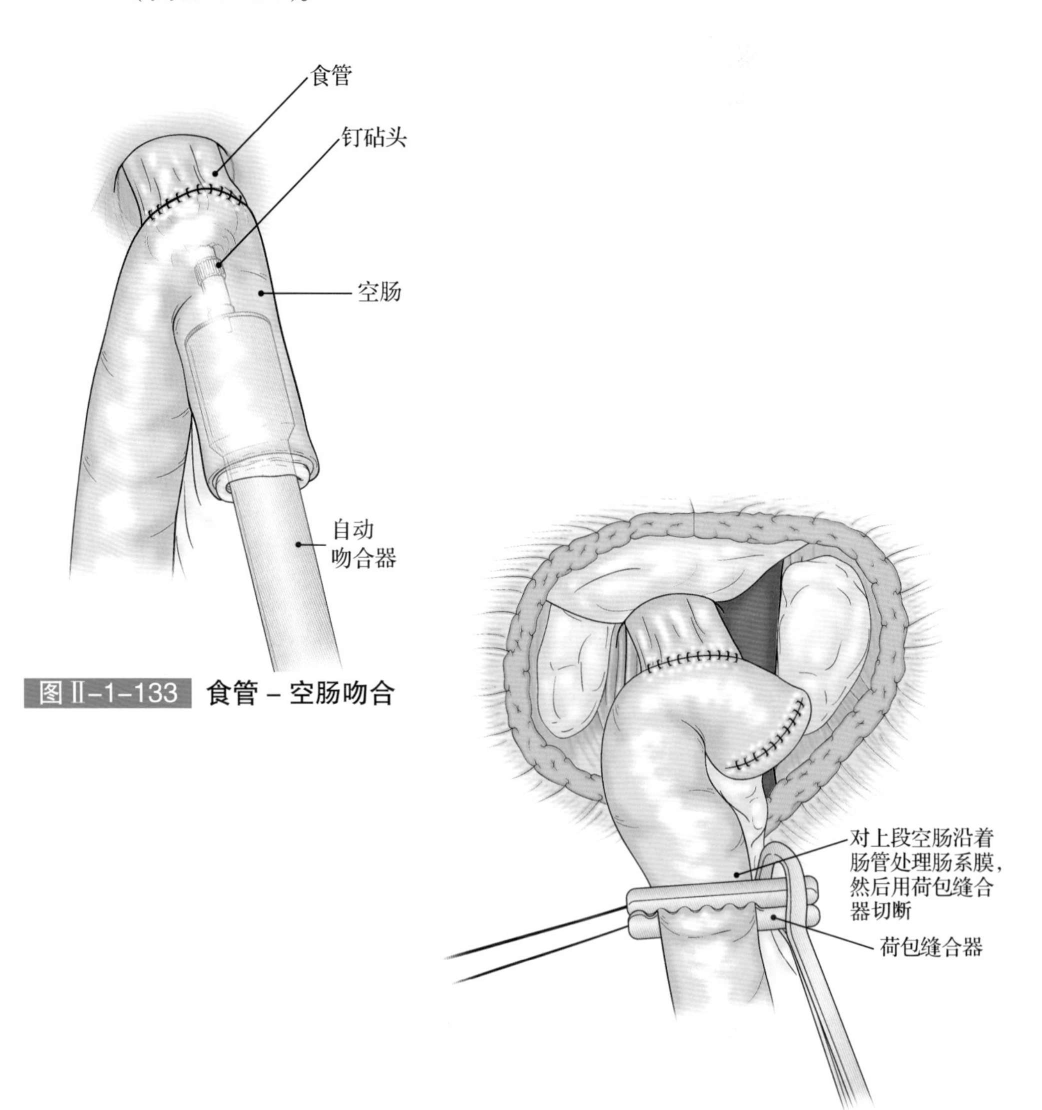

图Ⅱ-1-133 食管 - 空肠吻合

图Ⅱ-1-134 上段空肠的切断

手术要点	食管 – 空肠吻合时要确保视野安全。

10 空肠 – 残胃后壁吻合和胃部切除

- 对胃的处理已经完成了下部食管和淋巴结的清扫，可以直接向下进行操作。
- 确认肿瘤部位和残胃的状态（至少残存一半）后，预先标记切断线（图Ⅱ–1–135）。打开大弯侧放入吻合器的切口。以与空肠远侧残胃的后壁吻合相同的方式拿出自动吻合器。
- 吻合时考虑到血流的影响，使吻合口距离残胃切断线 2cm（图Ⅱ–1–136）。
- 吻合后观察残胃腔。为了止血，用 4–0 Biril® 线在空肠 – 残胃吻合部追加全层缝合 5~6 针。重建后为了形成 His 角，将间置空肠和胃的前端用 2~3 针固定。吻合胃的后壁后，胃壁张力适度。
- 之后使用 2 次自动缝合器将贲门侧胃切开，这样标本就被摘除了。追加残胃的浆肌层缝合（图Ⅱ–1–137）。

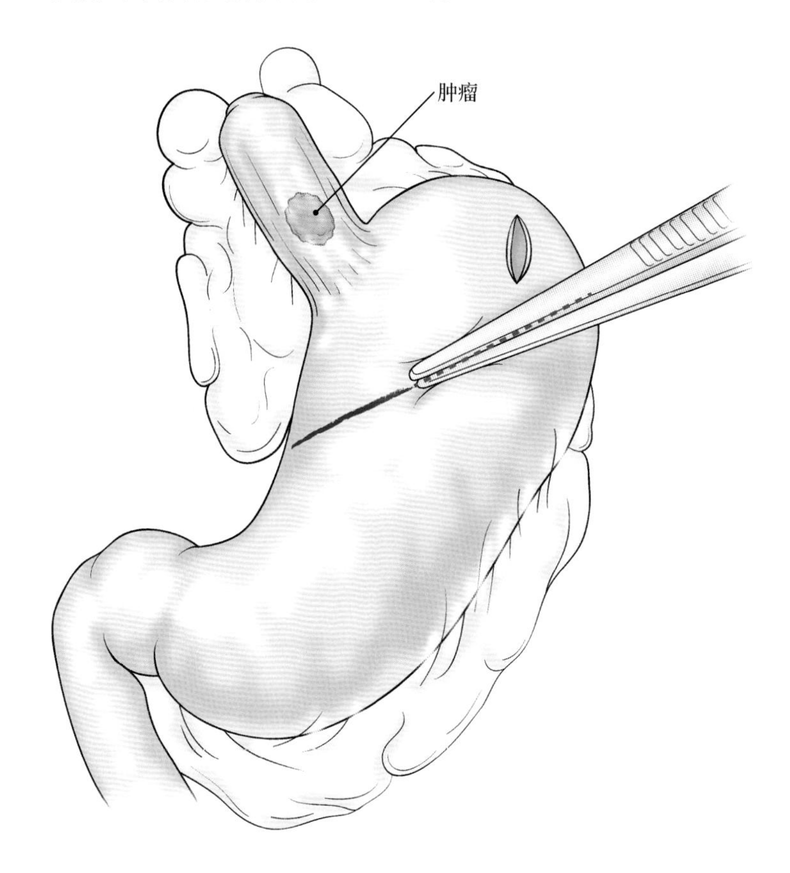

图Ⅱ–1–135 残胃切断线的标记

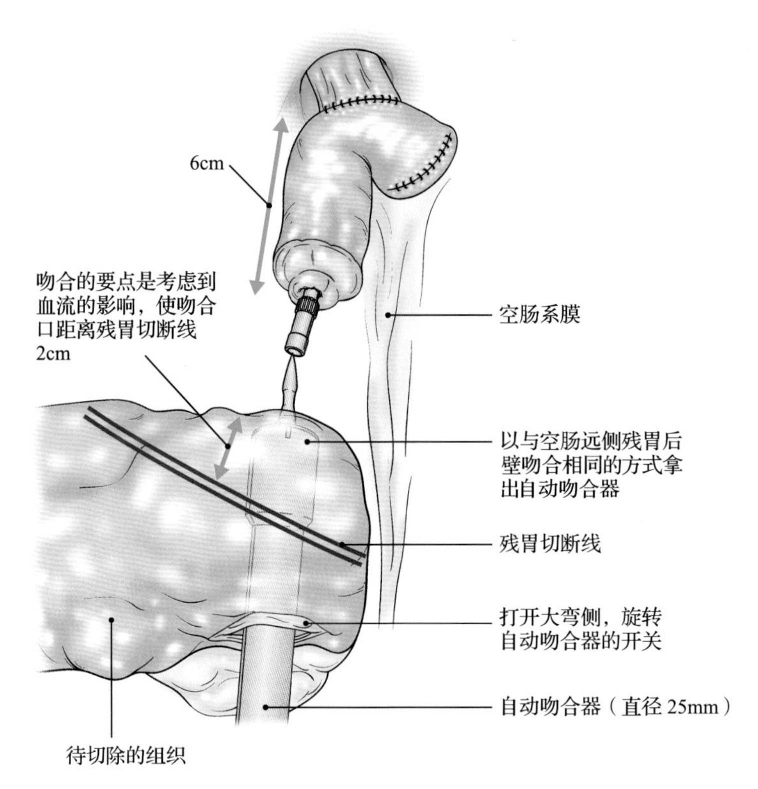

图Ⅱ-1-136 将自动吻合器插入残胃后壁

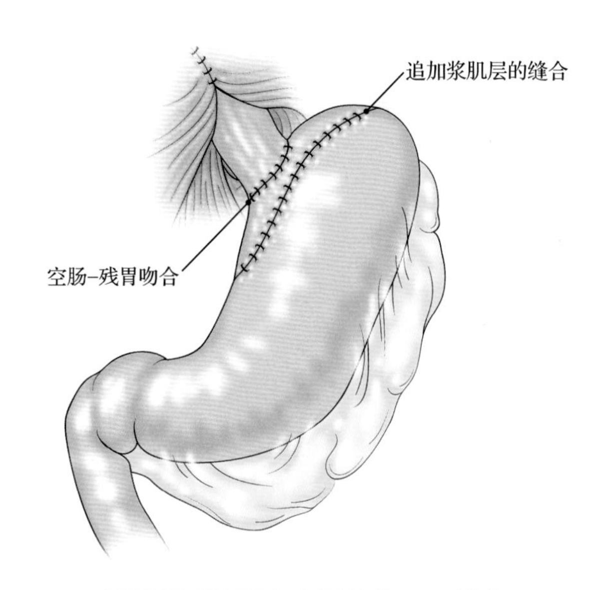

图Ⅱ-1-137 残胃的浆肌层缝合

手术要点	●吻合残胃的后壁。 ●为了制造 His 角，固定上段空肠和残胃尖端。

11 空肠 – 空肠吻合

- 制造 8~10cm 的待吻合肠管，以免给空肠吻合造成负担。将空肠置于结肠后位。
- 充分确认系膜没有张力后，手工缝合，进行空肠 – 空肠吻合（图 Ⅱ–1–138）。

12 放置引流管，肠造口，止血，冲洗，腹部缝合

- 为了预防术后裂孔疝，要用双氯乙烯线将食管裂孔与上段肠管缝合到一起。
- 通过食管裂孔在吻合部位放置 1 根引流管，在左胸腔放置 1 根引流管。
- 根据情况，为了保证术后的肠内营养，进行肠造口。使用诺斯托米导管（9Fr）。

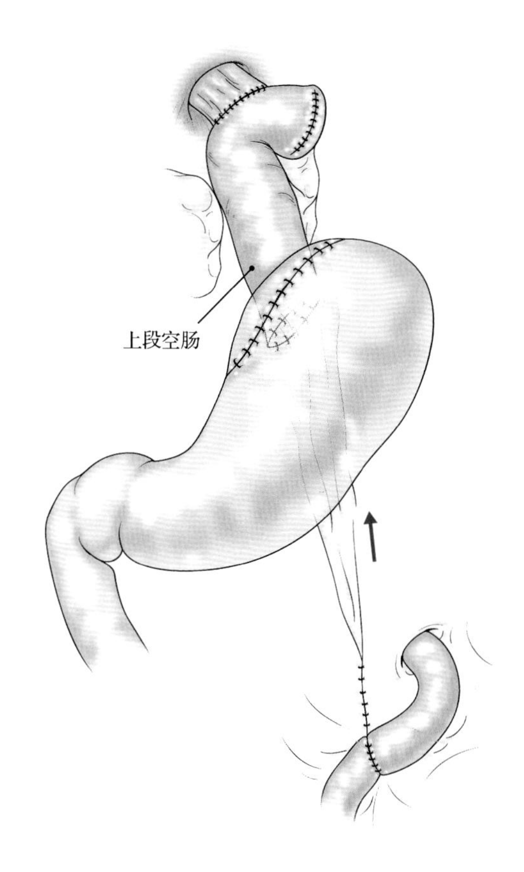

图 Ⅱ–1–138 空肠 – 空肠吻合

术后检查

- 多数手术涉及两侧胸腔，冲洗液和渗出液大多流入胸腔内。
- 术后用 X 线观察的话，可以看到食管－空肠吻合部位于下纵隔的上方。
- 因为食管裂孔相当大，所以不要忘记将食管裂孔和上段空肠固定。
- 术后患者可能会暂时出现胃麻痹，因此有积食感时需要禁食。

参考文献

[1] Mine S, et al: Lymphadenectomy around the left renal vein in Siewert type II adenocarcinoma of the oesophagogastric junction. Br J Surg 2013; 100: 261–6.
[2] 宮崎達也，ほか：腹部食管癌および Barrett 食管腺癌．食管外科 up-to-date（桑野博行，編）．中外医学社．2010; p191–203.
[3] 大山繁和，ほか：手術手技　胃癌に対する噴門側胃切除術　短い空腸間置．外科治療 2009; 100: 187–91.
[4] 大山繁和，ほか：胃手術　噴門側胃切除術．外科 2008; 70: 24–31.
[5] 西崎正彦，ほか：噴門側胃切除（観音開き法）．臨床外科 2014; 13: 1464–71.
[6] 上川康明，ほか：噴門側胃切除の食管胃吻合法における工夫　徹底した逆流防止と安全性を目指して．手術 1998; 52; 1477–83.

Ⅱ. 手术技巧

2　食管重建

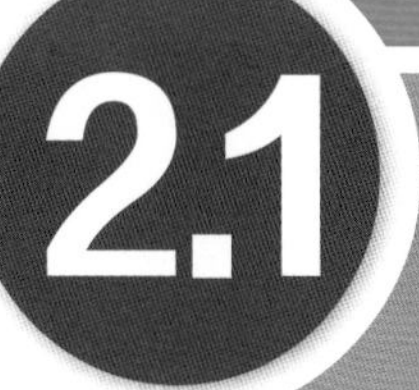

食管重建手术方式的选择

癌研有明医院消化中心食管外科　**渡边雅之**

食管切除后的重建手术不仅会在很大程度上决定食管癌手术的短期效果，还会影响患者的长期生存质量。另外，近年来有报道称缝合不全会使癌症患者的长期预后恶化，所以以最大限度地减少术后并发症为标准选择适当的重建术式是十分重要的。在此叙述食管重建术式的选择标准。

器官重建的选择

颈部食管切除后的重建一般以游离空肠移植为标准。出于安全性和简便性的考虑，胃也可作为切除胸部食管后的重建器官。在胃部可以使用的情况下，癌研有明医院会把管胃重建作为第一选择。在有胃切除病史和并发胃癌需要进行胃切除的情况下，需要行带蒂空肠重建或结肠重建。笔者认为，需要颈部吻合的病例以右半结肠重建为标准。在结肠重建的情况下，常用胸廓内动静脉进行血管吻合。

回结肠重建食管保存了回结肠动静脉，血液流动良好，往往不需要血管吻合，但上举到颈部有时会很困难。带蒂空肠多用于纵隔内吻合和胸腔内吻合的病例。

管胃的制造方法（图Ⅱ-2-1）

管胃的制造方法主要有大弯侧细径管胃（图Ⅱ-2-1 蓝线）和亚全管胃（图Ⅱ-2-1 红线）两种。前者有能制造长管胃的优点，但也存在容易引起管胃尖端血流障碍的缺点。后者因为壁内血管网被保存，所以有着能够保留末端血液循环的优势。不过，胸廓入口狭窄的病例会有管胃上举困难及末端淤血的危险。也可兼顾两者的特性而采用癌研式管胃（图Ⅱ-2-1 绿线）。近年来，我们根据重建路径、吻合部位等分别使用细径管胃和亚全管胃。

重建路径和管胃制造方法的选择

随着近年来胸腔镜手术病例的增加，胸腔内吻合重建病例减少，颈部吻合病例增加。在进行颈部吻合的情况下，后纵隔最短距离入路下吻合口瘘的发生率很低。不过，一旦发生了吻合口瘘的情况，患者会有脓胸和管胃气管瘘等的风险。另外,需要手术重建管胃癌时,后纵隔入路切除重建管胃是极为困难的手术。根据以上理由,癌研有明医院把胸骨后入路的颈部吻合作为食管次全切除后重建的第一选择。在术前 CT 提示胸廓入口狭窄的病例中也有选择后纵隔入路的情况。胸壁前入路仅适用于高风险病例和进行血液循环重建的特殊病例。

颈部吻合时的管胃原则上选择大弯侧细径管胃。细径管胃可以被顺利上举至颈部,避免由于胸廓入口狭窄而出现淤血。另外,由于颈部食管与管胃的吻合是端端吻合,因此其与食管口径相差较小也是使用细径管胃的原因。

另一方面,胸腔内吻合重建中,标准方法是使用吻合器向管胃大弯侧做端侧吻合。为了维持管胃前端的血流,所以使用亚全管胃。

结肠重建的选择(图Ⅱ-2-2)

用于结肠重建的解剖部位大致分为右结肠和左结肠。通常,右结肠重建采用中结肠动静脉,左结肠重建以左结肠动静脉作为支配血管。另外,还有使用回结肠动静脉的回结肠重建。在日本,左结肠重建居多。但是其他国家更常用右结肠。笔者以右结肠重建为标准,附加胸廓内动静脉血管吻合。如果可保留回结肠动静脉,保证血流足够畅通,则不需要进行血管吻合。

带蒂空肠的重建方法(图Ⅱ-2-3)

经食管裂孔的下部食管切除后,在不能再使用胃进行重建时,则通常选择带蒂空肠进行重建。虽然形式与胃全切后的重建基本相同,但为了将空肠上举到更高的位置,要将第 2 空肠动静脉分离。另外,如果要将空肠上举到胸腔内,需要分离第 3 空肠,必要时需要处理到第 4 空肠为止的空肠动静脉。虽然带蒂空肠重建也有可能上举至颈部,但上段空肠末端常常会淤血,所以需要血管吻合的情况很多。在需要颈部吻合的情况下,笔者多使用右结肠进行重建。

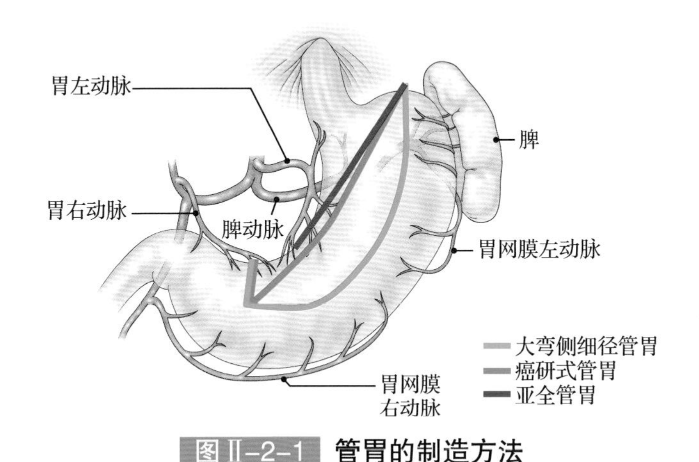

图Ⅱ-2-1 管胃的制造方法

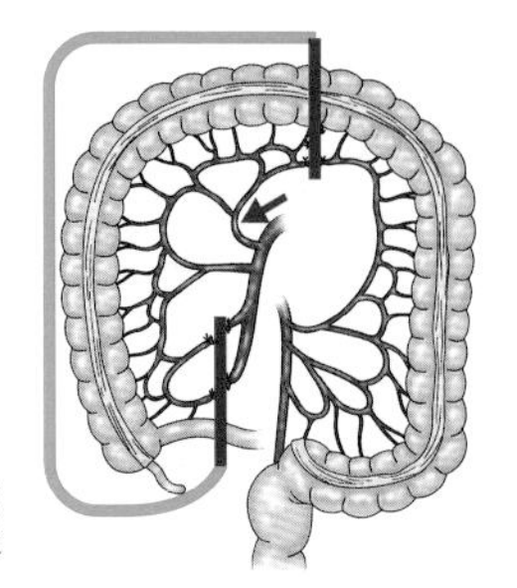
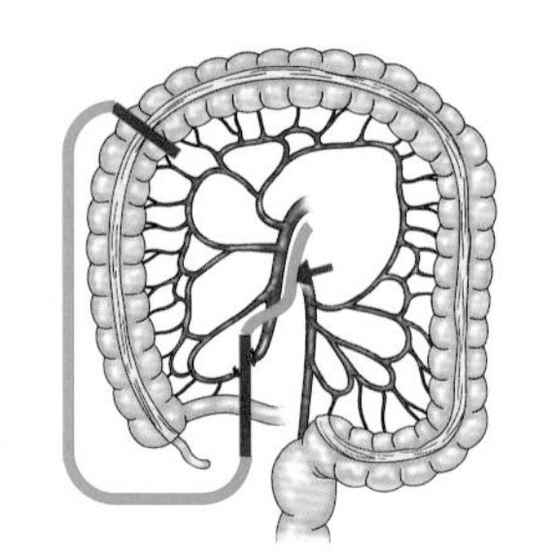
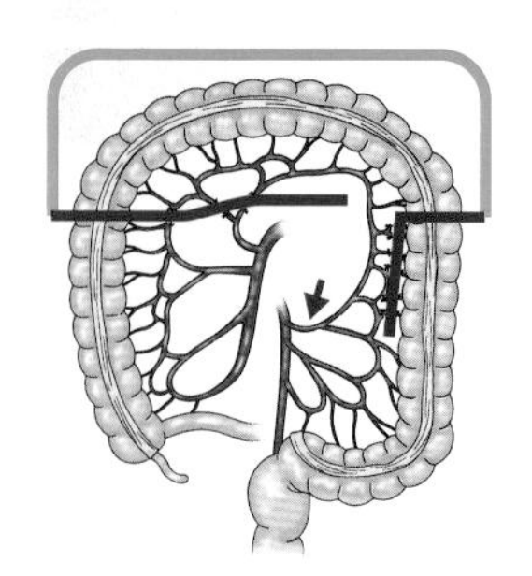

重建方式	右结肠	回结肠	左结肠
支配血管	中结肠动静脉	回结肠动静脉	左结肠动静脉
优点	・有回盲瓣，不易反流 ・能够发挥储备功能	・血流良好（不需要血管吻合） ・有回肠的蠕动和回盲瓣，不易反流	・容易上举 ・血管的变异很少
缺点	・常有血管变异（回肠末端有出现血流障碍的风险）	・有时难以上举到颈部	・动脉硬化会导致供血不足的风险

图Ⅱ-2-2 结肠重建的选择和各自的优缺点

A：下部食管切除后的 Roux-en-Y 重建

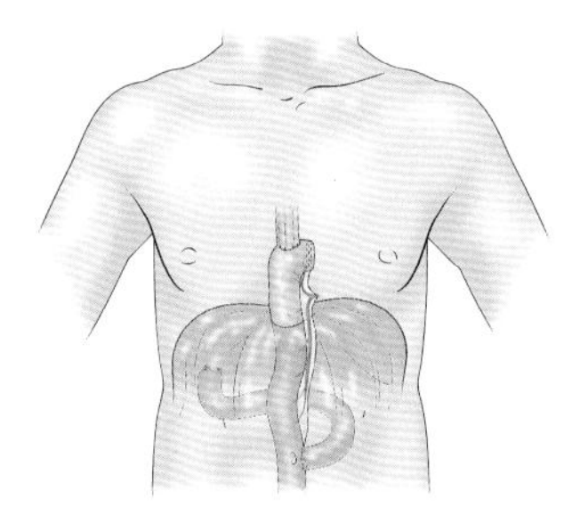

B：食管次全切除后，高位胸腔内食管－空肠吻合重建

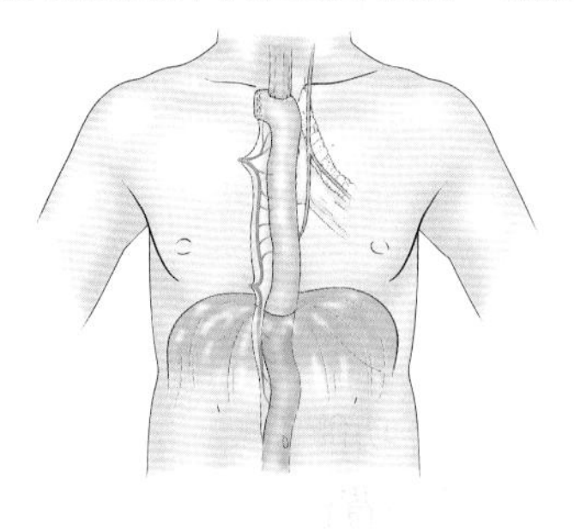

C：食管次全切除后，胸壁前颈部食管－空肠吻合重建

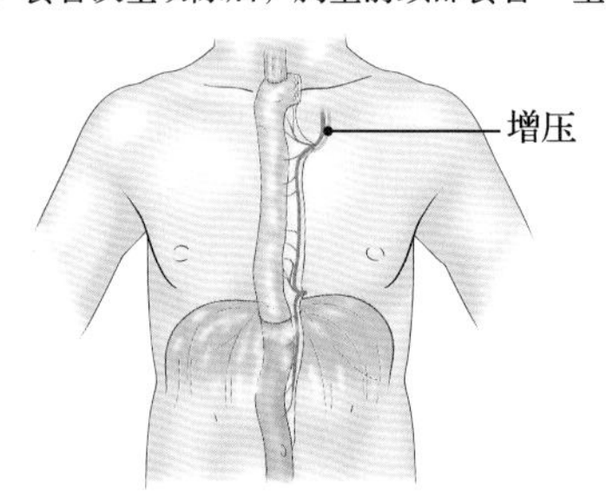

图Ⅱ-2-3 利用带蒂空肠的食管重建

参考文献

［1］Turrentine FE, et al: Morbidity, mortality, cost, and survival estimates of gastrointestinal anastomotic leaks. J Am Coll Surg 2015; 220: 195–206.

2.2 管胃重建

癌研有明医院消化中心食管外科 **渡边雅之**

适应证

切除胸部食管后的重建，从血流的稳定性和技巧的简便性来看，管胃重建是首选。除非有胃切除的病史和同时并发胃癌而需要做胃切除的情况，否则大部分机构都会进行管胃重建。

术前准备

胃的术前筛查

众所周知，约 10% 的食管癌患者可并发胃癌，因此术前需行内镜检查以确认有无胃癌。另外，某些有胃溃疡病史的患者，由于瘢痕引发的胃变形及壁内血管网的破坏，在制造管胃时，有出现管胃末端血流不畅的危险性，需要注意。

血管走向的确认

虽然胃的支配血管很少有变异，但还是有 11% ~19%的可能存在胃左动脉和肝左动脉形成共干的情况。如果是与从肝固有动脉正常分支的肝左动脉并存的副肝左动脉的话，可以将其分离。如果肝左动脉与胃右动脉共干的情况下，离断胃左动脉会引起肝功能异常（图Ⅱ-2-4）。后者需在术前行增强 CT，结合肝功能和腹部淋巴结转移的危险性考虑是否分离。胃左静脉可能由肝总动脉的背侧流入门脉，或由肝总动脉 / 脾动脉的前面进入门脉，其走向最好也在术前通过 CT 明确。

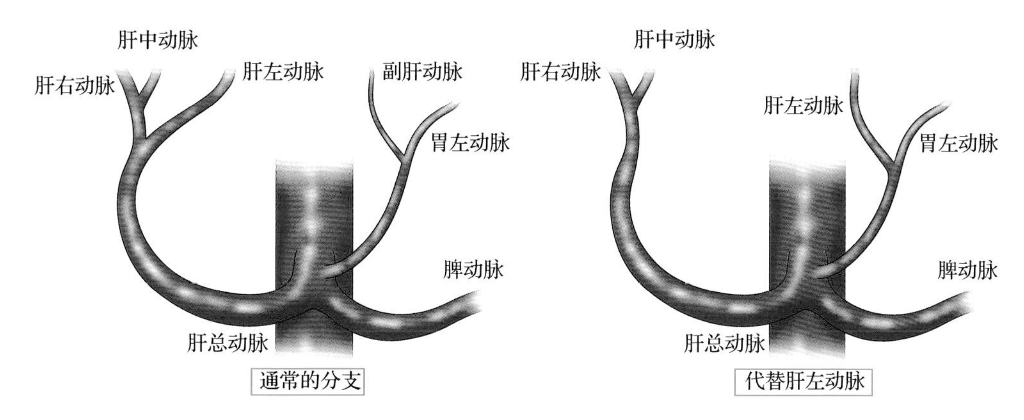

图Ⅱ-2-4 肝左动脉的分支

手术概要

对没有淋巴结和其他器官转移证据的病例，在腹腔镜下进行腹部淋巴结清扫和胃周围的松解，从上腹部的小切口将胃取出，并在体外直视下制作管胃。对有病灶转移风险的病例、实施 No.16a2lat 淋巴结清扫的食管－胃连接处癌的病例、高度肥胖者及粘连严重的病例，经开腹手术制作管胃。

对大网膜，原则上是将其附着在胃表面分离。左右胃网膜动静脉没有交通的病例可以通过大网膜内的毛细血管维持血供。另外，将吻合口用胃网膜右动静脉区域内血液循环良好的大网膜进行覆盖。

体位

分腿仰卧位，颈部伸展，双手放在身体两侧（图Ⅱ-2-5）。腹腔镜操作与颈部操作并行。在腹部操作中，术者最初在患者右侧，助手在左侧，摄像助手位于患者两腿之间。术者和助手根据操作的方向交换位置。

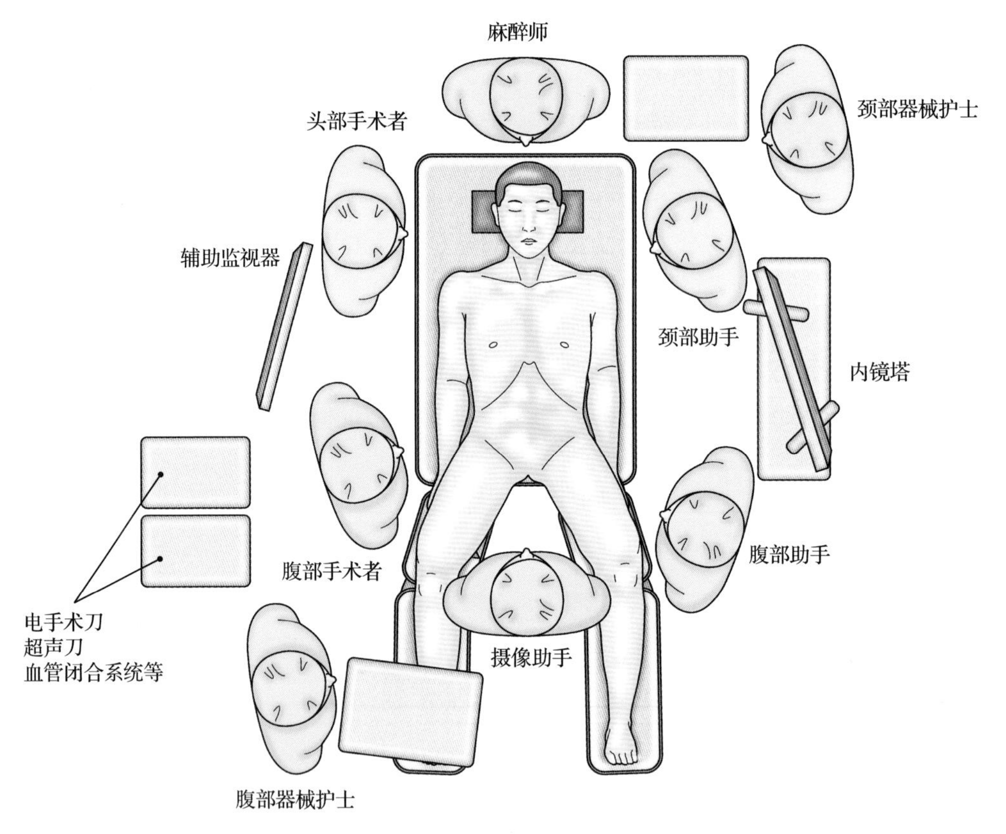

图Ⅱ-2-5 体位

体位为分腿仰卧位，放入肩枕以伸展颈部，双手放在身体两侧

手术步骤

1 建立气腹，留置Trocar
2 悬吊肝索
3 分离大网膜，探查网膜囊腔
4 分离大网膜左侧，处理胃网膜左动静脉
5 处理脾胃韧带，游离贲门左侧
6 分离大网膜右侧
7 切开小网膜
8 游离右膈脚和腹部食管
9 捆扎腹部食管
10 游离下纵隔
11 清扫胰腺上缘的淋巴结
12 处理胃右动静脉
13 剥离肝索
14 腹部小切口和管胃的制造
15 食管–管胃吻合

手术技巧

1 建立气腹，留置 Trocar（图Ⅱ–2–6）

- 把肚脐纵向切开，直视下打开腹部，插入镜头用 Trocar（图Ⅱ–2–6①）。建立 8mmHg 气腹，观察腹腔内情况。在左、右季肋部插入 5mm Trocar（图Ⅱ–2–6②），在左、右侧腹部插入 12mm Trocar（图Ⅱ–2–6③）。
- 在上腹部正中行 5cm 的小切口，于体外制作管胃。术前在上腹部正中做好标记（图Ⅱ–2–6④）。另外，为了确保贲门部的视野，在预定开腹线附近追加一个 5mm Trocar（图Ⅱ–2–6⑤）。

2 悬吊肝索

- 将 2–0 缝线（直针）从剑突左侧穿入腹腔内，穿过肝索后，从剑突右侧穿出体外，通过体外折叠好的纱布吊起肝索（图Ⅱ–2–7）。

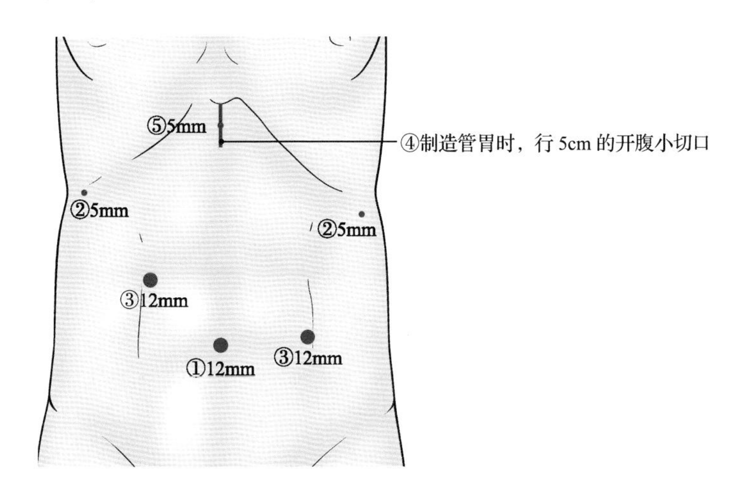

图Ⅱ–2–6 留置 Trocar

3 分离大网膜，探查网膜囊腔

制造管胃时最重要的是不损伤胃网膜右动静脉。在进入游离操作之前，术者双手握住胃的前壁，并将其向头侧上举，确认胃网膜右动静脉的走行及其与横结肠系膜是否有粘连（图Ⅱ-2-8）。

- 原则上要将大网膜附着在胃上进行剥离。将大网膜向头侧展开，从横结肠中央部切开大网膜，进入网膜囊内（图Ⅱ-2-9）。

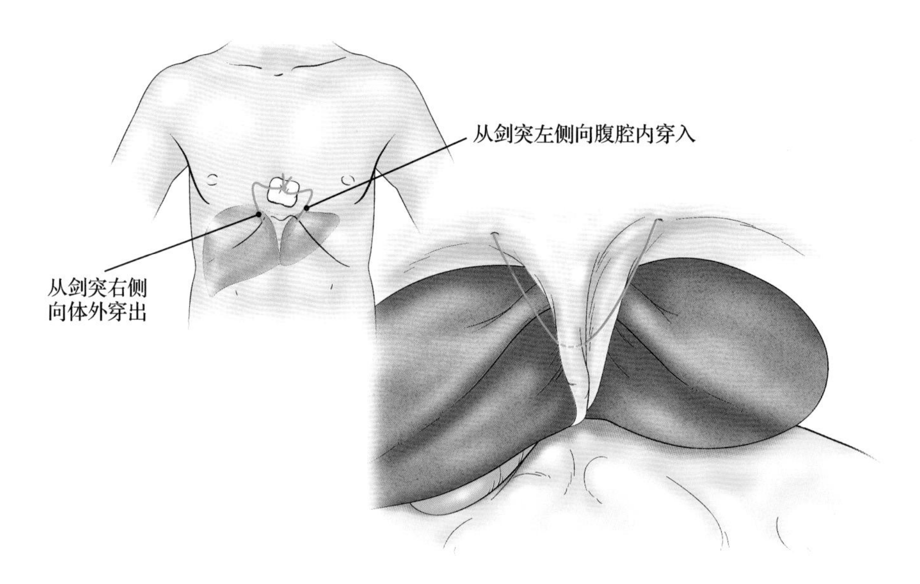

图Ⅱ-2-7 悬吊肝索

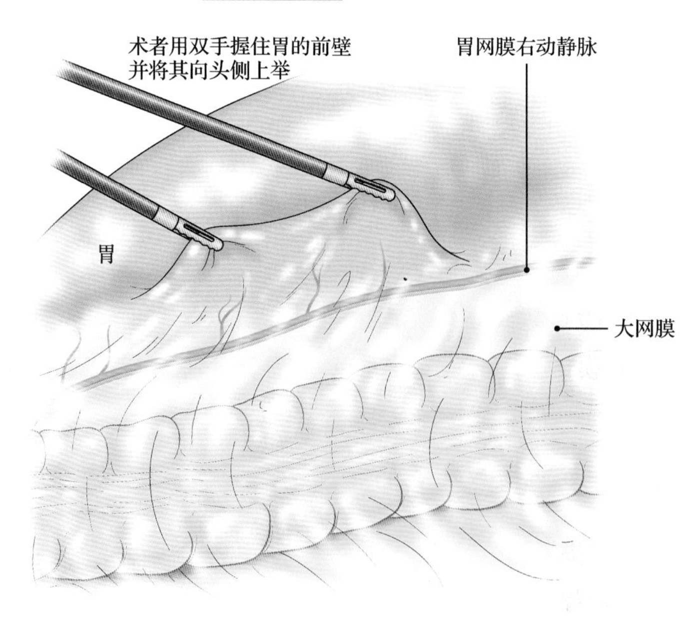

图Ⅱ-2-8 确认胃网膜右动静脉的走行

手术注意事项	对肥胖患者和有胰腺炎病史的患者，需要确认网膜囊内有无粘连。在网膜囊内高度粘连的病例中，不能只处理大网膜，要一边从前方确认胃网膜右动静脉，一边逐一处理胃网膜右动静脉的大网膜分支，这样比较安全。

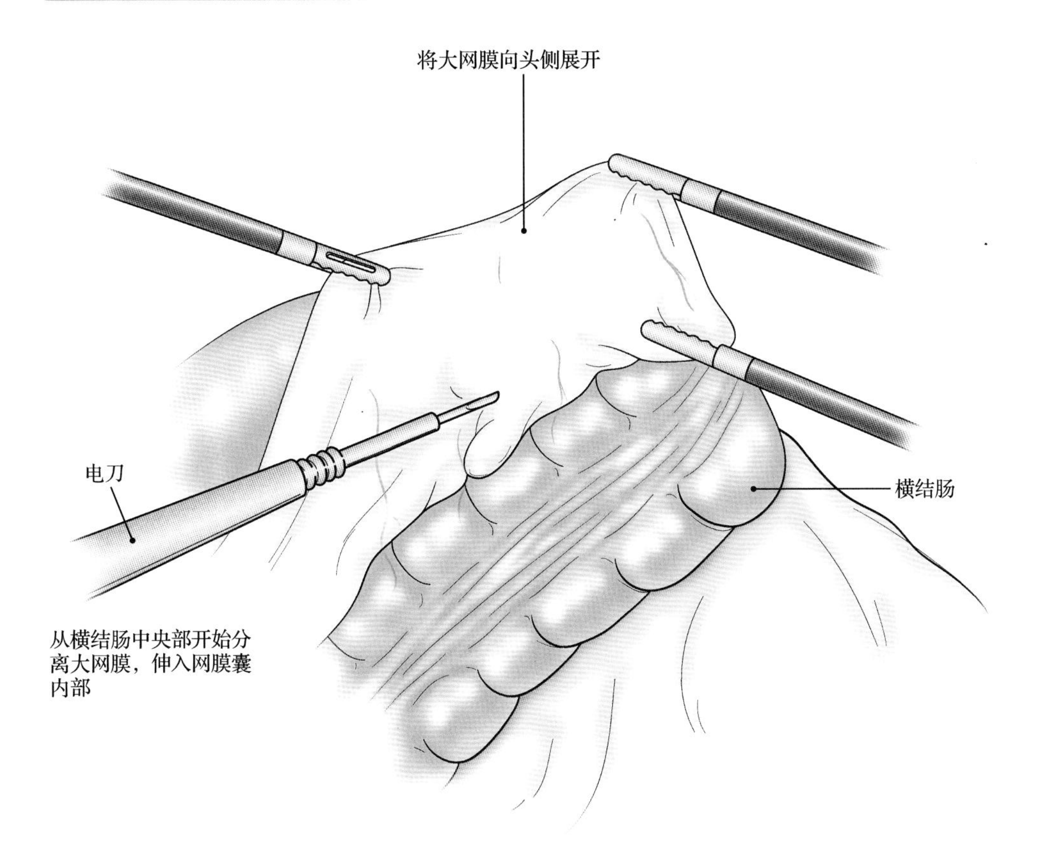

图Ⅱ-2-9 分离大网膜

4 分离大网膜左侧,处理胃网膜左动静脉

- 进入网膜囊内,确认胃的后壁后,助手右手持钳子把持住胃的后壁,将大网膜向患者右侧拉伸,展开视野。助手的左手用小纱布压排胰尾部。
- 从大网膜结肠处向左侧分离,在贴近脾下方的部位处理胃网膜左动静脉(图Ⅱ-2-10)。

5 处理脾胃韧带,游离贲门左侧

- 将第4步操作进一步向头侧推进,通过切割闭合器将脾胃韧带离断(图Ⅱ-2-11)。

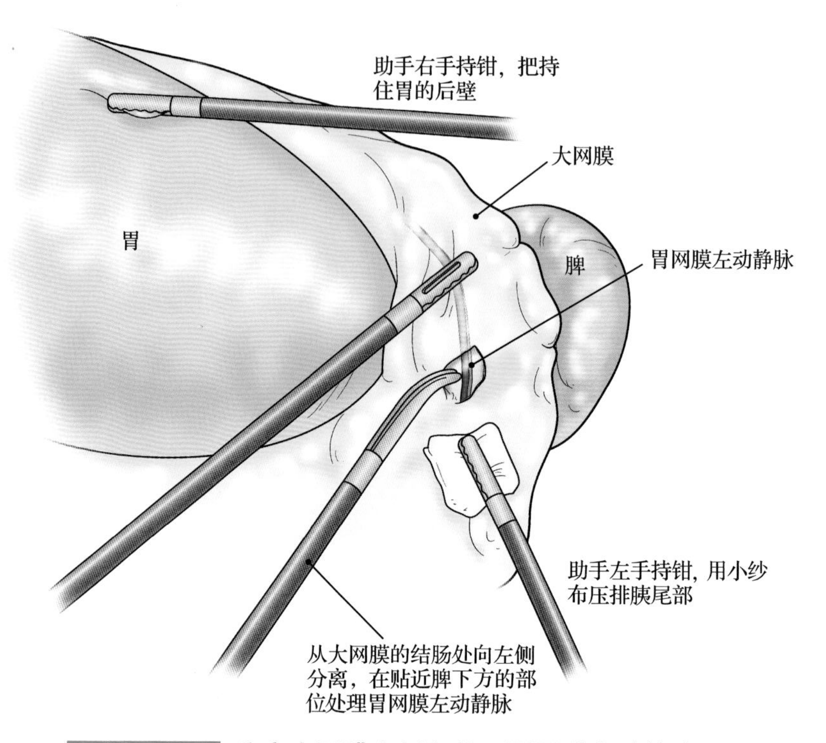

图Ⅱ-2-10 分离大网膜左侧和处理胃网膜左动静脉

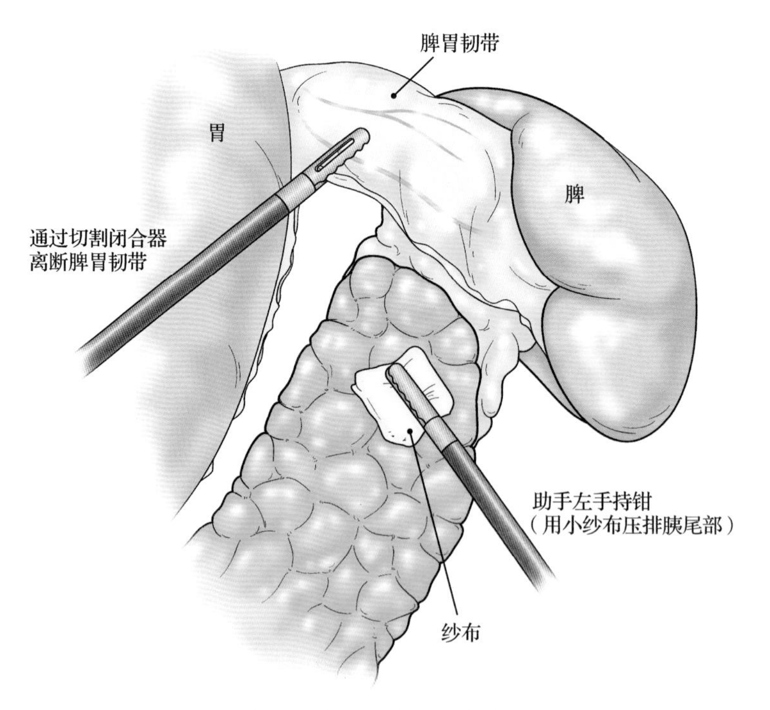

图Ⅱ-2-11 脾胃韧带的处理

手术要点

在胰尾部的头侧切开胃胰韧带，预先显露左膈脚，这样更容易捆扎后面的食管（图Ⅱ-2-12）。

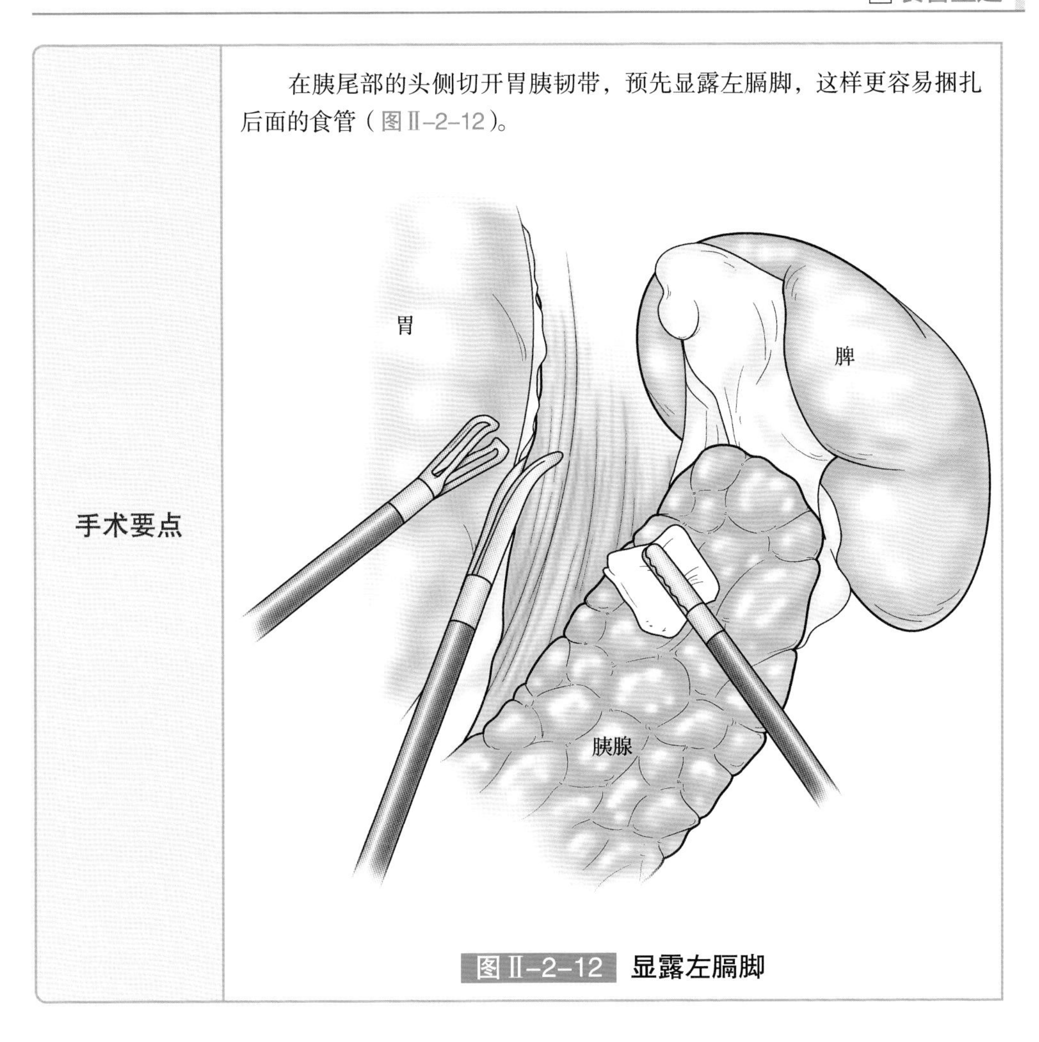

图Ⅱ-2-12 显露左膈脚

6 分离大网膜右侧

- 术者移动到患者左侧,向右侧分离大网膜。这时,助手左手持钳把持住胃的后壁,将大网膜翻起,使胃网膜右动静脉维持一定的张力。
- 当分离到网膜囊右侧端的结合部时,逐层、仔细分离大网膜结构(图Ⅱ-2-13)。
- 将网膜囊右侧端分离至十二指肠下端,这样能够消除胃网膜右动静脉的张力,方便管胃的上举。

手术注意事项	不要让胃网膜右动静脉露出来。

- 切开小网膜前,将小纱布插入网膜囊内右侧,牵拉使其位于胃的头侧。

7 切开小网膜

● 术者返回患者右侧，切开小网膜直至食管裂孔处（图Ⅱ-2-14）。此时，注意是否存在代替肝左动脉（图Ⅱ-2-14）。

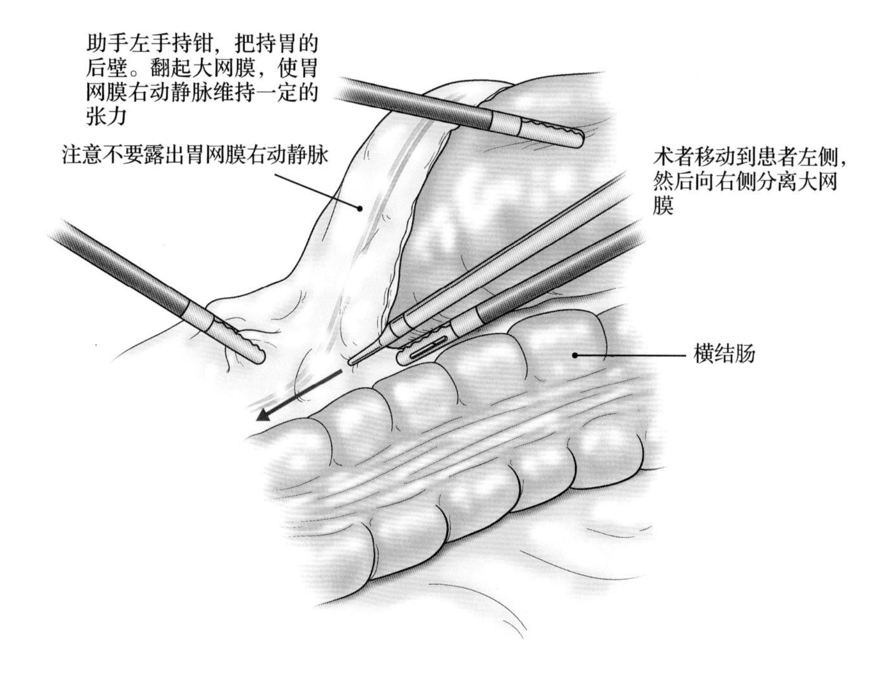

图Ⅱ-2-13 分离大网膜右侧和保存胃网膜右动静脉

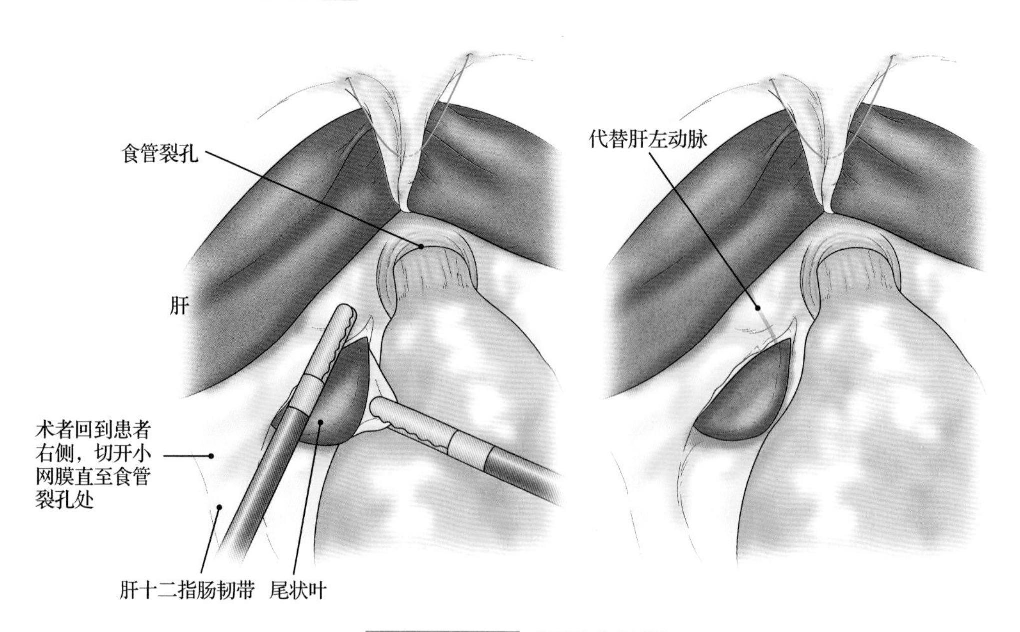

图Ⅱ-2-14 切开小网膜

8 游离右膈脚和腹部食管

- 切开食管裂孔的腹膜，露出右膈脚。在上腹部正中追加一个 5mm Trocar，用腔镜抓钳把持右膈脚的话就能压排肝脏。
- 在腹部食管背侧露出左膈脚，与左侧剥离层相连，游离腹部食管背侧（图Ⅱ-2-15）。

9 捆扎腹部食管

- 在切开食管裂孔腹侧的腹膜后，用环状的棉吊带捆扎食管（图Ⅱ-2-16）。

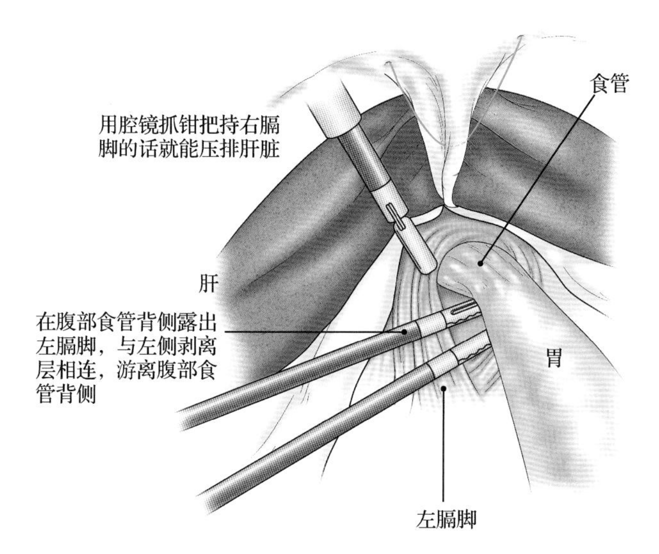

图Ⅱ-2-15 游离右膈脚和食管后壁

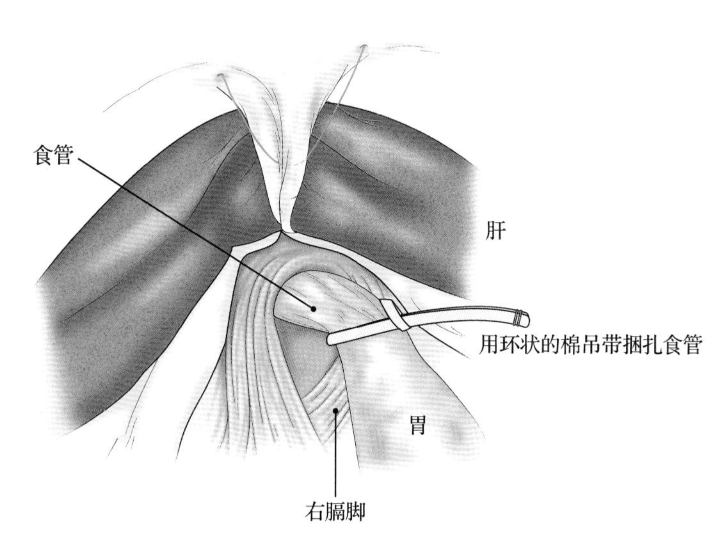

图Ⅱ-2-16 捆扎腹部食管

10 游离下纵隔

●在优先处理颈部和腹部切口的食管切除术中，需要一边牵引食管，一边进行下纵隔的游离（参见“优先处理颈部和腹部切口的食管切除”）。

11 清扫胰腺上缘的淋巴结

●进行胰腺上缘的淋巴结清扫，处理胃左动静脉（清扫的技巧参见“腹部淋巴结的清扫”）。

12 处理胃右动静脉

●保留胃右动静脉末端 2~3 个分支，使用血管闭合器进行处理（图Ⅱ–2–17）。

13 剥离肝索

●为保留肠内营养管，将肝索剥离（参见“营养管的留置”）。

14 腹部小切口和管胃的制造

●于上腹部正中做 5cm 切口，将胃取出，制造管胃。

●颈部吻合重建时，以大弯侧细径管胃为标准，胸腔内吻合重建以亚全管胃为标准（参见“食管重建手术方式的选择”）。

●将大网膜沿着胃大网膜右动静脉区域的大网膜分支修剪成瓣状，缝合到管胃的前端，上提至颈部（图Ⅱ–2–18）。进行管胃上举时，首选胸骨后径路。

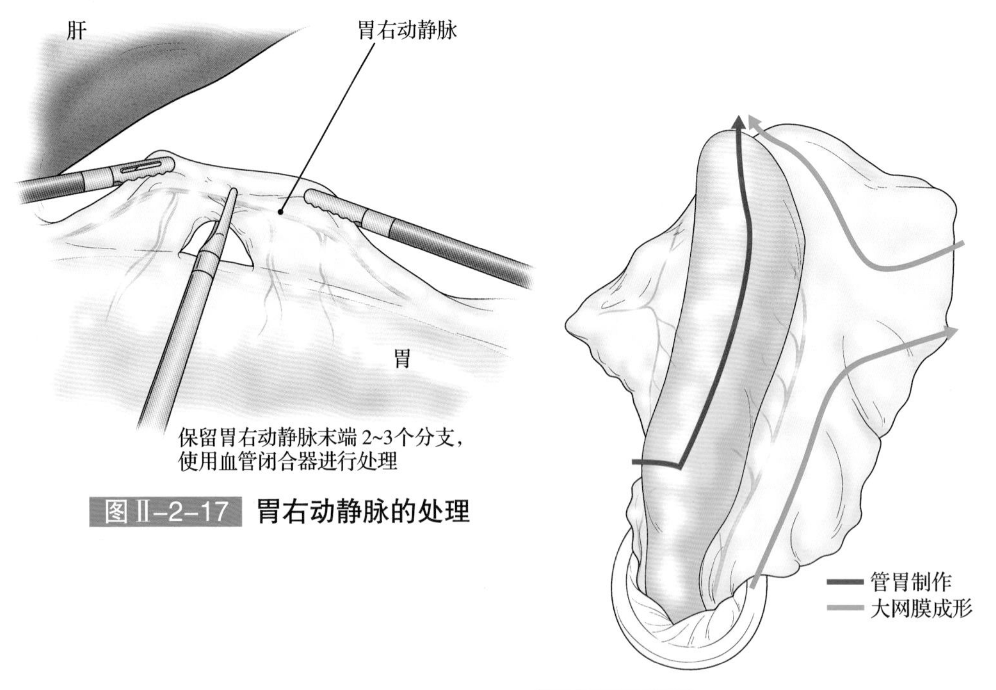

图Ⅱ–2–17 胃右动静脉的处理

图Ⅱ–2–18 管胃的制作和大网膜的成形

15 食管－管胃吻合

三角吻合(图Ⅱ-2-19)

- 颈部食管－管胃吻合以三角吻合为标准。作者们也进行后壁外翻的全外翻三角吻合术。
- 首先,在两端挂上支撑线,翻转吻合部(图Ⅱ-2-19A)。在两端支撑线之间用3针缝合全层,边吊起边用缝合器夹住(图Ⅱ-2-19B~C)。
- 将扭曲部位恢复正常解剖位置,确认后壁充分止血后,切断支撑线。
- 确认钉缘,在两端重新挂上支撑线(图Ⅱ-2-19D)。夹住前壁中央和管胃的钉缘缝2针作为支撑线,4条线提起缝合第2条线(图Ⅱ-2-19E)。
- 让麻醉师放入经鼻胃管,将术野向管胃内引导。
- 3点吊起剩余部分,缝合第3条线(图Ⅱ-2-19F)。缝订的重叠4点(三角的角和胃管的订书钉的交叉点)全层加强。

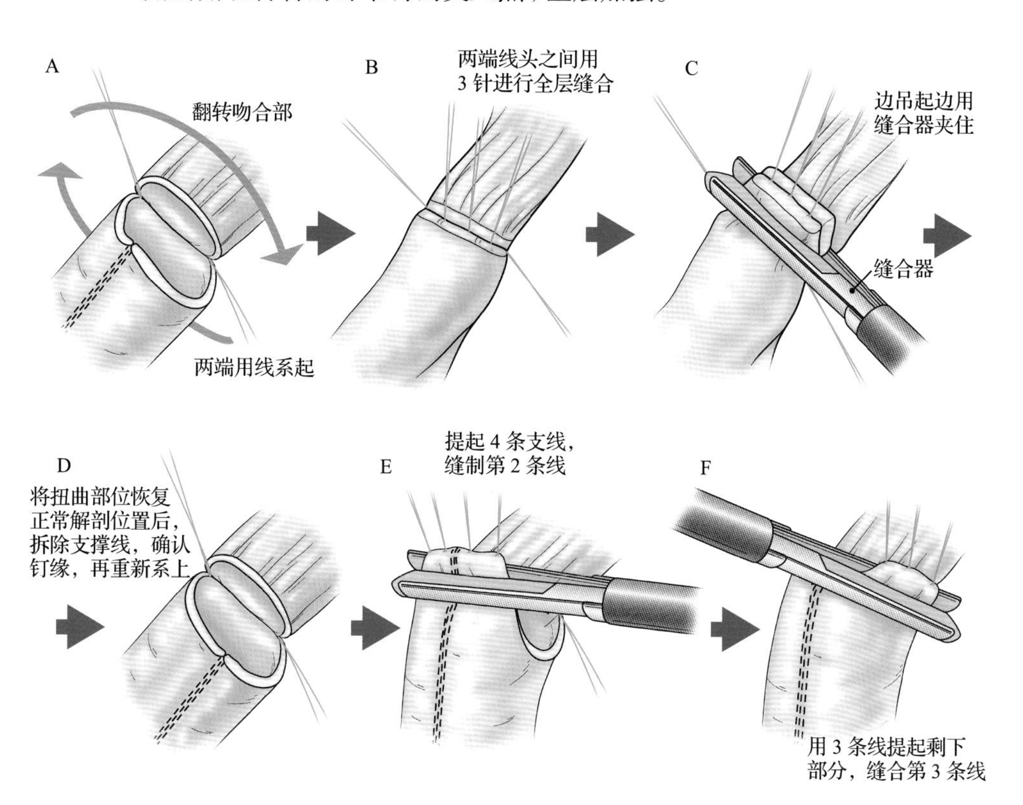

图Ⅱ-2-19 全外翻三角吻合

■ 吻合器端侧吻合（图Ⅱ-2-20）

- 在食管的预定分离线上挂上荷包缝合器，用 2-0 缝线（直针）进行缝合（图Ⅱ-2-20A）。
- 用肠钳夹闭食管后，为了不使食管黏膜和外膜肌层错位，做 3~4 针全层缝合（图Ⅱ-2-20B）。食管黏膜容易漏掉，吻合时黏膜脱落会造成吻合口瘘。在食管内插入钉砧头，用缝合线固定（图Ⅱ-2-20C）。
- 应用管胃大弯侧进行端侧吻合，尽可能保留胃大网膜动静脉的分支（图Ⅱ-2-20D）。切开管胃的前端，插入自动吻合器，进行管胃的端侧吻合（图Ⅱ-2-20E）。此时，注意不要把大网膜卷进吻合部。
- 用缝合器封住管胃前端（图Ⅱ-2-20F）。此时，缝合器与吻合器的距离约为 2cm。理想情况下，这里会留有来自大网膜的血供。

■ 手缝吻合（图Ⅱ-2-21）

- 虽然随着器械吻合的安全性的提高，手缝吻合的机会减少了，但还是要掌握手缝技巧。
- 用尖刀切开食管肌层，显露黏膜下层，然后切断食管（图Ⅱ-2-21A~B）。

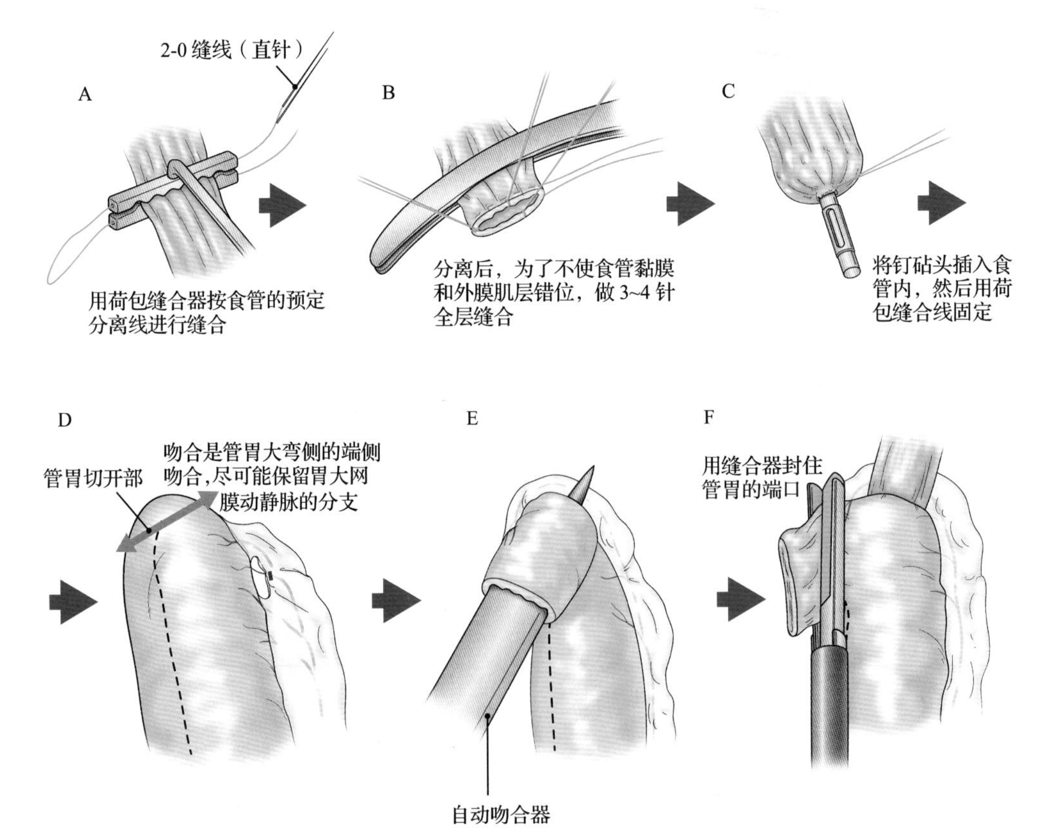

图Ⅱ-2-20 用吻合器进行食管－管胃端侧吻合

- 吻合使用 4-0 PDS®，逐层间断缝合（图Ⅱ-2-21C）。在食管侧缝合时，用黏膜缝合线缝一部分肌层组织。为了使黏膜下层接触范围更广，一边联想一边缝合（图Ⅱ-2-21D）。

管胃延长法

- 颈部食管全切后重建时，如果管胃长度不足，也可应用游离空肠。不过，了解延长管胃的方法会很方便。
- 在不需要贲门淋巴结清扫的病例中，可以实施切开翻转管胃延长法（图Ⅱ-2-22A）。在颈部对胃左动静脉进行血管吻合。
- 另一方面，保留大网膜右动静脉，在切除幽门之后，用 Roux-en-Y 法吻合空肠（图Ⅱ-2-22B），能够使管胃延长 10~15cm。这个方法最大的优点是不需要血管吻合。

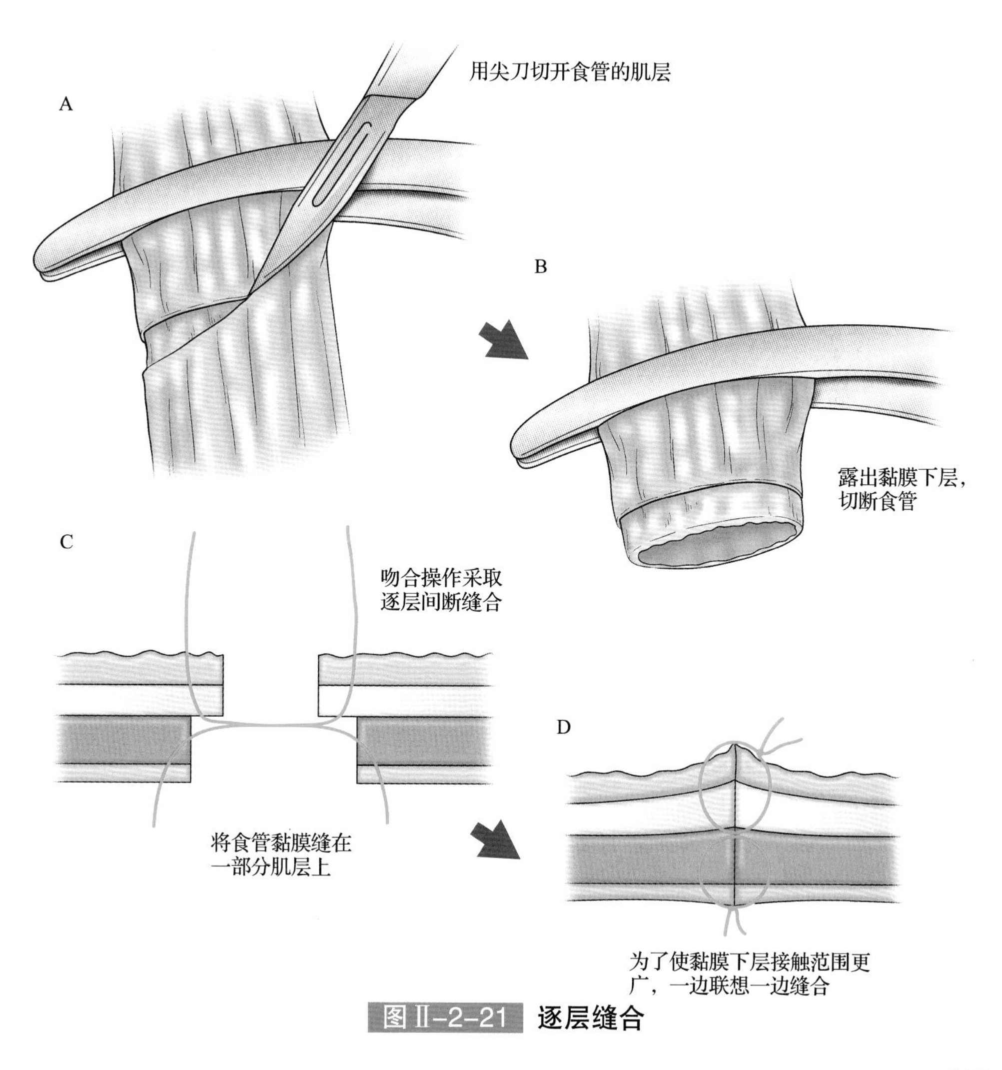

图Ⅱ-2-21 逐层缝合

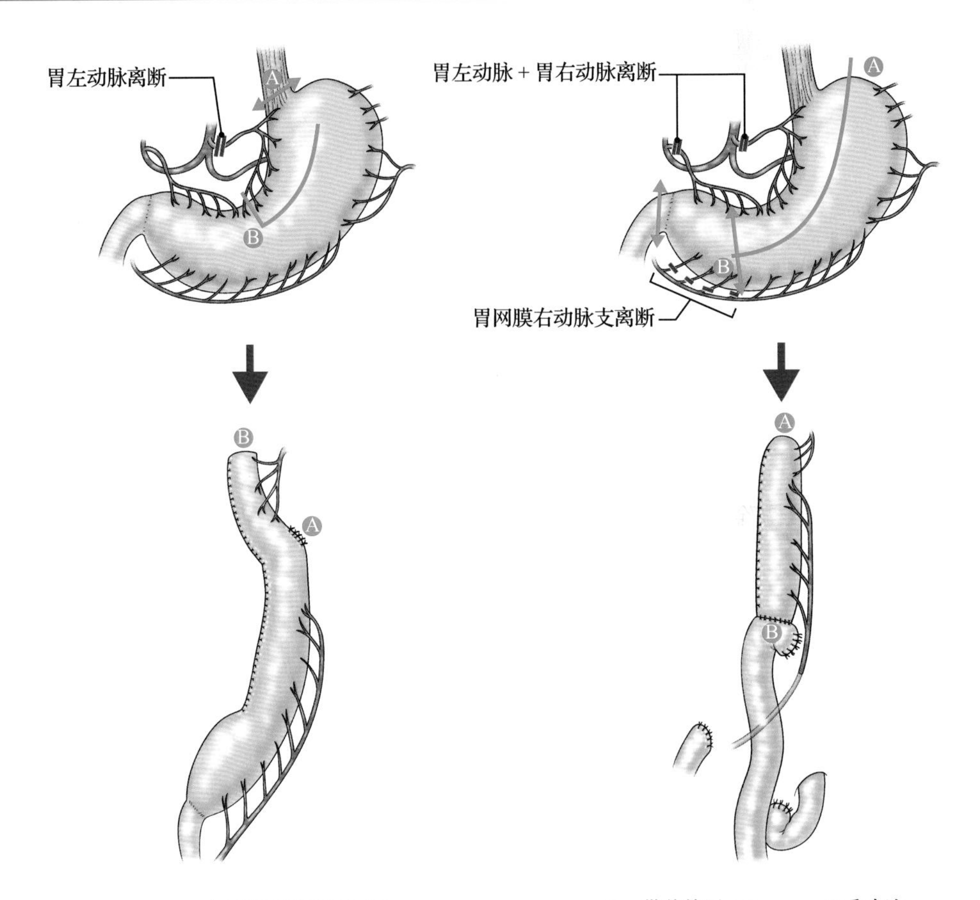

A：切开翻转管胃延长法

B：带蒂管胃 + Roux-en-Y 重建法

图Ⅱ-2-22 管胃延长法

参考文献

[1] Huang CM, et al: Short-term clinical implication of the accessory left hepatic artery in patients undergoing radical gastrectomy for gastric cancer. PLoS One 2013; 8: e64300.

[2] Okano S, et al: Aberrant left hepatic artery arising from the left gastric artery and liver function after radical gastrectomy for gastric cancer. World J Surg 1993; 17: 70–4.

[3] Sagawa N, et al: Reconstruction after total pharyngolaryngoesophagectomy. Comparison of elongated stomach roll with microvascular anastomosis with gastric pull up reconstruction or something like that. Langenbecks Arch Surg 2000; 385: 34–8.

2.3 结肠重建

癌研有明医院消化中心食管外科　峯　真司

不能重建管胃时,需要进行结肠或空肠重建。作为食管外科医师,这些方法都需要熟练掌握。在此对结肠重建进行概述。

适应证

(1)有胃切除(幽门侧胃切除、胃全切)手术史。

(2)合并胃癌(在贲门侧胃切除时不能完全切除和清扫的情况)。

(3)肿瘤侵犯胃及存在腹部淋巴结转移,不能制造管胃。

部位的选择

大致分为左结肠和右结肠。癌研有明医院把右结肠作为首选。

血管吻合

目前,癌研有明医院在重建结肠时基本上都附加了动静脉吻合。其中,动脉吻合常被认为是不必要的操作(从吻合的回肠边缘动脉断端确认动脉性的血供),但为了手术的安全性,实际操作中仍进行动脉吻合。

入路的选择(胸壁前、胸骨后、后纵隔)

在欧美一般是后纵隔入路,但在日本一般选择胸壁前入路。附加血管吻合时,胸壁前入路更加容易。如果不进行血管吻合,上举距离短的后纵隔入路和胸骨后入路的效果其实更好。

在此主要介绍需血管吻合的胸壁前右结肠重建。

术前检查

- 术前必须进行结肠镜检查。
- 术前一天进行内镜检查之前,需进行结肠清洗。

手术步骤

1 开腹

2 右半结肠的松解

3 分离线的设计

4 肠管分离的实际情况

5 胸壁前入路的准备

6 血管吻合

7 消化道吻合

手术技巧

1 开腹

- 从上腹部正中切开。切至脐上即可，但延长到脐下视野会更好。

2 右半结肠的松解

- 从后腹膜松解右半结肠（图Ⅱ-2-23）。
- 然后从后腹膜充分松解十二指肠（图Ⅱ-2-24）。最后在十二指肠和结肠系膜之间充分剥离，使回结肠的上举程度更好（图Ⅱ-2-25）。切除阑尾。

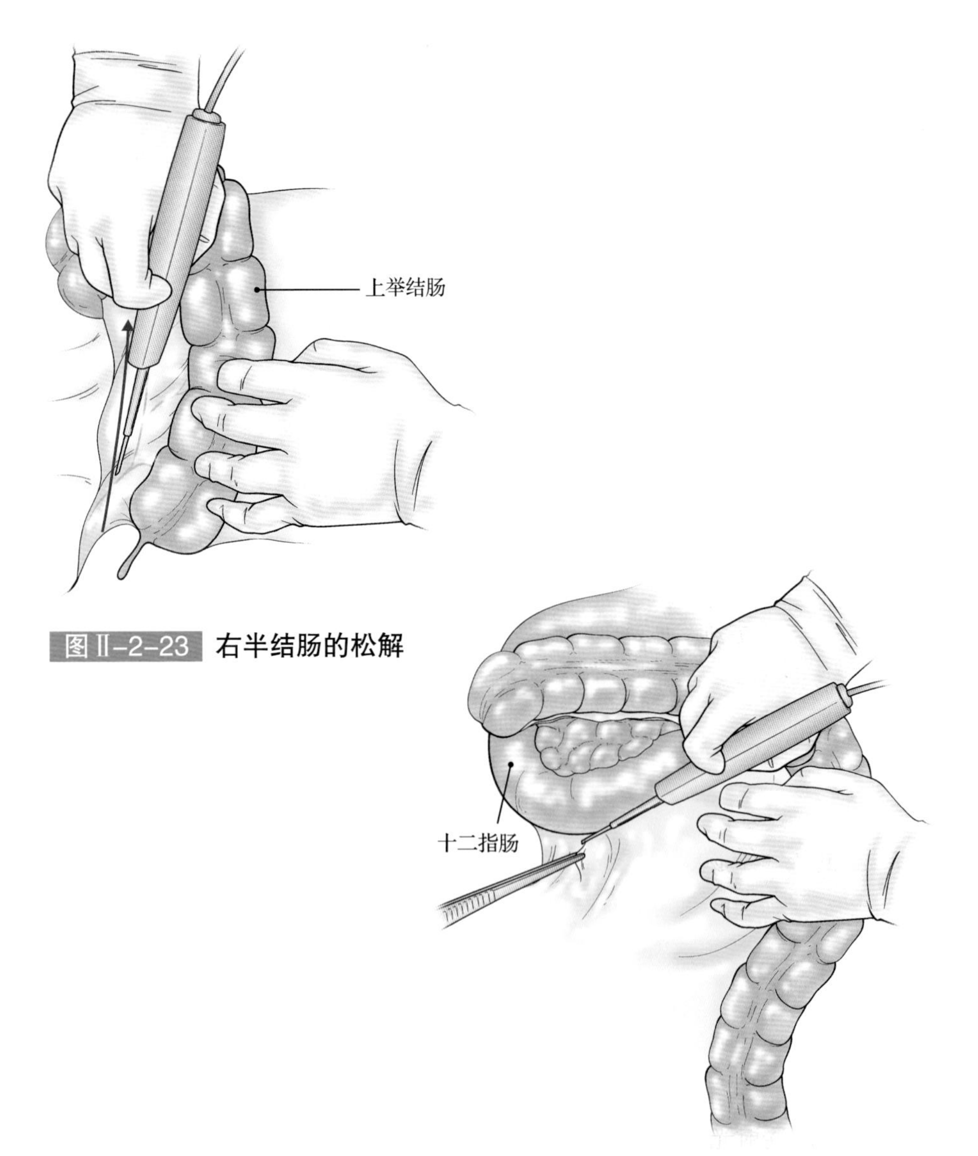

图Ⅱ-2-23 右半结肠的松解

图Ⅱ-2-24 从十二指肠旁的后腹膜开始剥离

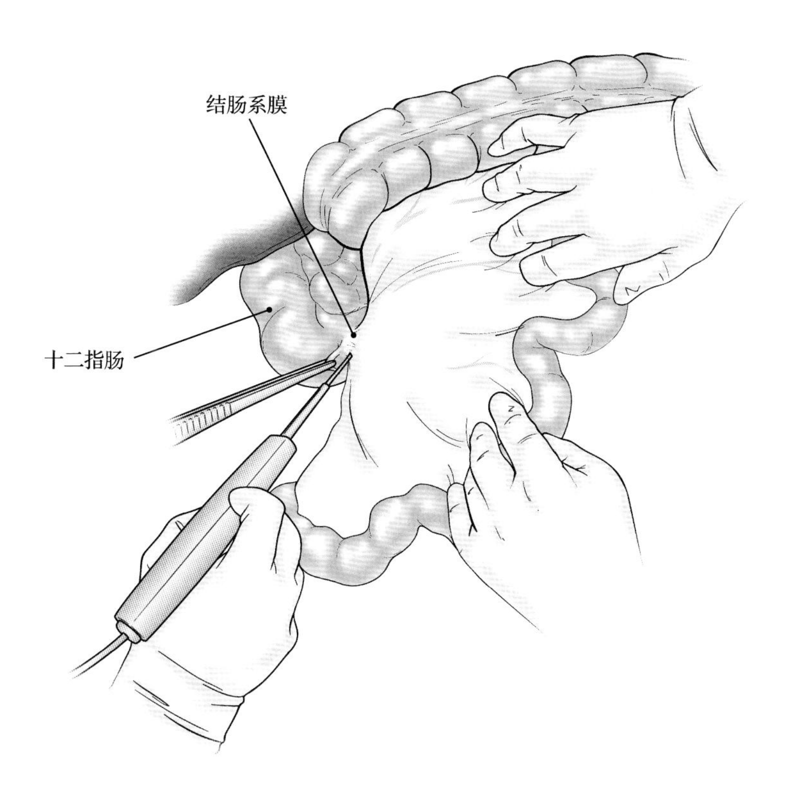

图Ⅱ-2-25 在十二指肠和结肠系膜之间进行剥离

手术注意事项	胃切除后和二期重建时，十二指肠和结肠系膜经常粘连，所以要注意仔细剥离。中结肠动脉右支、右结肠静脉、中结肠静脉是回结肠的主要动静脉，注意不要损伤。

3 分离线的设计

- 分离回结肠动静脉。中结肠动静脉的右支或右结肠动静脉是主要的营养动静脉。
- 虽然回结肠动静脉是血管吻合常用的动静脉之一,但这里所利用的不是回结肠动静脉,而是回肠动静脉的边缘支。
- 血管吻合主要是利用左侧第3(或第4)肋骨床的胸内动静脉。通过利用回结肠动静脉的边缘支,选择空肠上举肠管的大部分,于第3肋骨床进行胸廓内动静脉吻合是吻合的最佳位置。

4 肠管分离的实际情况

- 利用透射光标记回肠动静脉及回肠动静脉边缘支。
- 在距离回结肠动静脉的边缘支与回结肠动静脉的分支10~15cm处进行分离

（图Ⅱ-2-26）。

● 在根部切断回结肠动静脉（图Ⅱ-2-26）。分离动静脉边缘支，分离回肠系膜和回肠（图Ⅱ-2-27）。在胸壁前确认肠管的上举性及血管吻合的位置。

● 如果肠管上举不良，进一步经后腹膜松解十二指肠，并从十二指肠进一步松解结肠系膜。

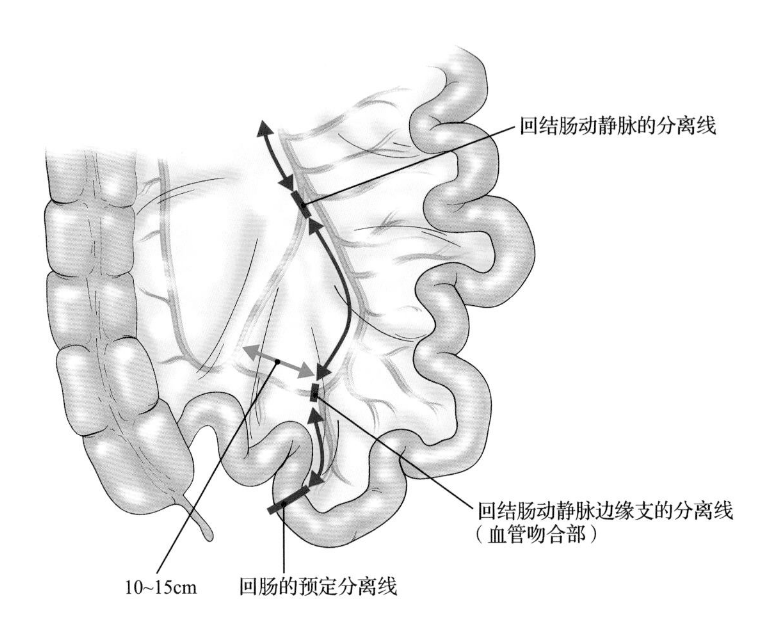

图Ⅱ-2-26 回肠动静脉边缘支的分离

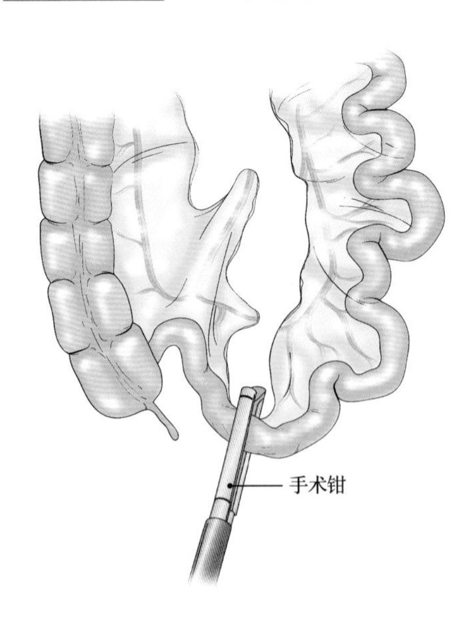

图Ⅱ-2-27 回肠和回肠系膜的分离

5 胸壁前入路的准备

- 一般在皮肤上行“T”形切口，与腹部切口相连接，现在通过皮下隧道连胸腹部切口。
- 左侧第3肋间动静脉需要由整形/血管外科医师进行显露和鉴定（图Ⅱ-2-28，Ⅱ-2-29）。右侧无该需要。
- 该项操作与腹部操作同时进行。

6 血管吻合

- 在胸壁前提起回结肠。将结肠系膜掀至腹侧或背侧（图Ⅱ-2-30）。
- 接下来进行血管吻合。由整形/血管外科医师在显微镜下进行操作。

7 消化道吻合

- 血管吻合结束后，分成颈部小组和腹部小组进行消化道的吻合。

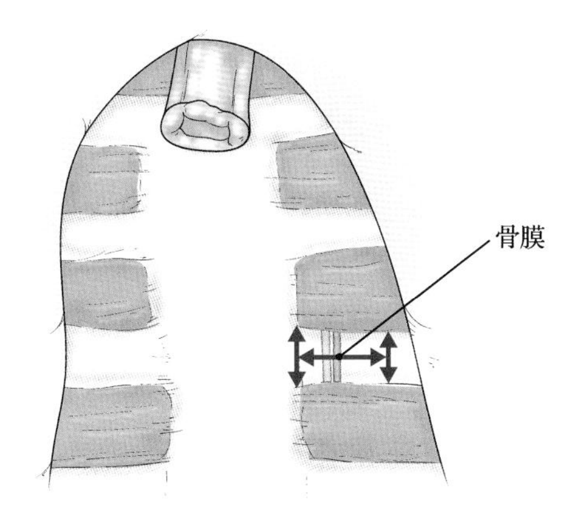

图Ⅱ-2-28 第3肋间动静脉的显露和鉴定

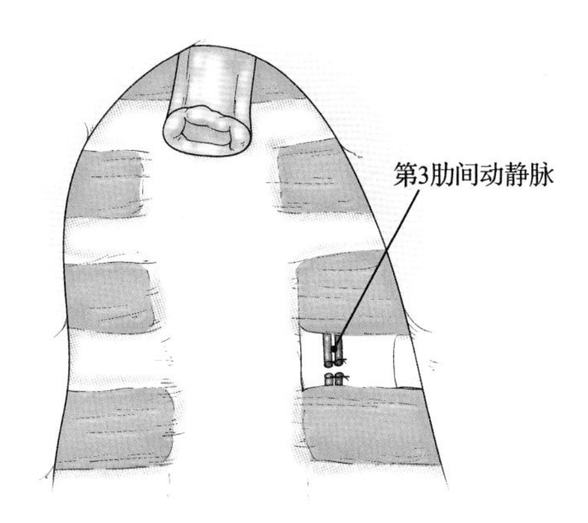

图Ⅱ-2-29 第3肋间动静脉的切断

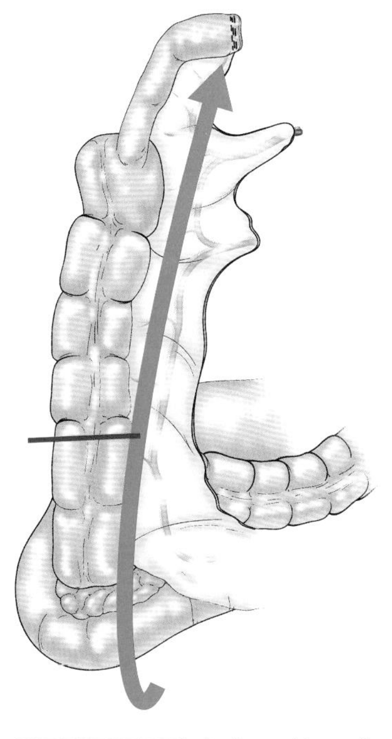

图Ⅱ-2-30 提起回结肠，切断横结肠

颈部：进行食管 - 回肠吻合。切除剩余回肠后，进行端侧吻合。

腹部：首先确定吻合口，切断横结肠（图Ⅱ-2-30）。注意不要损伤系膜。

接着在系膜背侧进行回肠 - 横结肠吻合（图Ⅱ-2-31）。之后，进行结肠 - 空肠吻合。也可以制作代偿肠管（图Ⅱ-2-32）。Billroth Ⅱ型与 Roux-en-Y 型都适用，但近年来使用 Roux-en-Y 型的情况较多。最后，进行空肠 - 空肠吻合。所有患者留置空肠造口。如果之前是将回结肠系膜掀至背侧，则在系膜前进行回肠 - 横结肠吻合，最后进行结肠 - 空肠吻合。

术后管理

- 按照上述顺序进行操作后，虽然并无高位结肠坏死的案例，但为了以防万一，需稍稍打开颈部创口来确认回肠颜色。
- 术后肠闭塞的发生频率较高，需多加注意。

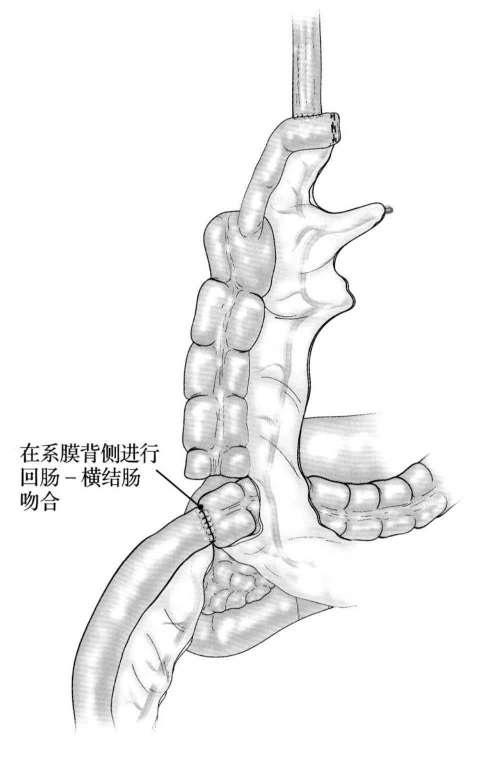

图Ⅱ-2-31 回肠 - 横结肠吻合

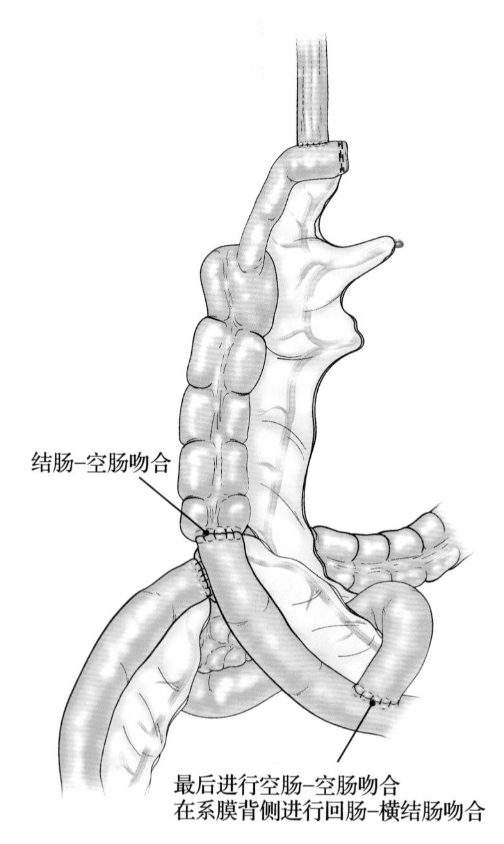

图Ⅱ-2-32 结肠 - 空肠吻合

2.4 带蒂空肠重建

癌研有明医院消化中心食管外科　**西田康二郎**

适应证

在癌研有明医院，食管切除后的重建脏器是以胃（管胃）作为第一选择，而带蒂空肠重建适用于非常特殊的病例，即胃不能作为重建脏器（需要进行胃切除或既往有胃切除病史的病例），并且经裂孔下吻合，或者中下段食管切除后进行胸腔内吻合的病例。

在食管次全切除后的重建（颈部吻合）方面，与食管血管吻合的手术不同，带蒂空肠重建的益处有一些相关报道。而癌研有明医院将右结肠重建作为第一选择。详细内容请参见“食管重建手术方式的选择”。

关于带蒂空肠的重建方法，胃全切情况下采用 Roux-en-Y 法。根据食管的切除范围，选择左开胸或右开胸。食管下段贲门侧胃切除术中，在幽门侧胃保留的情况下，可选择食管 - 胃吻合、间置法、“双管”或“双腔”法，这三种方法各有优劣。

在食管空间充足时，可以采用上川法（左右对开方法）进行食管 - 胃吻合，但是在食管下段大部切除的情况下，很难使用上川法。

间置法有利于防止反流，但在食管癌手术中很难保留迷走神经。因此有些患者会在术后由于胃内容物潴留而出现呕吐、反流，进而导致吸入性肺炎。

综上所述，笔者多采用“双管”或“双腔”法作为重建方法。该方法可在术后早期减少反流问题。间置法可参见“经食管裂孔的下部食管切除”。

术前检查

- 针对上述适应证，需确认上纵隔淋巴结没有发生转移。
- 术前很难对实际的空肠上举程度进行评估。低位胸腔内吻合一般都会涉及空肠。
- 体位：①经裂孔食管下段贲门侧胃切除术采用仰卧位；②左开胸开腹进行食管中下段切除术采用右下半侧卧位，进行开腹操作时旋转手术台，使腹部接近水平；③右开胸情况下，腹部操作结束后转换为左下半侧卧位。

手术步骤

1 空肠系膜的处理
2 空肠的离断
3 经结肠后路将空肠提起
4 食管－空肠吻合及剩余肠管切除
5 空肠断端的闭锁
6 重建
7 引流管的插入及食管裂孔的缝合

1 空肠系膜的处理

- 助手双手牵引从 Treitz 韧带起始的空肠。展开空肠系膜进行探查，确认空肠动静脉走行，进行空肠系膜处理的设计（图Ⅱ-2-33）。
- 为保证空肠可充分上举，需离断第 2 空肠动静脉。首先用血管钳夹住血管根部，确认空肠血供可由边缘动脉维持后再进行离断。在此基础上，以第 3 空肠动静脉为蒂提起空肠。
- 若距离不足，则离断第 3 空肠动静脉，以第 4 空肠动静脉为蒂提起空肠（图Ⅱ-2-34）。

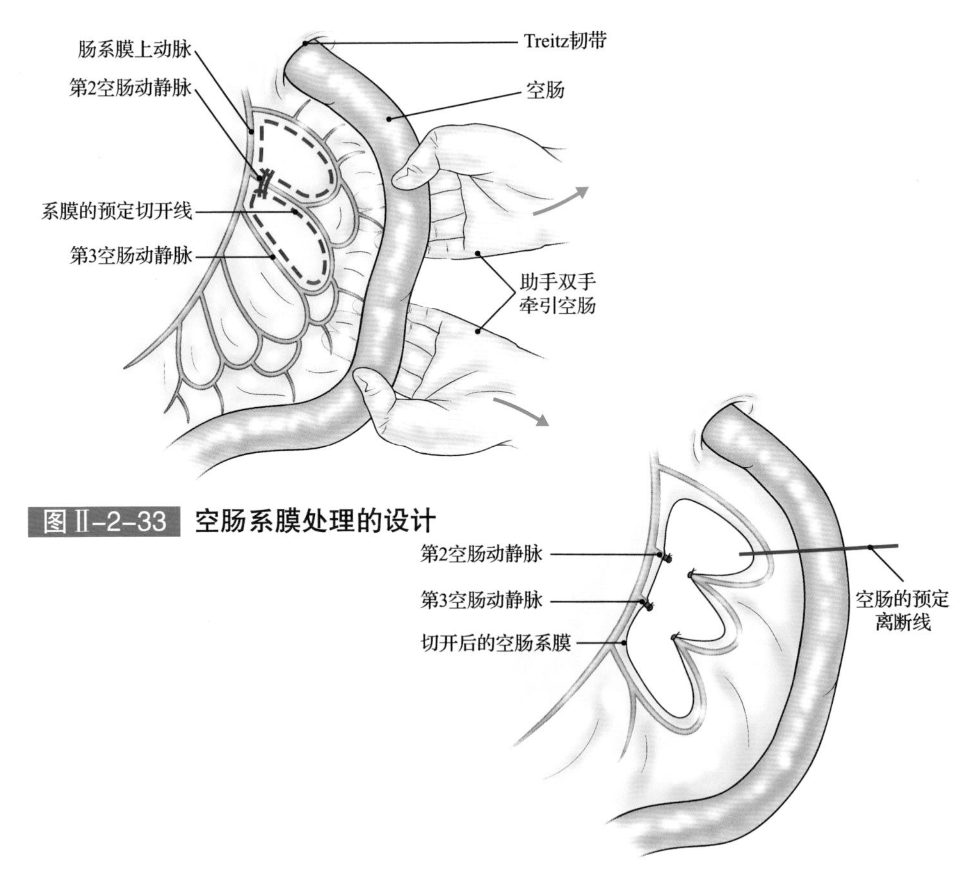

图Ⅱ-2-33 空肠系膜处理的设计

图Ⅱ-2-34 空肠动静脉的离断及空肠系膜的处理

2 空肠的离断

●使用直线吻合器离断空肠（图Ⅱ-2-35）。一般在距 Treitz 韧带 15~20cm 的位置离断。

3 经结肠后路将空肠提起

●切开横结肠系膜，在结肠后路提起空肠（图Ⅱ-2-36）。

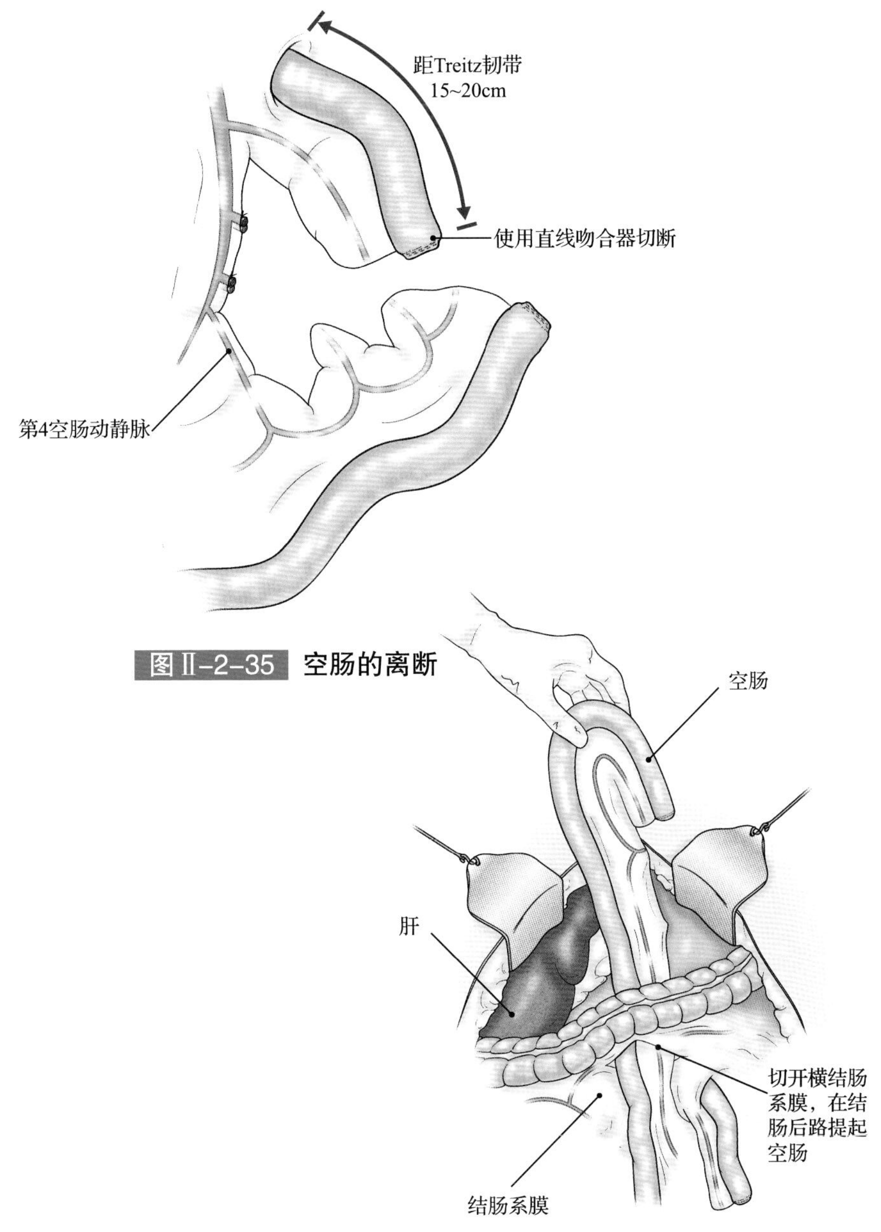

图Ⅱ-2-35 空肠的离断

图Ⅱ-2-36 提起空肠

- 若在胸内进行吻合操作，则需更大地切开横膈膜，之后穿过横膈膜，于胸内提起空肠（图Ⅱ–2–37）。

4 食管 – 空肠吻合及剩余肠管切除

- 提起空肠后最重要的是选择适当的吻合部位，以吻合口张力不会过大且血供良好为宜。
- 为了固定食管断端的钉砧头，应使用 PSI 钳进行荷包缝合（图Ⅱ–2–38）。此时，为预防食管黏膜脱落，再间断缝合 3~4 针（图Ⅱ–2–39）。
- 将提起后空肠的剩余部分切除（图Ⅱ–2–40）。

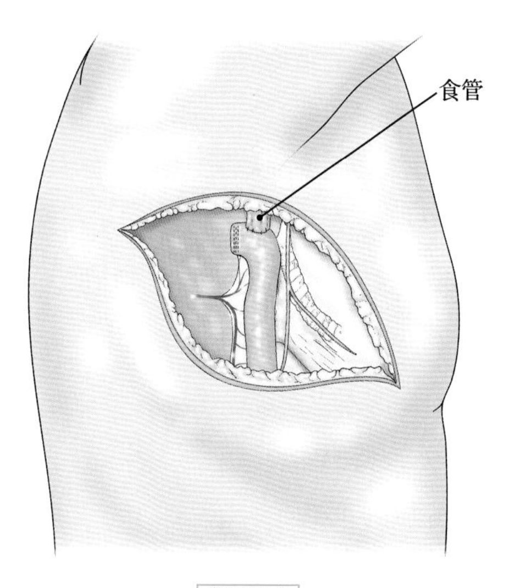

右开胸术

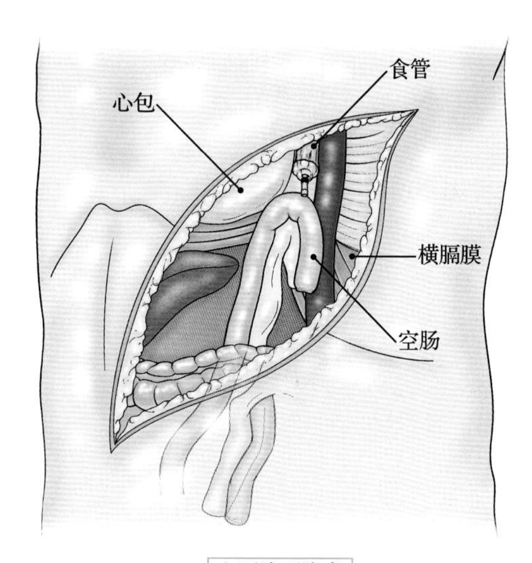

左开胸开腹术

图Ⅱ–2–37 胸内提起空肠

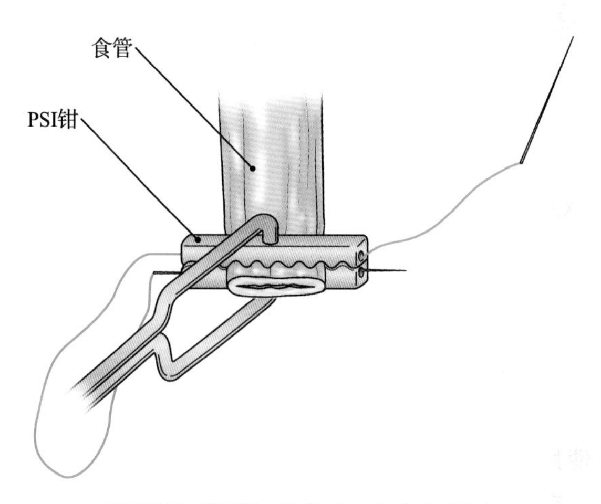

图Ⅱ–2–38 食管断端荷包缝合

●使用圆形吻合器进行食管－空肠吻合。从空肠断端插入圆形吻合器，与插入食管的钉砧头连接，在肠系膜对侧吻合（图Ⅱ-2-41）。

5 空肠断端的闭锁

●使用直线吻合器进行空肠断端的离断和闭锁（图Ⅱ-2-42）。

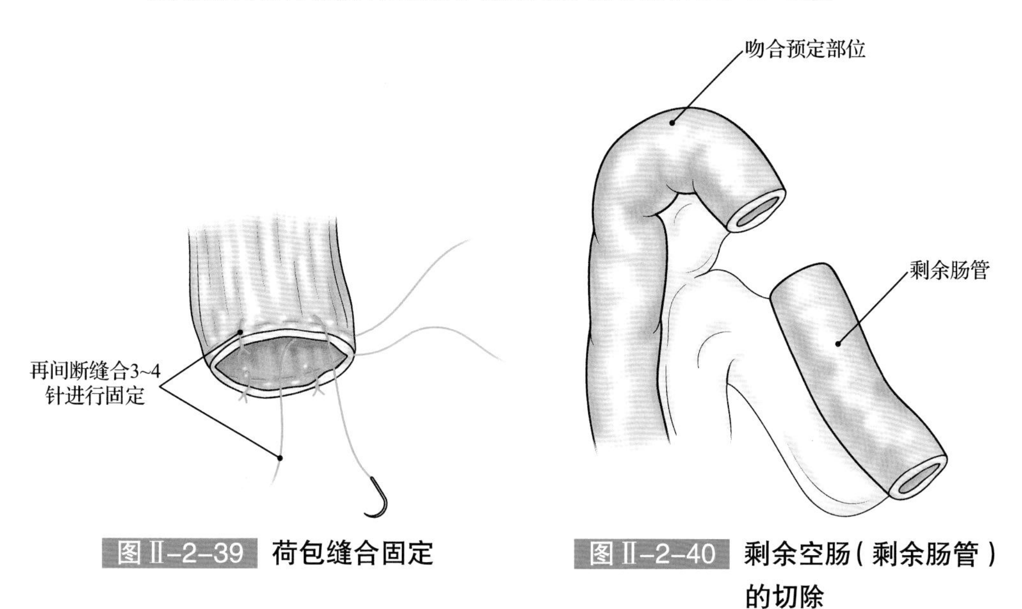

图Ⅱ-2-39 荷包缝合固定

图Ⅱ-2-40 剩余空肠（剩余肠管）的切除

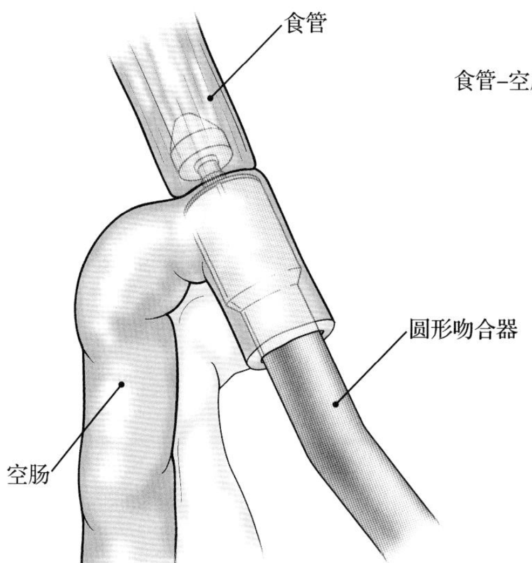

图Ⅱ-2-41 使用圆形吻合器进行食管－空肠吻合

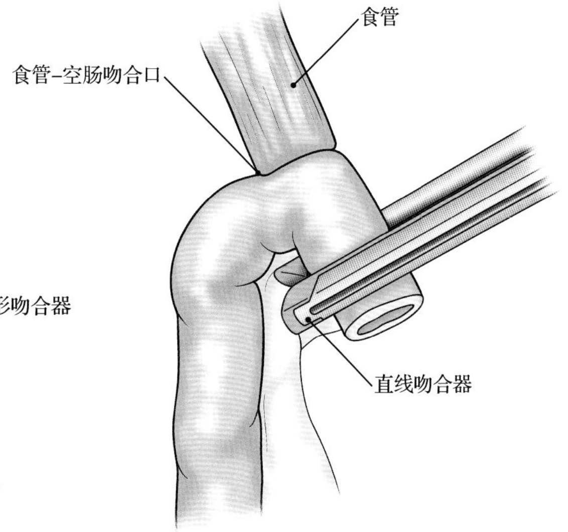

图Ⅱ-2-42 空肠断端的离断和闭锁

6 重建

“双管”或“双腔”法重建

- 距食管－空肠吻合口 10cm 处进行空肠－残胃前壁侧侧手工吻合（Albert Lembert 吻合），接着进行空肠－空肠端侧手工吻合（图Ⅱ-2-43）。
- 肠内营养管沿残胃前壁经肝圆韧带插入，前端沿空肠－空肠吻合口下降至肛侧。

Roux-en Y 法重建

- 食管－空肠吻合后进行空肠－空肠端侧手工吻合。
- 肠内营养管若可从十二指肠插入，则将其经肝圆韧带插入。若不可从十二指肠插入，则进行空肠－空肠侧侧吻合，采用 Witzel 法从十二指肠侧空肠插入。

7 引流管的插入及食管裂孔的缝合

- 使用闭式硅胶引流管，从腹部向纵隔内插入，连接负压吸引引流瓶。左开胸开腹术中需插入胸腔引流管。最后缝合食管裂孔。

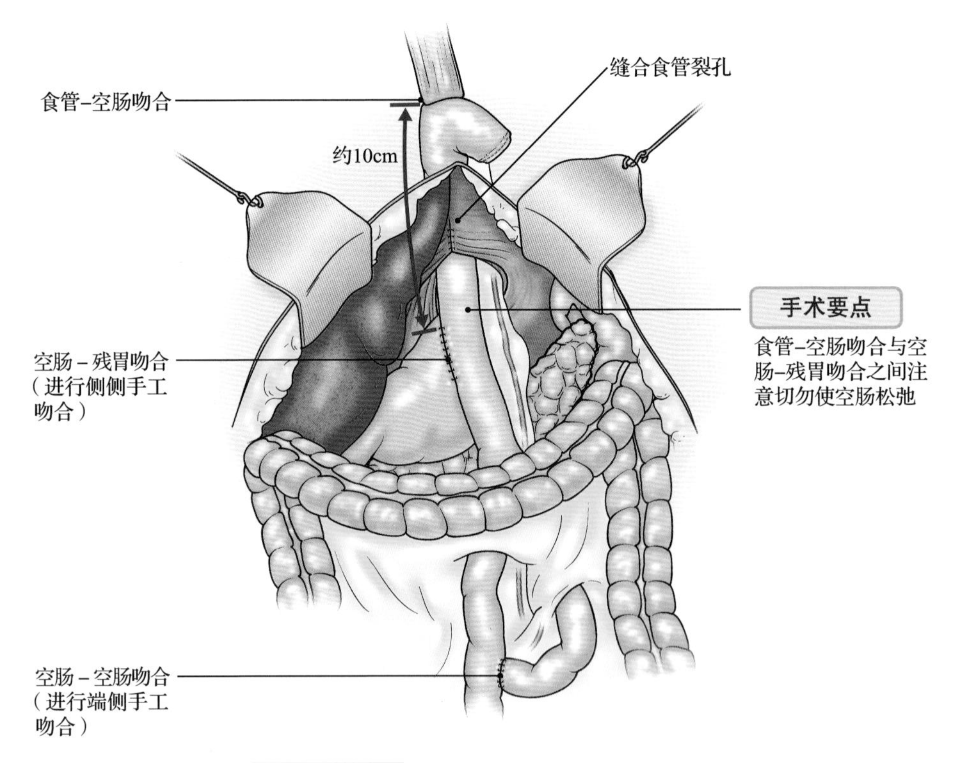

图Ⅱ-2-43 “双管”或“双腔”法重建

手术要点	注意切勿使纵隔引流管与食管－空肠吻合口直接接触。

术后检查

- 术后立即利用 X 线确认引流管的位置。若引流管与吻合口接触，应调节其前端的位置。
- 缝合不全时容易引起脓胸，应迅速进行有效引流。
- 从空肠插入肠内营养管时，将空肠口固定于腹壁可能会造成肠梗阻并发症，应加以注意。

参考文献

[1] Doki Y, et al: Long-term and short-term evaluation of esophageal reconstruction using the colon or the jejunum in esophageal cancer patients after gastrectomy. Dis Esophagus 2008; 21(2): 132-8.

[2] Mine S, et al: Colon interposition after esophagectomy with extended lymphadenectomy for esophageal cancer. Ann Thorac Surg 2009; 88(5): 1647-53.

[3] Nomura E, et al: Functional outcomes by reconstruction technique following laparoscopic proximal gastrectomy for gastric cancer: double tract versus jejunal interposition. World J Surg Oncol 2014; 12: 20.

[4] Watanabe M, et al: Feeding tube insertion through the round ligament of liver: a safe approach to placing a feeding tube for retrosternal gastric tube reconstruction after esophagectomy. J Am Coll Surg 2011; 213(5): e21-2.

游离空肠重建

熊本大学生命科学研究部消化器官外科学系　**原田和人**
癌研有明医院消化中心食管外科　**峯　真司**

适应证

针对颈部食管癌食管切除后的消化道重建，游离空肠重建是第一选择。一般来说，在食管切除后进行重建时，在管胃无法达到颈部的情况下，游离空肠间置也是选择之一。

术前检查

- 有时需进行颈静脉的合并切除，所以需要利用 CT、MRI 对颈部血管的浸润情况进行评估。
- 确认腹部手术既往史。
- 利用 CT 及超声评估动脉硬化情况。
- 确认是否有术前放射线照射史。

手术步骤

1 营养血管的选择　　**2** 移植空肠片的选取

手术技巧

1 营养血管的选择

- 行开腹小切口。因该方法需术中通过透视光线观察，所以手术难以在腹腔镜下进行。
- 一般来说，第 2 或第 3 空肠动脉常作为营养血管。通过透视光线观察空肠系膜，选择营养动脉。
- 确定 1 条动脉、1 条静脉为蒂，确认动脉和静脉充分分布于切除范围内的小肠中。

手术要点	作为蒂的血管有 2 条。注意是否存在边缘动静脉交通薄弱处。

- 动脉要与颈部动脉的直径保持一致，粗细适中；静脉尽量选择粗一些的。
- 结合移植床血管及所需肠管长度确定切除线，一般以空肠动静脉为中心，

在口侧、肛侧分别选取 20cm，长度共计 40cm（图Ⅱ-2-44A）。

- 根据实际情况，在用到颈部上段血管（面动脉、舌动脉、甲状腺上动脉）的情况下，缩短口侧肠管的长度（图Ⅱ-2-44B）；在用到颈部下段血管（颈横动脉）的情况下，缩短肛侧肠管的长度（图Ⅱ-2-44C）。

A：在中间位置选取血管

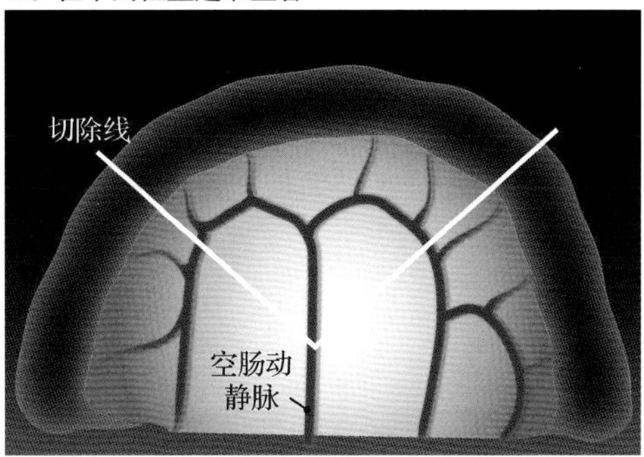

B：缩短口侧肠管长度

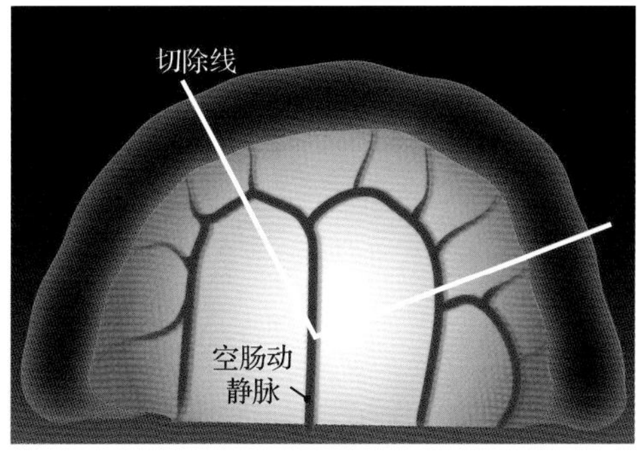

C：缩短肛侧肠管长度

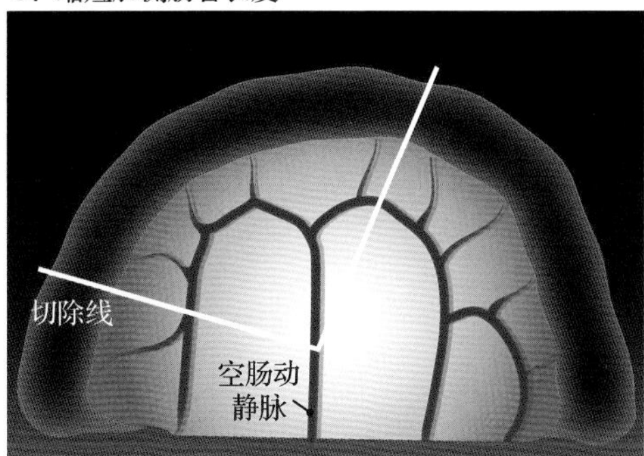

图Ⅱ-2-44　空肠片的选取方案

- 切除前用血管钳阻断边缘动静脉口侧和肛侧的血流，确认移植空肠片的血流。

手术注意事项	充分观察空肠系膜，选取最合适的血管。

2 移植空肠片的选取

- 将血管柄尽量剥离至根部。为避免血管损伤，在根部附近尽量避免使用电刀及能量器械。
- 为缩短血流阻断时间，在颈部操作准备完成后再进行血管切断。在肠管口侧和肛侧用线做好标记后进行离断。
- 在选取侧使用微型血管夹快速、垂直切断血管（图Ⅱ-2-45）。依次切断动脉、静脉，避免淤血。

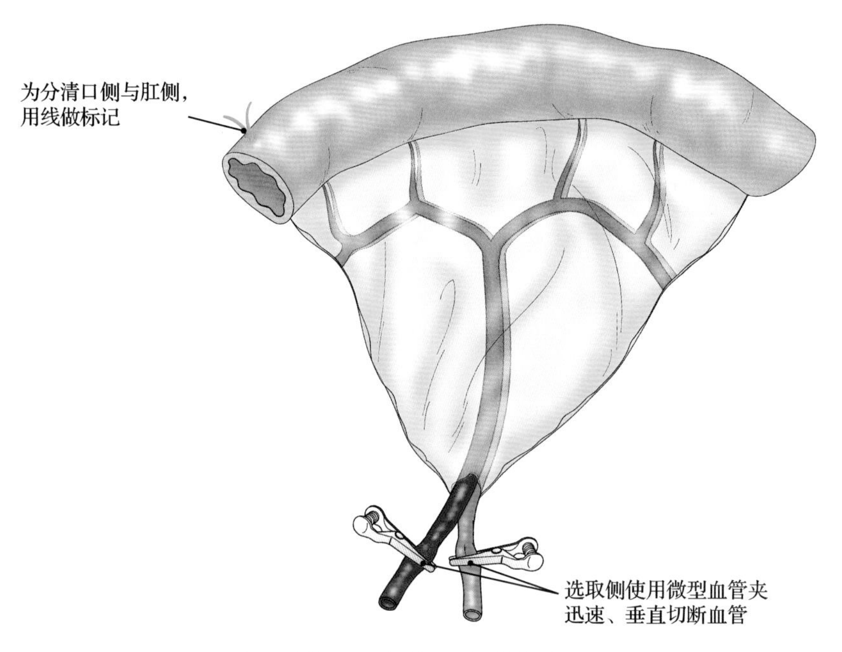

图Ⅱ-2-45 选取完成的空肠片

- 空肠－空肠吻合通常为端端手工吻合，以往病例有 2 例出现肠套壁，因此选择功能性端端吻合。

手术要点	●为了不损伤血管根部，动作一定要仔细、迅速，尽量在根部切断。 ●血管的切断要按照先动脉、后静脉的顺序依次进行。

术后检查

- 有报道显示，游离空肠选取完成后，可造成切除部位肠套叠的可能性较大。因此，要注意术后腹部检查。在大村等的报道中，35 例中有 4 例（11.4%）出现术后肠套叠；在 Matsumoto、Flynn 等的报道中，也同样有小肠片切除后出现肠套叠的病例。

- 据报道，游离空肠的移植失败率为 0~23.9%，存在一定的差异。考虑到移植失败的可能性，要注意做好术后恢复工作。
- 要避免局部血管吻合口受压，颈部无须注意。

参考文献

[1] Ott K, et al: Limited resection and free jejunal graft interposition for squamous cell carcinoma of the cervical oesophagus. Br J Surg 2009; 96: 258–66.

[2] 大村健二，ほか：遊離空腸片採取後に発生した腸重積症の 4 例 . 日消外会誌 1993; 26: 2879–82.

[3] Matsumoto A, et al: Intussusception causing postoperative intestinal obstruction following free jejunum transfer in adults: two case reports and review of the literature. Surgical Case Reports 2015; 1: 28.

[4] Flynn MB, et al: Reconstruction with free bowel autografts after pharyngoesophageal or laryngopharyngoesophageal resection. Am J Surg 1989; 158: 333–6.

[5] Theile DR, et al: Free jejunal interposition reconstruction after pharyngolaryngectomy: 201 consecutive cases. Head Neck 1995; 17: 83–8.

Ⅱ. 手术技巧

3 针对特殊病例的手术技巧

3.1 补救性手术中的注意事项

3.2 头颈部癌症手术后的食管癌手术

3.3 二期分次手术的适应证和手术技巧

3.4 食管旁路手术的适应证和手术技巧

3.5 重建管胃癌手术

3.1 补救性手术中的注意事项

癌研有明医院消化中心食管外科　峯　真司

补救性手术为一种食管切除手术，主要针对 50Gy 以上根治性化放疗（chemoradiotherapy，CRT）后出现的遗留复发症。对于 CRT 后的遗留复发症，切除一般是实现完全治愈的唯一选择，但同时它也伴随着较高的并发症发生率和手术死亡率。

适应证

初诊时 cⅠ~Ⅲ期（cT4b 除外）为可切除病变；但是，如果患者选择 CRT 治疗后出现肿瘤残留或复发，则更加适用于补救性手术。相反，对治疗前因 cT4b 及高度淋巴结转移而选择根治性 CRT，之后发现肿瘤残留或复发的病例，瘤较初诊时缩小的病例，勉强可选择切除，这一类病例也相对适用于补救性手术。

另外，CRT 后在主病灶维持完全缓解，仅有淋巴结复发的情况下，可尝试补救性淋巴结切除。但是在 CRT 后淋巴结复发的情况下，如果淋巴结外侵明显，R0 切除困难，要注意术后早期易局部复发的问题。对于挽救性淋巴结切除，也要谨慎确定其手术适应证。

术前检查

术前检查同一般的食管癌手术。心、肺功能易受治疗影响，所以需完善相关检查。颈部照射易导致甲状腺功能减退，需检查甲状腺功能。由于该类患者手术风险较高，为除外远处转移，术前最好进行 PET-CT 检查。

手术步骤

1 入路
2 游离
3 淋巴结清扫
4 重建

手术技巧

1 入路

- 补救性手术原则上进行右开胸。对于 cT1~T2 的患者，也可在胸腔镜下进行。

2 游离

- 补救性手术的特征之一是游离困难，特别是治疗前的 cT4 病例及 CRT 后时间较长的病例。一般需要对解剖有充分的认识，要求充分显露脏器。
- 放射治疗造成严重纤维化的情况下，解剖层次几乎无法辨别。在这种情况下，先选择层次之间相对较清楚的部分进行游离，最后游离困难的部分。
- 补救性手术中，由于放射治疗造成小血管闭塞，出血也会比普通手术要少。
- 气管膜部与食管的剥离比较困难，因此在出现膜部损伤及疑似变薄的情况下，应考虑通过肋间肌瓣、背阔肌皮瓣或者大网膜对膜部进行覆盖（图Ⅱ-3-1）。

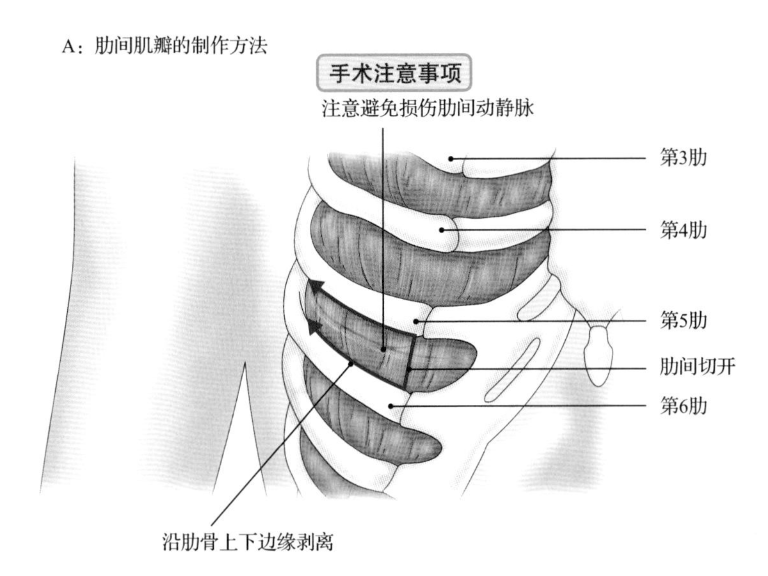

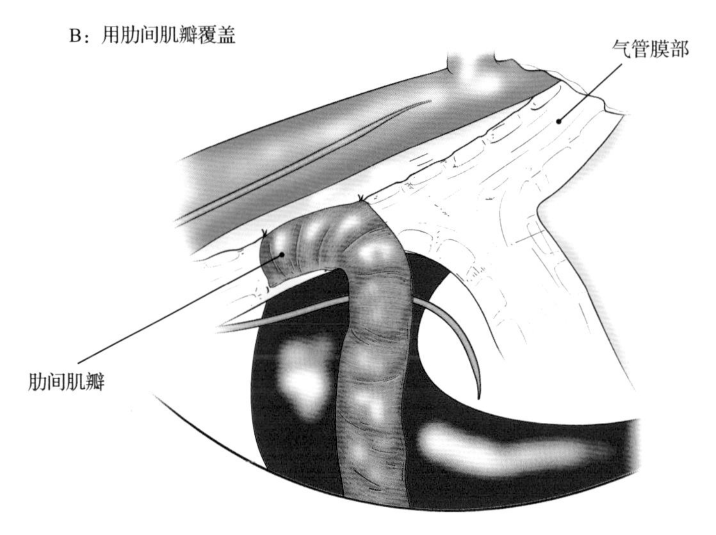

图Ⅱ-3-1 气管膜部的覆盖

3 淋巴结清扫

- 补救性手术中，预防性清扫的效果存在争议；同时，上中纵隔的彻底清扫可能导致呼吸道缺血，从而引起呼吸道坏死。因此，应将淋巴结清扫控制在最小范围内。
- 尽可能保留右主支气管动脉。颈部也尽量保留甲状腺下动脉。
- CRT 后隆突下淋巴结萎缩十分常见。如果没有明显转移，一般不进行切除。若没有明显转移，也可不进行颈部淋巴结清扫。

4 重建

- 若食管吻合口和管胃前端部分曾接受过放射线照射，那么发生吻合口瘘的概率较大。一旦发生吻合口瘘，治疗时间就会延长。
- 按照各机构的习惯选择吻合方法及重建方式。
- 目前癌研有明医院的方法是，制作细径管胃，并以胸骨后入路作为第一选择。同时，所有病例均留置肠内营养管。

术后管理

- 基本上与普通食管切除术后相同，需要给予患者全面、细致的护理。
- 相比普通手术，缝合不全所致的并发症出现较晚，应加以注意。
- 一旦发生缝合不全，尽可能迅速地进行引流。纵隔脓肿穿通气管膜部就会导致瘘管，较难医治。
- 胸腔积液未及时处理的情况较常见，应进行恰当的处理。

参考文献

[1] Watanabe M, et al: Outcomes of lymphadenectomy for lymph node recurrence after esophagectomy or definitive chemoradiotherapy for squamous cell carcinoma of the esophagus. Gen Thorac Cardiovasc Surg 2014; 62(11): 685-92.

3.2 头颈部癌症手术后的食管癌手术

癌研有明医院消化中心食管外科 **渡边雅之**

头颈部癌与食管癌同时发生或在不同时间发生的比例约占食管癌总体比例的20%。因此，针对上述情况，在针对头颈部癌症进行全咽喉切除（total pharyngolaryngectomy, TPL）、气管永久造口术之后，有必要进行食管癌手术。对于在颈部进行了气管旁淋巴结清扫的病例及已接受气管永久造口术的病例，气管的血供一般依赖于膜部背侧的食管。因此，TPL后的食管切除手术中，维持血供非常重要。

手术方式的选择

对于胸部食管的浅表癌，可以不进行颈部操作，选择保留上段食管而切除中下段食管。尽量不对胸部上段食管与气管膜部进行剥离。针对TPL后的病例，进行胸腔内高位吻合，游离空肠与管胃之间间置5cm左右的食管，食管的血流一般不会出现问题，可以安全吻合。针对食管全切除病例，不破坏气管永久造口，保持气管周围组织的连续性，避开TPL创口而从其他开口到达游离空肠与食管的吻合口。根据情况可考虑应用肌瓣及皮瓣。颈部操作以及上述方案需头颈外科协助。

淋巴结清扫

气管周围淋巴结清扫会给气管血供造成较大影响，因此要进行有效控制。针对No.106recR淋巴结肿大的病例，在喉返神经起始部切断神经，沿喉返神经只清扫背侧淋巴结（图Ⅱ-3-2）。注意尽量不要暴露气管壁。不进行No.106recL淋巴结的预防性清扫，只对肿大淋巴结进行采样。保留支气管动脉，对No.109、No.107淋巴结也不进行预防性清扫。对于No.109L淋巴结，原则上在切除食管的同时进行清扫（图Ⅱ-3-3）。常规进行下纵隔、腹部淋巴结的清扫。

胸导管的处理

一般在颈部结扎胸导管。因为发生乳糜胸的风险较高，原则上进行合并切除或在下纵隔结扎。

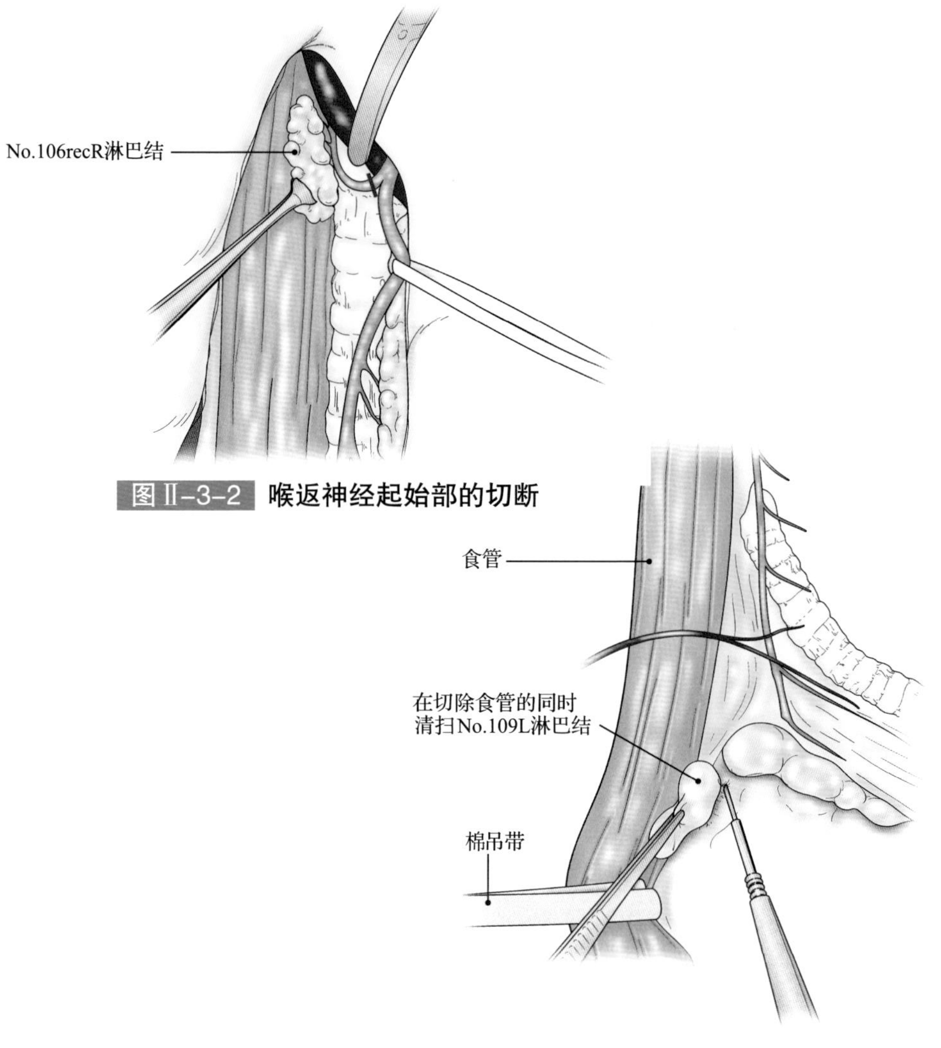

图Ⅱ-3-2 喉返神经起始部的切断

图Ⅱ-3-3 No.109L 淋巴结的清扫

重建

重建的标准方案为胸腔内吻合。尽可能避免游离胸部上段食管。在食管预定离断线处使用荷包缝合钳。将食管切断并取出后，在食管断端装上自动吻合器钉砧头。将管胃提至胸腔内，切开管胃前端，插入自动吻合器本体，在大弯侧用连接杆进行端侧吻合（图Ⅱ-3-4）。关于机械吻合的详细内容请参见“管胃重建”。在进行食管全切除的情况下，则经后纵隔入路提起管胃，在颈部将管胃与游离空肠进行端端吻合。

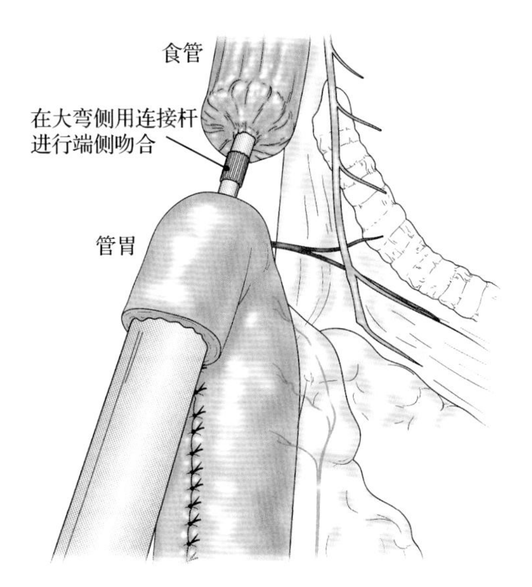

图Ⅱ-3-4 食管－管胃吻合

3.3 二期分次手术的适应证和手术技巧

癌研有明医院消化中心食管外科　**西田康二郎**

长时间且高创伤性的食管切除重建术会给患者带来较大的身体负担。而二期分次手术是以减轻患者身体负担为目的，将食管切除与重建分 2 次进行的手术方法。但是，住院时间的延长以及手术次数的增加也会给患者带来较大的精神负担，因此必须谨慎确定其适应证。

一般来说，二期分次手术的适应证为高风险病例。预测食管切除术后并发症风险的方法一般有 POSSUM 评分、年龄及 Charlson 合并症评分等，但却没有明确的二期分次手术的选择标准。森田等的报道中指出，二期分次手术的适应证应从 PS（performance status，功能状态）评分和肝功能损害程度等患者因素，以及结肠重建（胃切除或并发胃癌）等手术因素进行考量。

癌研有明医院在 2010—2014 年 5 年间进行了 519 例食管切除重建手术，其中二期分次手术有 18 例（3.5%），几乎全部为右结肠重建病例，还有一些病例存在肝硬化、营养不良、控制不良的糖尿病等患者因素。若患者仅存在右结肠重建及补救性手术等单一风险因素，一般不会考虑二期分次手术。只有在多个风险因素叠加的情况下才会选择二期分次手术。

手术技巧

一期手术中进行食管次全切除、纵隔（+ 颈部）淋巴结清扫、食管造口、保证营养的肠造口，二期手术中进行腹部淋巴结清扫及重建。如果能在内镜辅助下进行胃造口，一期手术可省略开腹操作，这对于治疗大有益处。由于手术针对的是高风险病例，重建入路一般为胸骨前（皮下）入路。

一期手术

- 根据淋巴结清扫情况等具体情况选择右开胸或胸腔镜下手术，手术技巧详见各章。
- 一期手术为非重建手术，因此，一期手术的要点在于食管离断的位置及食管造口。口侧食管的离断要根据主病变的位置，尽量留长，这样对重建有利。
- 肛侧食管的离断在胸腔内进行，但如果病变靠近贲门部，则在腹部离断。
- 食管造口在锁骨下方的前胸部进行。同时，在高位食管与皮下之间粘贴可吸收性防粘连合成材料（图Ⅱ-3-5）。
- 最后，行 5cm 左右开腹小切口，运用 Witzel 方法制作保证营养的空肠造口。

手术要点	在前胸部进行食管造口会比在颈部造口更容易护理，重建时也更易进行吻合操作。

二期手术

- 二期手术为重建手术,主要为腹部操作。重建的手术技巧详见各章。
- 如前所述,重建入路一般为胸骨前(皮下)入路。
- 在前胸部进行食管造口与皮肤的剥离时,注意不要损伤食管肌层。剥离后,切除食管前端,尽量在状态较好的部位进行吻合(图Ⅱ-3-6)。

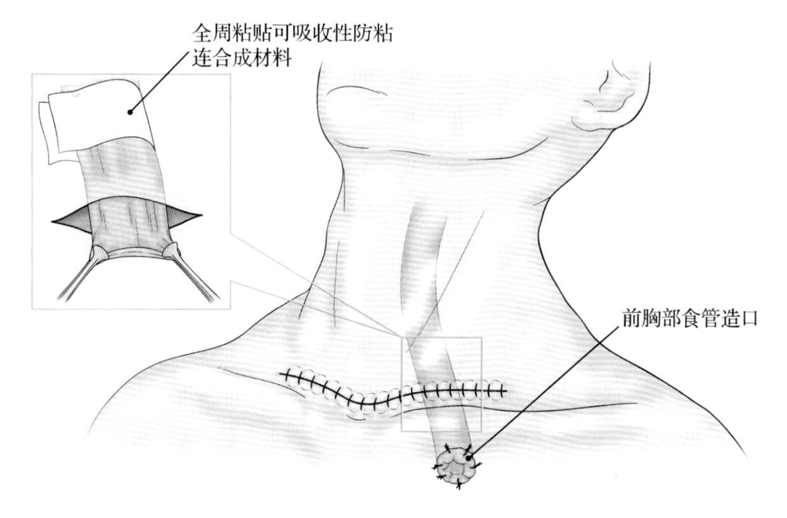

图Ⅱ-3-5 食管造口

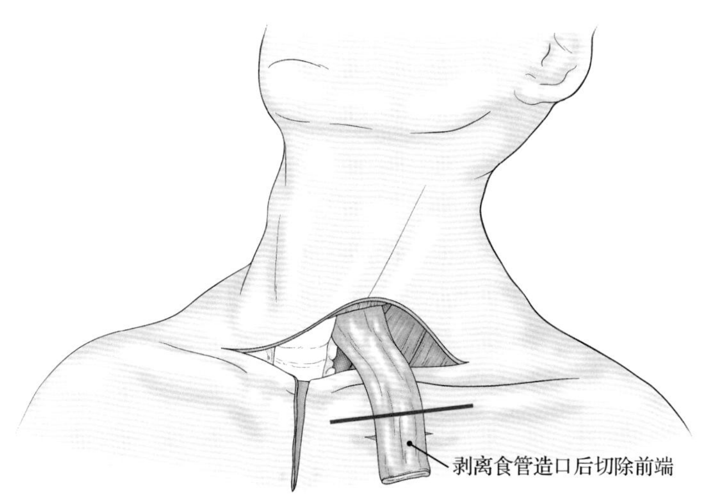

图Ⅱ-3-6 重建手术时食管断端的处理

一期手术与二期手术之间的护理要点

- 二期分次手术无特殊的并发症，但因为手术针对的是高风险病例，一期手术后的护理必须要谨慎。
- 一期手术后到二期重建手术之间为经管营养。但是在此期间，为了患者的满足感及吞咽能力的维持，可以经口摄食，使食物排至食管造口袋内。
- 一般一期切除手术后，3~4 周后再进行二期重建手术。时间间隔上可以灵活选择，应努力改善患者的全身状态（特别是营养状态）。若可以保证经管营养护理及食管造口袋的护理，也可允许患者出院。

参考文献

[1] Dutta S, et al: A comparison of POSSUM and GPS models in the prediction of post-operative outcome in patients undergoing oesophago-gastric cancer resection. Ann Surg Oncol 2011; 18 (10): 2808-17.

[2] Ra J, et al: Postoperative mortality after esophagectomy for cancer: development of a preoperative risk prediction model. Ann Surg Oncol 2008; 15(6): 1577-84.

[3] Morita M, et al: Two-stage operation for high-risk patients with thoracic esophageal cancer: an old operation revisited. Ann Surg Oncol 2011; 18(9): 2613-21.

3.4 食管旁路手术的适应证和手术技巧

熊本大学生命科学研究部消化器官外科学系　**志垣博信**
癌研有明医院消化中心食管外科　**渡边雅之**

食管旁路手术的意义

由于治疗和肿瘤的进展，一旦出现瘘孔及狭窄症状，经口摄食会变得很困难，患者的生存质量会显著降低。为了提高需要经口摄食患者的生存质量，可以考虑支架治疗、旁路手术等姑息性治疗方案。

随着支架治疗手段的进步，具有创伤性的旁路手术的适应证变得十分有限。但是对于支架治疗出现并发症风险较高的病例或者全身状态良好、可持续进行化疗的病例，食管旁路手术是较为有效的方案。

旁路手术的适应证

食管旁路手术适用于预期生存时间超过 3 个月、全身状态好、PS 评分 0~2 分、能够接受全身麻醉，特别是形成气管食管瘘的患者。因为患者换气功能低下，而且麻醉时要呼吸机通气，术前主刀医师一定要同麻醉医师讨论相关进程。

术前检查

在接受旁路手术的患者中，由于很多患者的全身状态较差或预定吻合部位接受过放射治疗，所以相比普通吻合手术，缝合不全的发生率也较高。因此，预后，评估患者的手术耐受能力非常重要。

手术步骤

1. 上腹部正中切开
2. 大网膜、脾胃韧带的处理
3. 制作“Y”字管胃
4. 颈部切开，食管切断
5. 减压管的插入
6. 颈部吻合、重建
7. 管胃造口
8. 关腹

手术技巧

“Y”字管胃可确保食物通道及肿瘤向肛侧的排出通路，一般利用“Y”字管胃进行食管旁路手术。

1 上腹部正中切开

● 全身麻醉后，在上腹部正中部位切开 10~15cm 进行开腹。

2 大网膜、脾胃韧带的处理

● 相比一般开腹手术，该手术视野较小，因此注意不要勉强进行脏器牵引，以免造成脾被膜损伤。要保护脏器，在脾内侧放置纱布，以预防脾损伤。
● 在左侧沿着胃的边界线切开大网膜，结扎、切断胃网膜左动静脉。
● 处理胃短动静脉后，朝右侧游离大网膜直至十二指肠。
● 剥离胰腺上缘，使胃可以充分移动。

3 制作"Y"字管胃

● 为使提起管胃的宽度保持在 3.5cm，垂直于胃大弯在距离胃大弯边缘 3.5cm 处用甲紫做标记。
● 在胃体中部的标记处，使用圆形吻合器（直径 21mm）对胃的前、后壁打孔（图Ⅱ-3-7）。
● 使用直线吻合器（蓝色钉仓 60mm）从开孔处朝胃底方向及幽门方向进行切开，制作"Y"字管胃（图Ⅱ-3-8）。
● 连续缝合小弯侧的切开线，进行止血。同时进行包埋缝合，避免暴露管胃缝合线。

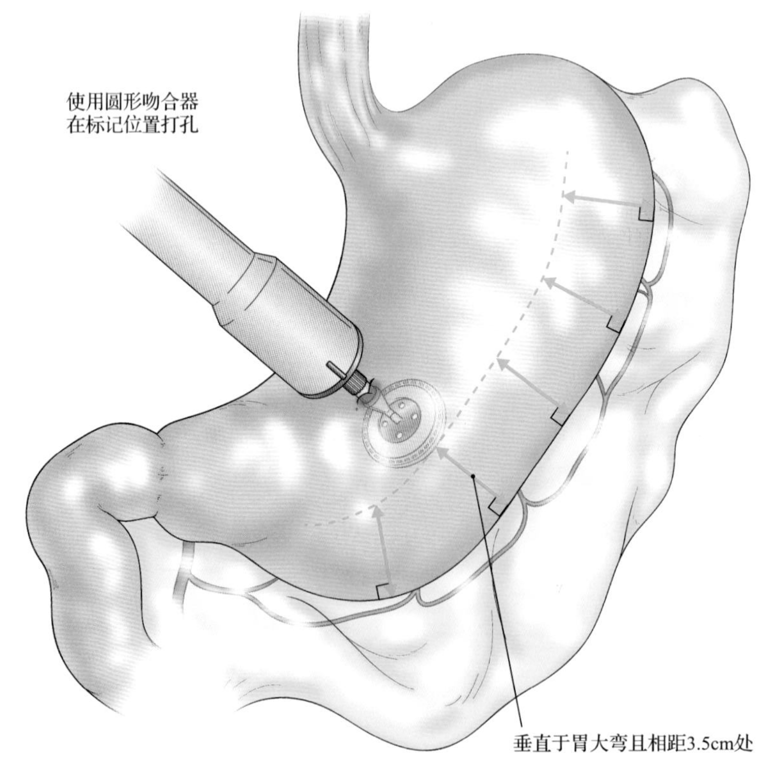

图Ⅱ-3-7 使用圆形吻合器打孔

4 颈部切开，食管切断

- 在颈部左侧沿胸锁乳突肌进行斜行切开。
- 切断颈阔肌后，切断左侧颈前肌群，展开创口。找到颈总动脉内侧的食管，对其进行缠带。
- 充分游离后，用直线吻合器切断颈部食管。

5 减压管的插入

- 在肿瘤造成完全梗阻的情况下，肿瘤口侧贮留的食管固有腺分泌物可能会引起食管破裂。因此，为了进行减压，在闭塞部位向口侧食管内留置减压管。
- 切开残留食管断端，插入减压管，对插入部位的食管进行荷包缝合以固定减压管。减压管由左颈部引至体外。

6 颈部吻合、重建

- 按照前面章节所述的方法，经胸骨后入路提起“Y”字管胃大弯侧，进行食管－管胃吻合（图Ⅱ–3–9）。
- 在颈部食管长度合适的情况下进行三角吻合。但是旁路手术中颈部食管通常会变短，一般进行手工吻合（吻合方法参见“管胃重建”章节）。
- 将被提起的带蒂大网膜填充于吻合口周围的空间。在吻合口背侧，从左颈部切口下方留置引流管。

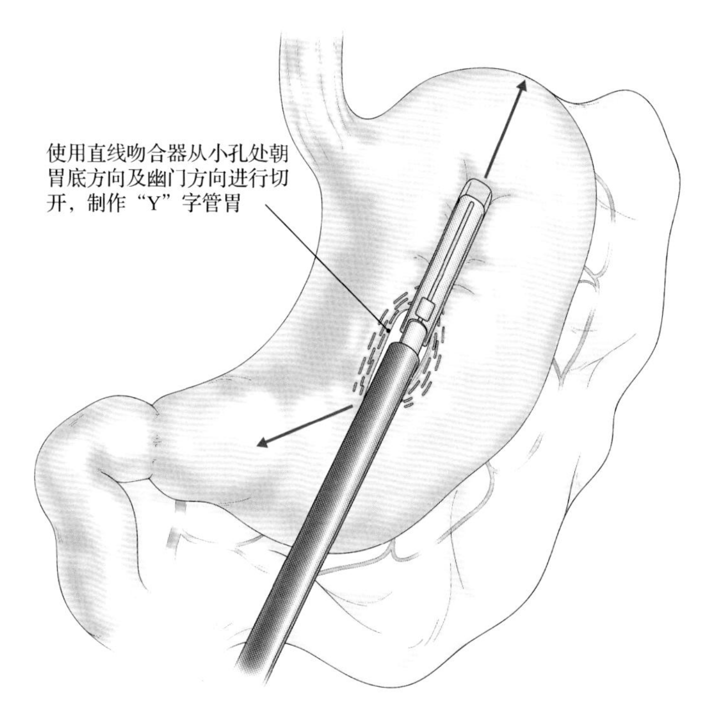

图Ⅱ–3–8 使用直线吻合器制作“Y”字管胃

7 管胃造口

●所有病例均从胃前庭部前方行造口。

手术要点	手术时，为避免由于前庭部与腹壁固定而造成残胃排出障碍，如前所述，通过肝圆韧带留置营养管，同时注意不要使前庭部过度抬起（参见“营养管的留置”。

8 关腹

●在腹腔内粘贴可吸收性防粘连膜，对腹壁进行双层缝合。

术后检查

●检查残余食管及残胃有无扩张，检查减压管的引流情况。

●经口摄食的时间通常根据食管切除重建术来确定。由于经过根治性 CRT 的病例较多，也可以观察创口及炎症情况，根据病例的具体情况行食管造影。

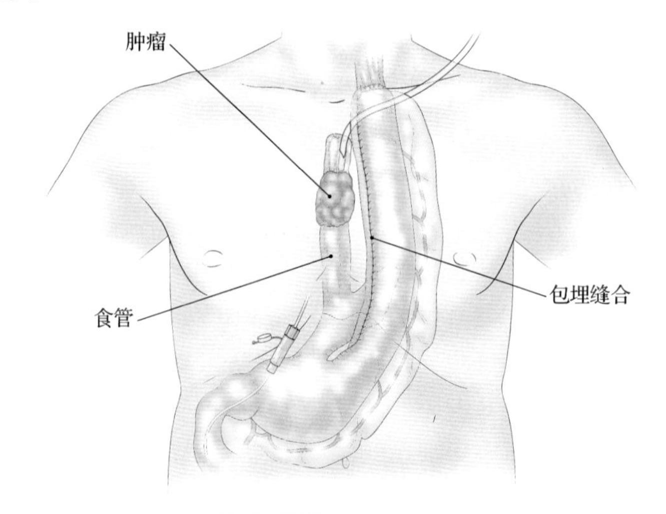

图Ⅱ-3-9 食管旁路完成

参考文献

［1］Postlethwait RW: Technique for isoperistaltic gastric tube for esophageal bypass. Ann Surg 1979; 189（6）: 673–6.

［2］丹黒　章，ほか：姑息治療（ステント治療，バイパス術）. 日本臨牀 2011; 69: 380–6.

［3］木ノ下義宏，ほか：日常診療の指針; 食管癌に対するステント療法と食管バイパス療法の比較. 外科治療 2006; 95: 403–4.

3.5 重建管胃癌手术

日本国立国际医疗研究中心医院食管外科　**山田和彦**

适应证

食管癌患者发生重复癌、多发癌的风险较高。因此，食管切除后，除了要观察食管癌是否复发之外，还要注意其他脏器是否存在重复癌。重复癌多为头颈部癌、胃癌、大肠癌、肺癌等。

对于高位管胃癌，由于癌的发展阶段与重建入路不同，治疗方案也有所不同。由于大多数高位管胃癌病例都是在定期进行内镜检查时发现的，所以通常对其进行早期治疗。

需要外科治疗的病例中，多以中期癌及内镜下黏膜下层剥离术（endoscopic submucosal dissection，ESD）后的追加治疗为目的。根据癌的发展阶段及手术侵袭性的大小，也可以进行缩小手术。

探讨项目

针对高位管胃癌的外科治疗，应考虑到以下几个方面：①因为有3个重建入路（胸壁前、胸骨后、后纵隔），该如何选择入路（开腹、开胸、胸骨纵切开等）；②如何处理管胃的营养血管（保留或切断）；③如何确定切除范围（幽门侧管胃切除、管胃全切、局部切除）；④如何处理重建脏器（局部切除、小肠、结肠等）等。管胃是否保留淋巴回流，需要根据情况进行考量。

使用单一方法治疗的案例比较少，但在最近的文献中也有一些案例：①仅进行内镜治疗的病例较多；②胸腔镜下食管切除后可再次进行胸腔镜下手术；③利用吲哚菁绿（ICG）等测定残存胃黏膜血流后，可切断胃网膜右动静脉。

术前检查

- 通过内镜找到病变位置并做好标记（用夹子及染色剂）。同时，通过X线透视找到夹子的位置，标记管胃切离线。
- 针对食管癌的切除重建手术中，很多病例会出现呼吸功能低下，所以要进行血气分析、心功能和营养状态（体重、前白蛋白）等的评估。
- 既往手术后纵隔重建管胃情况下，可能会存在广泛粘连，因此要对患者的手术耐受性进行慎重判断。

手术步骤

1 切开皮肤
2 胸壁前入路
3 后纵隔入路
4 胸骨后入路

手术技巧

1 切开皮肤

- 根据不同的重建入路和切除范围，选择不同的入路。
- 在仅进行胸壁前开腹的病例中，于上腹部正中切开并延至头侧，找到皮下的管胃（图Ⅱ-3-10A）。
- 在后纵隔重建入路开胸的情况下，如图Ⅱ-3-10B 所示，最多于 3 处切开皮肤。
- 在胸骨后入路胸骨纵切开的情况下，如图Ⅱ-3-10C 所示切开皮肤。

2 胸壁前入路

- 因为皮下存在管胃，因此，从上腹部朝头侧切开皮肤，确认皮下周围血管，剥离管胃与周围的粘连，观察胃部整体情况。
- 关于血流，从经验上来说，管胃的上段可获得皮下或上段食管的血流。胃网膜右动静脉为高位管胃的最大营养血管，即使被切断也可以保证管胃的血流。但是，手术时尽量先尝试阻断血流，观察管胃的颜色后再行切断。
- 因为有皮下及食管的血流，为了避免阻断不必要的血流，最低限度地剥离头侧皮肤非常重要。
- 最近有很多报道显示，利用 ICG 进行血流测定，在一定时间内阻断血流，在此基础上如果管胃颜色变差也可避免切断滋养动静脉。

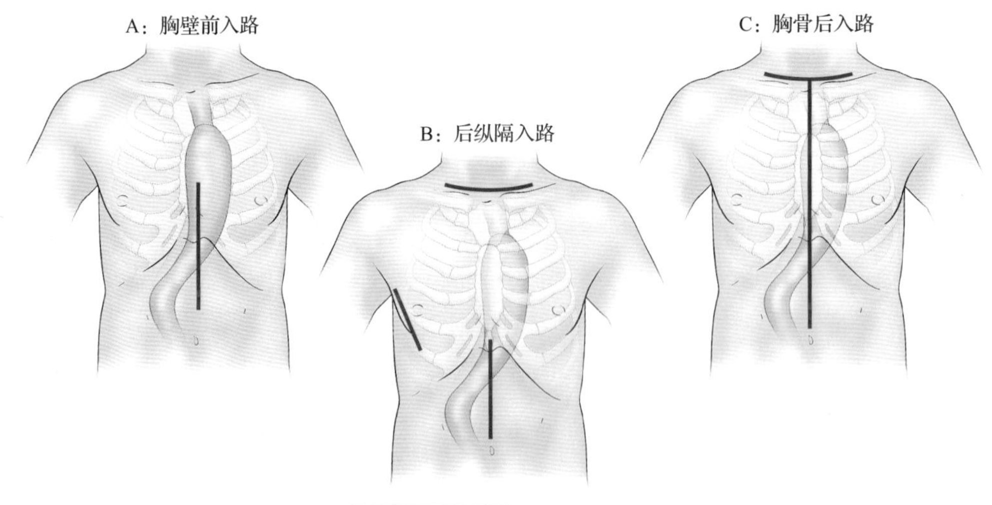

图Ⅱ-3-10 皮肤切口

- 使用 Roux-en-Y 方法重建时提起空肠（图Ⅱ-3-11）。如果空肠向上抬举困难，切断第 2、第 3 空肠动静脉可以缓解系膜的张力。
- 全管胃切除时，提起空肠或回结肠，将其于颈部吻合，并将血管与胸廓内动静脉进行吻合。
- 若管胃癌大多在幽门侧，局部探查后可保留血管，只切除周围的淋巴结（图Ⅱ-3-12）。

手术要点	在一些病例中，可以切断胃网膜右动静脉。通过血流阻断以及 ICG 等长时间观察末梢血流情况。

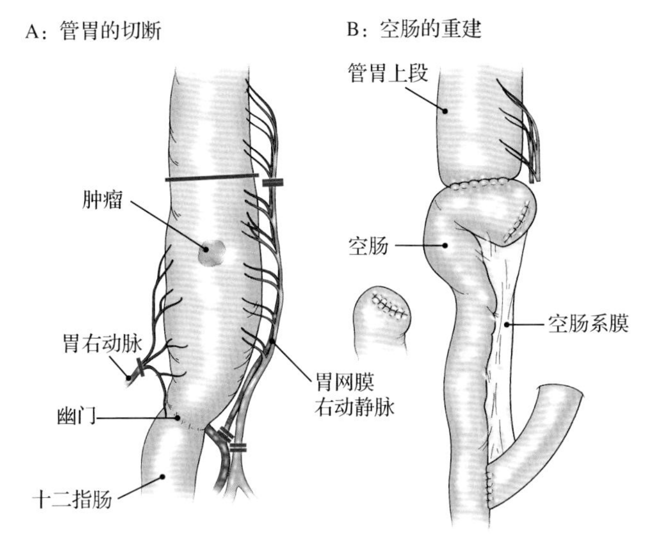

图Ⅱ-3-11 胸壁前入路重建

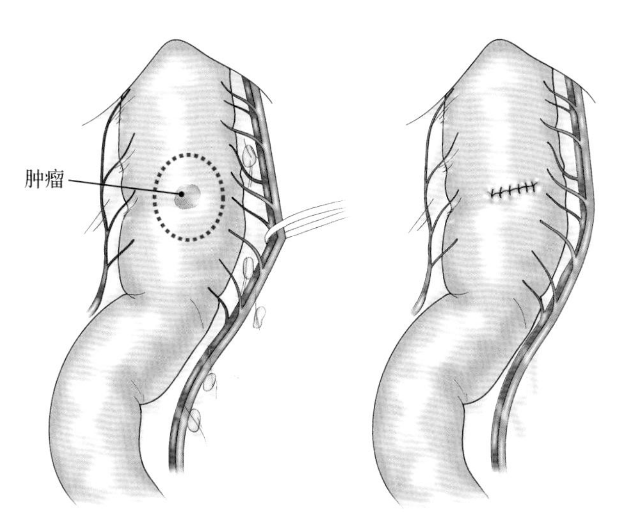

图Ⅱ-3-12 肿瘤和周围淋巴结的切除

3 后纵隔入路

- 若病变位于前庭部且为早期癌，那么在评估病变的侵袭性及手术风险后，可以缩小手术范围。在这种情况下，通过开腹入路，仅游离至食管裂孔的范围内可以缩小手术范围。
- 相比胸壁前入路和胸骨后入路，后纵隔入路时管胃位于背侧，所以必须小心剥离营养血管与肝脏间的粘连。
- 首先从幽门部确认十二指肠的状况，然后朝口侧小心地剥离。确认包括胃网膜右动静脉在内的脂肪组织，或者对管胃缠带以防止发生副损伤。

手术要点	在经开腹入路进行切除重建的情况下，要小心地剥离肝脏和膈肌周围的粘连。在下端对管胃缠带以防止发生其他损伤。

- 中期癌需要开胸。在进行管胃周围的剥离操作时，注意不要损伤其他胸部脏器（肺、气管、支气管、心包、主动脉等）。
- 先开胸，之后进行颈部操作、腹部操作。从上到下对食管、管胃进行剥离可以缩短胸腔内的操作时间。在颈部确认左、右喉返神经，在喉返神经上用纱布条提前缠绕标记有利于在胸腔内对其进行辨认。
- 在胸腔内，对管胃附近的粘连进行剥离十分必要（图Ⅱ-3-13）。
- 剥离粘连时，胸腔镜辅助下可创造较大的操作空间，在手达不到的深部也可以进行粘连的剥离。为了避免造成较大的创伤，尽量避免切除 2 根以上肋骨。

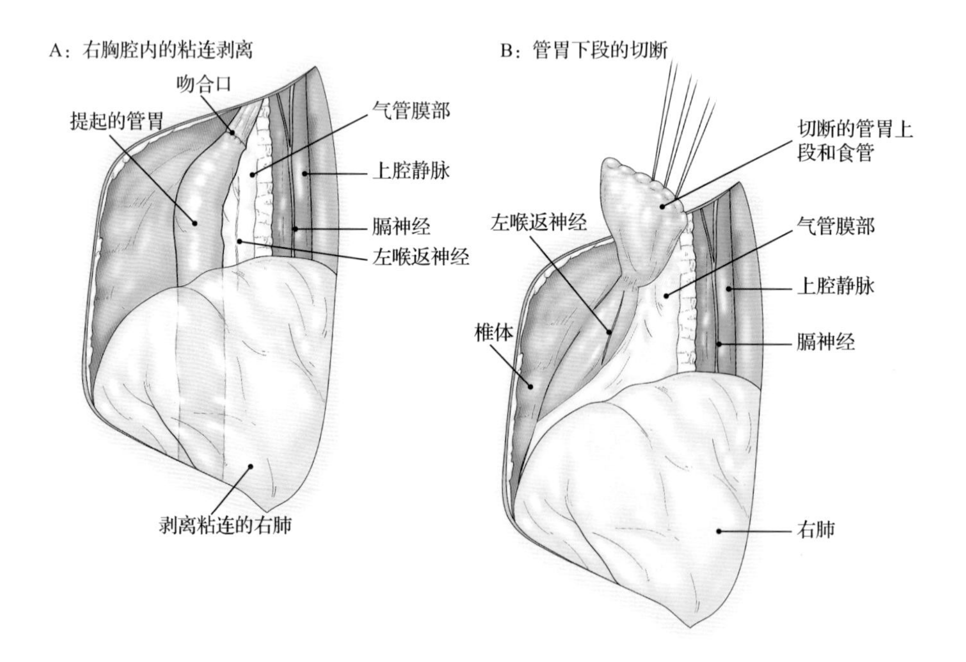

图Ⅱ-3-13 后纵隔入路重建

手术要点	再次开胸时，对粘连的剥离要花费很长时间来仔细操作。可先进行颈部或腹部操作。

- 在既往病例中，右开胸手术后再次开胸时，对胸壁、壁层胸膜、脏层胸膜进行粘连的剥离非常耗费精力，出血量也会非常大（3000~5000ml 或更多），需做好准备。而也有许多病例显示，在胸腔镜下食管切除后的高位管胃癌手术中，粘连程度较轻，可再次使用胸腔镜。

手术 注意事项	开胸手术后再次开胸的情况下，粘连的剥离会占据手术的大半时间。注意切勿损伤周围脏器。

4 胸骨后入路

- 幽门侧局部切除的话，可选择腹部入路，但操作受限于一定范围内。
- 在需要大范围切除管胃的情况下，切开胸骨正中间，使用开胸器进行大范围开胸，在保证视野后进行管胃的剥离和切除（图Ⅱ–3–14）。

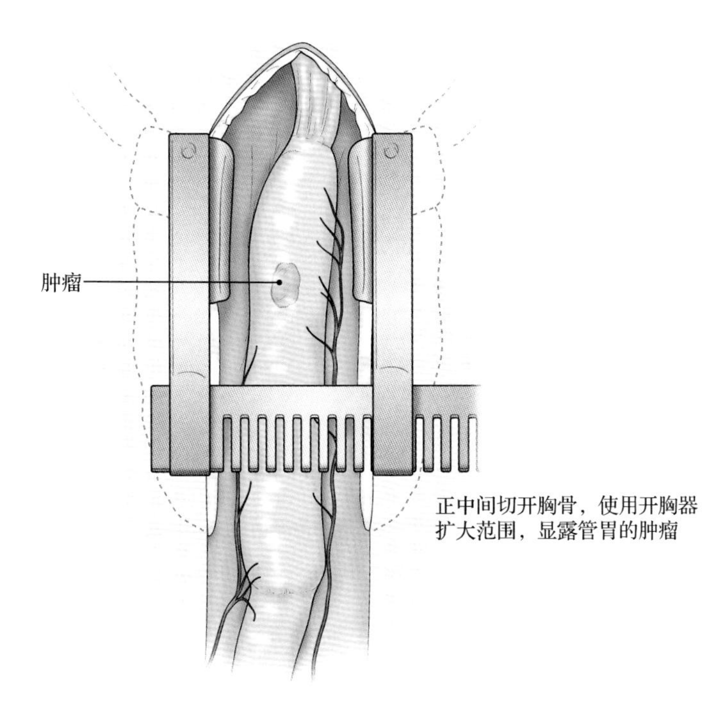

图Ⅱ–3–14 胸骨后入路的管胃大范围切除

术后检查

- 在一般的食管癌手术中，依据开腹、开胸手术情况置入引流管。开胸伴有较大侵袭性的手术中，留置肠造口管，用于围术期及出院后的营养护理。
- 随着食管癌手术后长期生存病例的增多，今后，高位残胃癌也将会增多。现在，多种检测设备带来的重复癌（胃癌＋食管癌）变得越来越多，食管癌术后患者需要每年进行一次上消化道内镜检查。残胃癌多发生于术后5年或10年之后，因此术后长期随访观察也是必要的。

参考文献

[1] Matsubara T, et al: Risk of second primary malignancy after esophagectomy for squamous cell carcinoma of the thoracic esophagus. J Clin Oncol. 2003; 21: 4336–41.
[2] 萩原信敏，ほか：食管癌術後再建胃管癌の臨床病理学的検討—本邦報告165例の年代による変化と傾向—. 日消誌 2014; 111: 512–20.
[3] 建部　茂，ほか：後縦隔経路再建後胃管癌に対して胸腔鏡下胃管全摘術を行った1例. 手術 2014; 68: 1513–7.
[4] 有吉要輔，ほか：ICG蛍光法で術中胃管血流，リンパ流評価を施行した胃管癌の1例. 癌と化学療法 2013; 40: 2170–2.
[5] 小林美恵，ほか：胃管口側を残して有茎空腸再建を行った食管癌術後後縦隔再建胃管癌の2例. 日臨床外会誌 2012; 73: 1318–22.

Ⅱ. 手术技巧

4 其他手术技巧

4.1 颈部的清扫

日本国立国际医疗研究中心医院食管外科　**山田和彦**

颈部的清扫主要包括内侧的喉返神经周围淋巴结[颈部食管旁淋巴结(No.101R、No.101L 淋巴结)]的清扫以及外侧的锁骨上淋巴结(包括 No.104、No.102mid 淋巴结)的清扫。内侧为喉返神经,因此在神经附近注意不要使用电刀。一般与腹部操作同时进行。

结扎止血时使用 S 血管夹。通过用纱布带(含吊带)等牵引胸锁乳突肌及血管鞘,创造操作空间,这一点较为重要。不要让血液污染术野也是手术的要点。小血管意外出血时可以进行压迫止血,所以不用慌张。

仔细鉴别喉返神经。由于曾出现过把喉返神经误认为其他组织的情况,所以要一边确认交感神经及其他组织,一边进行操作。

适应证

手术适用于胸部食管癌,应根据肿瘤的部位、侵犯深度、发展程度选择不同的处理方式。不仅是胸部中上段食管癌,胸部下段食管癌也常有远处转移。因此,对于胸部下段食管癌也应具体问题具体分析。对于胸部中段食管癌,根据侵犯深度及淋巴结转移的具体情况,也可酌情省去颈部的清扫。

术前检查

- 检查食管癌的进展情况。局部不能根治者不适合手术治疗。
- 姑息性手术及全身性合并症较重的患者可不进行颈部清扫。应权衡考虑根治性与手术的安全性,但是颈部清扫一般并不会增加其他并发症的发生。
- 通过 CT 及颈部超声,检查淋巴结与周围组织(血管、气管、前斜角肌等)的浸润情况。

手术步骤

1. 切开皮肤，襟状切开颈部，切开颈阔肌
2. 胸锁乳突肌的剥离、缠带
3. 颈前肌群的剥离，颈总动脉的缠带
4. 清扫 No.101 R 淋巴结
5. 清扫 No.104 R 淋巴结
6. 清扫 No.101 L 淋巴结
7. 清扫 No.104 L 淋巴结
8. 置入引流管，关闭切口

手术技巧

1 切开皮肤，襟状切开颈部，切开颈阔肌

- 在背部垫上肩枕，使颈部伸展。在胸骨上缘 5 厘米处至胸锁乳突肌外侧进行皮肤切开（图Ⅱ-4-1）。
- 切开颈阔肌，至胸锁乳突肌前（图Ⅱ-4-2）。

2 胸锁乳突肌的剥离、缠带

- 剥离胸锁乳突肌内外侧并绕纱布条。确认颈外静脉。
- 剥离背侧的肩胛舌骨肌。

3 颈前肌群的剥离，颈总动脉的缠带

- 掀起胸锁乳突肌后可见颈内动脉，一边剥离胸锁乳突肌内侧，一边用电刀切开颈前肌群。
- 一般在胸骨后进行重建，因此，尽量在胸骨附着部切开颈前肌群。

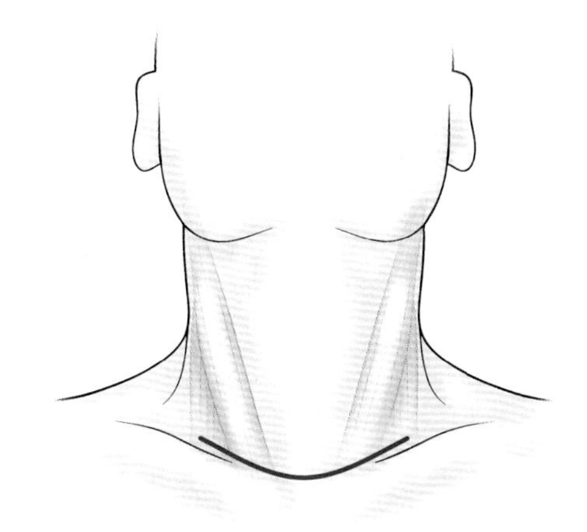

图Ⅱ-4-1 颈部襟状切口

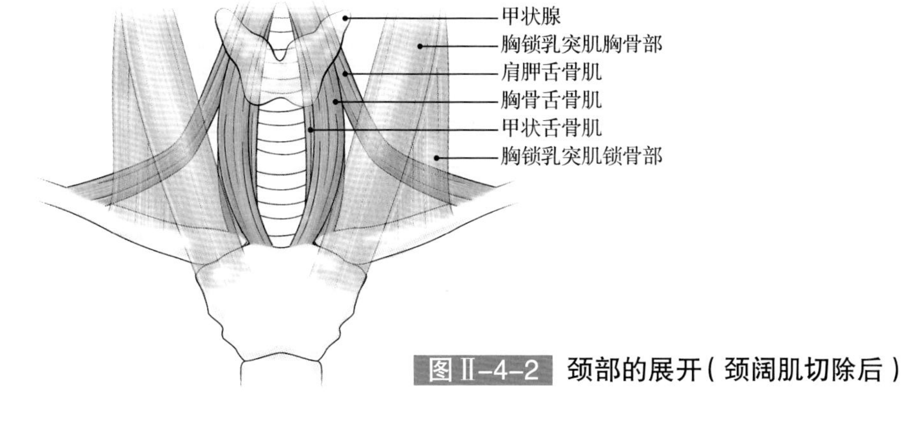

图Ⅱ-4-2 颈部的展开（颈阔肌切除后）

手术要点	因为肌肉的血流较为丰富，所以使用电刀慢慢地进行操作，一边止血一边切断。

- 为了显露后方的视野，使用3–0缝合线将颈前肌群向头侧牵引。同时，将颈总动脉向外侧牵引，为内侧清扫创造操作空间。或者先在外侧（锁骨上）进行清扫。

4 清扫 No.101R 淋巴结

- 喉返神经在气管附近走行，因此，若向外侧牵引颈总动脉，就可沿动脉内侧用电刀进行剥离。甲状腺下静脉在靠近颈前肌群处从甲状腺下端向尾侧走行，将之结扎或剪断来止血（图Ⅱ–4–3，Ⅱ–4–4）。
- 注意食管背侧空间。在食管背侧、骨膜前方为翼状筋膜，若沿颈总动脉内侧，由于该间隙没有阻力，可用剪刀钝性分离。注意在剪刀腹侧有需清扫的淋巴结及含喉返神经的组织。沿颈总动脉进一步进行内侧剥离。在该区域，交感神经呈网状分布，切离细小的神经支，保留较粗的神经支（图Ⅱ–4–5，Ⅱ–4–6）。
- 找到右喉返神经。因为淋巴结在神经背侧，所以找到淋巴结后沿神经纵向剥离，找到神经并缠上血管带。
- 位置关系如下。

（1）头侧：甲状腺下缘。廓清组织很少包含甲状旁腺。分离至甲状腺下动脉与喉返神经的交叉处。甲状腺下动脉与喉返神经的交叉处一般在神经前方或后方。

（2）外侧：颈总动脉内侧。

（3）内侧：食管壁。

（4）尾侧：用镊子牵引含淋巴结的组织，沿折返部靠近头侧切断。用镊子可使胸腔内的操作更清楚。

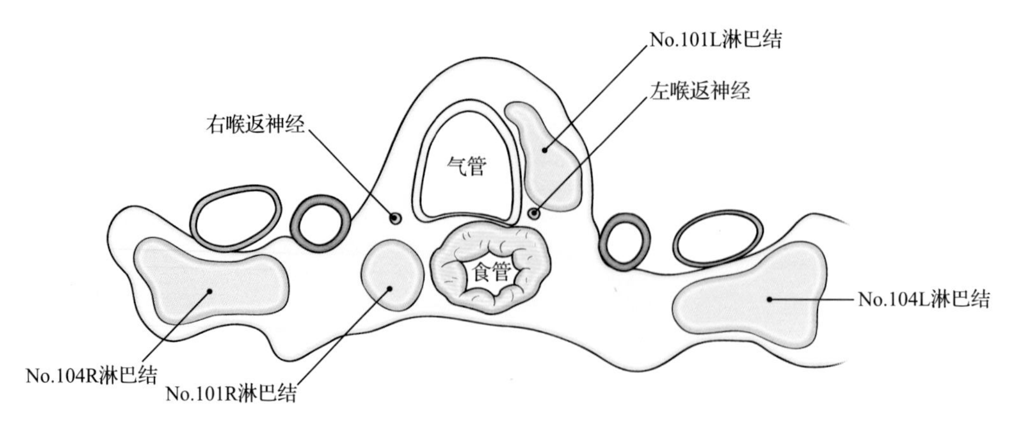

图Ⅱ–4–3 待清扫的淋巴结的位置（颈部水平）

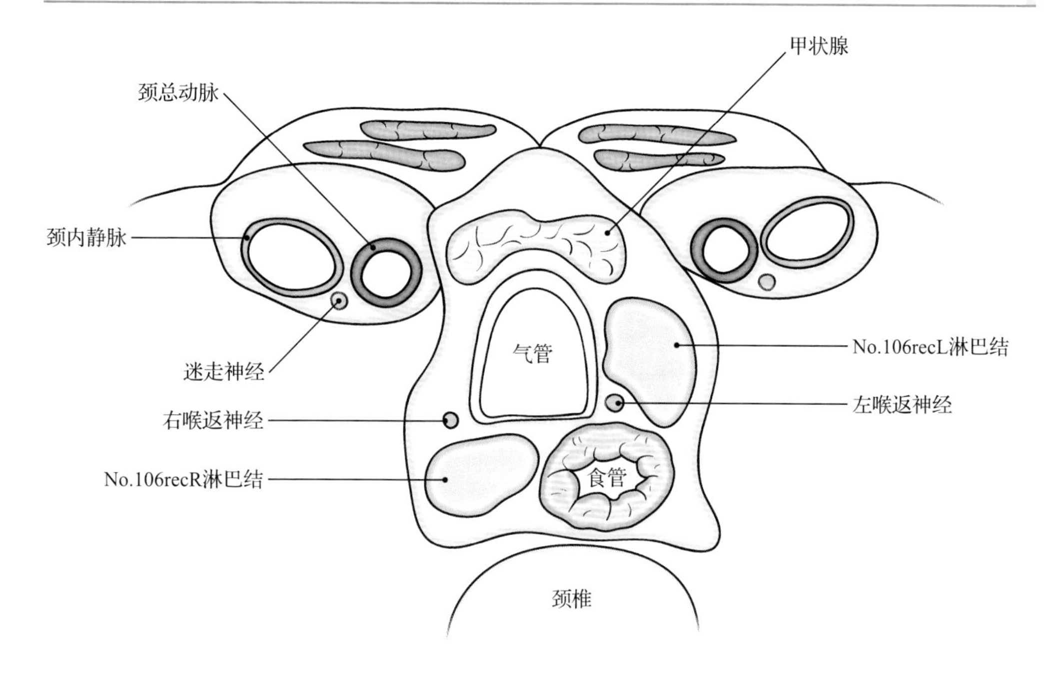

图Ⅱ-4-4 颈总动脉与喉返神经的位置关系（胸部水平）

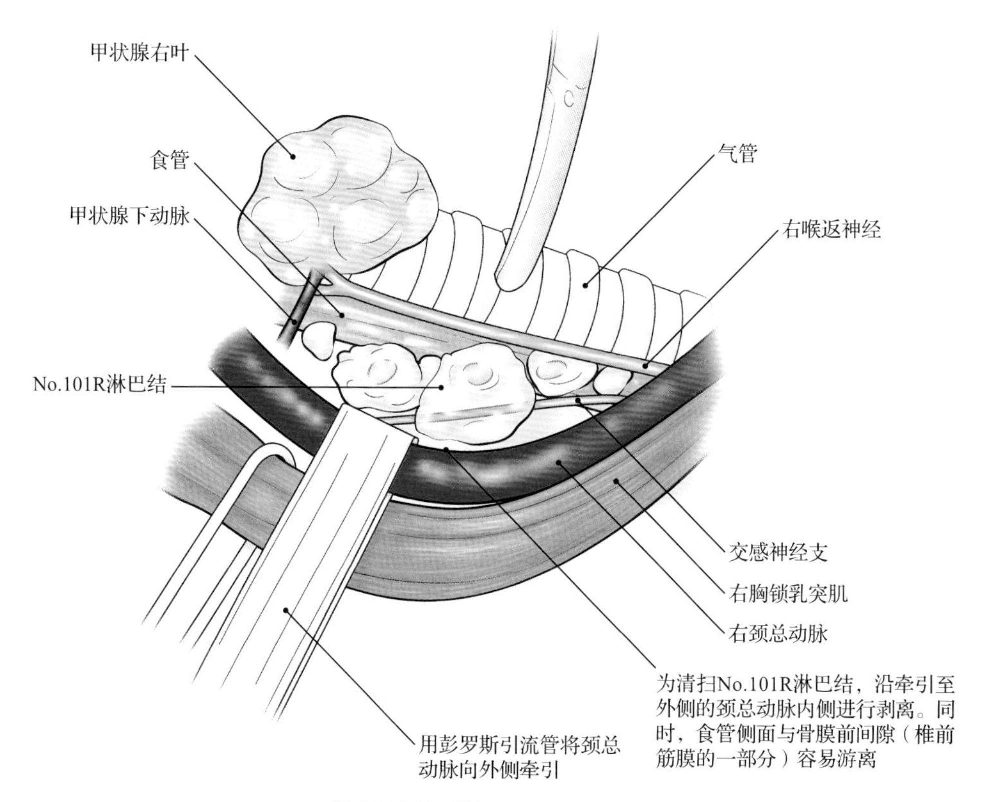

图Ⅱ-4-5 展开食管背侧

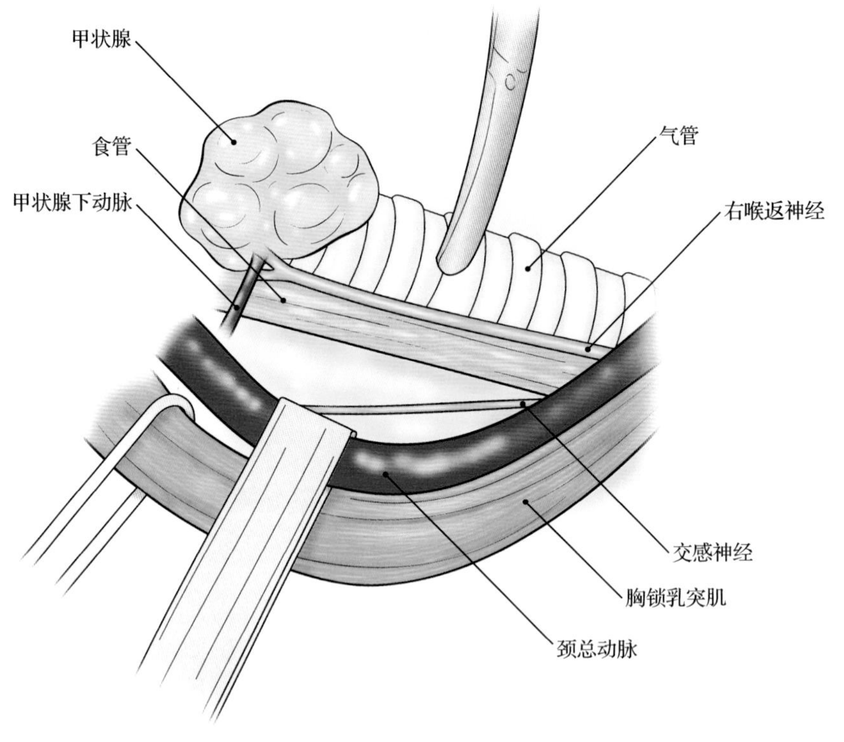

图Ⅱ-4-6 No.101R 淋巴结清扫后

- 右颈部喉返神经的特点为:相较左侧,右喉返神经的走行稍倾斜。神经周围网状分布着细小的交感神经,在甲状腺下端,甲状腺下动脉必然会与其有交叉。若顺利牵引颈总动脉,可以观察到返回部,但是勉强牵引容易引起神经麻痹,所以通常不再进行牵引。
- 在完全看到喉返神经前,对无法确认的索状物不进行切断。在完全确认好神经之前,对交感神经细支、迷走神经心脏支及其他神经支不进行切断。另外,不要直接抓住淋巴结,而是抓住神经周围的脂肪组织膜。
- 在进行颈部操作时,对 1 根神经进行缠带牵拉。根据个人经验,缠带并不会加重神经麻痹的程度。切勿鲁莽进行牵引。通常,在手术医师的视野内,用蚊式钳轻轻牵引的话不会加重神经麻痹。剥离到一定程度后,找到软组织内的喉返神经并进行缠带。

手术要点	●注意食管背侧与翼状筋膜之间的空间。 ●在完全看到喉返神经前，不要切断无法确认的索状物。

5 清扫 No.104R 淋巴结

- 预先确定好清扫范围。外侧为颈外静脉，内侧为颈动脉鞘中的颈内静脉，背侧为前斜角肌、膈神经、颈横动脉，尾侧为锁骨下静脉，头侧为肩胛舌骨肌，稍稍超越此范围即为清扫范围（图Ⅱ-4-7）。
- 对内含颈总动脉、颈内静脉及迷走神经的颈动脉鞘进行缠带。手术医师站在对侧，用左手压住血管鞘进行操作。
- 助手抓住应切除的脂肪组织，用肌肉拉钩创造视野后，操作就会变得相对简单。
- 颈内静脉处会出现一些神经细支，对此要注意。另外，沿颈横动脉在头侧找到前斜角肌膜，确认膈神经。
- 上下剥离颈内静脉外缘，找到 No.104R 淋巴结的内侧边缘。
- 首先，慢慢剥离脂肪组织至前斜角肌前。这时便可确认膈神经。找到该层（颈深筋膜深层）后，使用电刀快速将剥离出的脂肪组织由内侧向外侧剥离。
- 外侧边缘为颈外静脉。在附近找到锁骨上走行的神经。
- 尾侧下缘为锁骨下静脉。在剥离过程中找到横向走行的颈横动脉并保留。使用 S 血管夹或电刀对细动脉支进行有效止血。

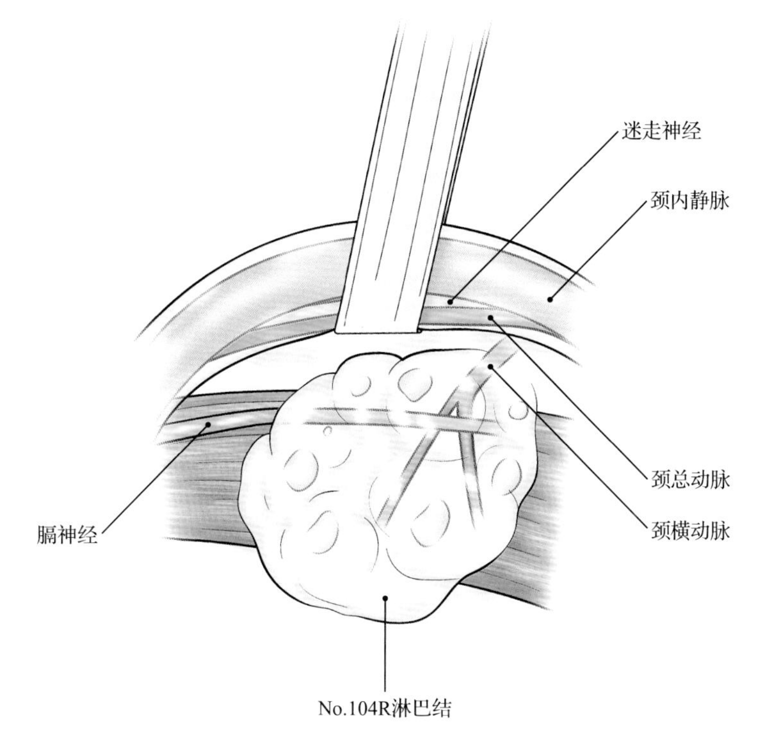

图Ⅱ-4-7 No.104R 淋巴结的清扫范围

●最后处理颈内静脉与锁骨下静脉的夹角处。在右侧可看见细小的淋巴管。同时,背侧为椎静脉,如果出现损伤会很难止血,所以在静脉角周围淋巴结明显转移的情况下,为保证视野,有必要通过胸骨纵切开及胸骨锁骨切断进行游离操作等(图Ⅱ-4-8)。

手术要点	注意解剖学上的清扫范围。

6 清扫 No.101L 淋巴结

●与右侧相同,用电刀切开颈前肌群,使用 3-0 缝合线将颈前肌群向头侧牵引。将左颈总动脉向外侧牵引,从而为内侧清扫创造空间。在骨膜与食管之间插入剪刀,找到翼状筋膜(图Ⅱ-4-9)。

●左喉返神经腹侧存在含淋巴结的组织,因此,对气管前脂肪组织的清扫非常重要。考虑到气管的血流,右侧组织一般保留。包含左侧组织在内从气管正中间沿气管软骨进行剥离。为保留气管血流,在残余层剥离覆膜血管。用 S 血管夹对气管的细小血管进行止血。

●识别左喉返神经。充分游离食管壁,在游离侧将神经周围的组织分离。因为神经在气管食管沟内走行,所以纵向剥离 1 层被脂肪包住的膜,就可以看到泛白色光泽的神经。对该神经缠上血管带。若可以用纱布条轻度牵引喉返神经,就可以从头侧向尾侧快速清扫甲状腺下端组织(图Ⅱ-4-10)。

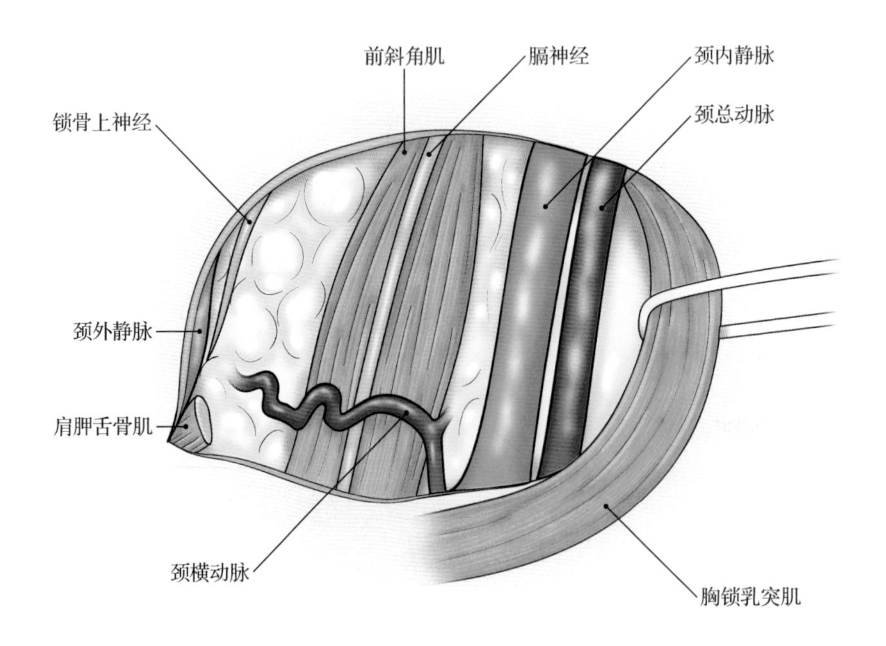

图Ⅱ-4-8 No.104R 淋巴结清扫后

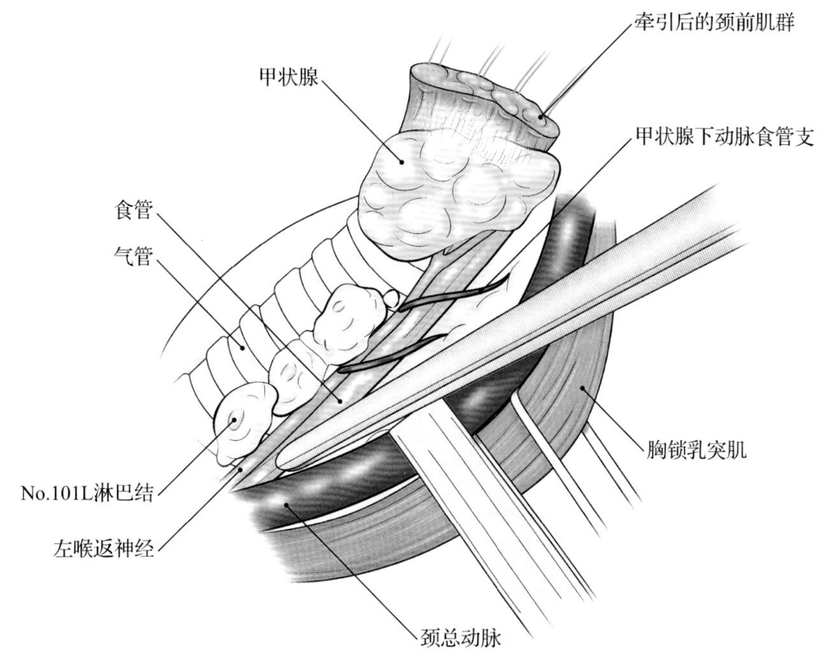

图Ⅱ-4-9 左颈部的展开

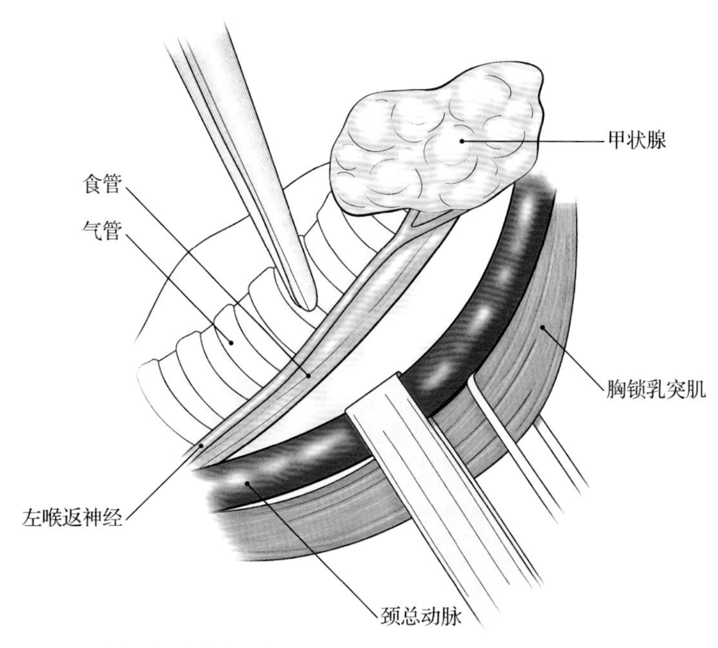

图Ⅱ-4-10 No.101L 淋巴结清扫后

手术要点	●甲状腺下端有许多细小血管，所以应夹住血管或者进行结扎止血，以确保手术视野不被污染。 ●甲状腺下端有 2 根喉返神经的分支，都要进行保留。

●位置关系如下。

头侧：甲状腺下端。

外侧：左颈总动脉内侧。

内侧：气管软骨侧。

尾侧：视野范围内。

腹侧：气管前脂肪（胸腺组织因颜色不同可以辨认，位于颈前肌群附着部背侧）。

●先进行胸腔内操作，大致清扫至胸骨上端附近。气管前（No.101L）淋巴结的一部分只能从颈部看到。

●左颈部喉返神经的特征为：走行于气管食管沟内；相比右侧，左颈部喉返神经的走行呈直线，从颈部清扫时受周围细支（与交感神经的交通支）的牵引容易变得弯曲。因此，在充分确认好神经的情况后，应仔细、迅速地剥离。让助手用剪刀在内侧压迫气管软骨左侧，这样更容易辨认食管、气管、神经和淋巴结组织。

手术要点	●左颈部喉返神经呈直线走行于气管食管沟内。 ●让助手用剪刀在内侧压迫气管软骨左侧，可使视野变得更清楚。

7 清扫 No.104L 淋巴结

●基本操作与右侧相同。与右侧不同之处在于对胸导管流入部的操作（图Ⅱ-4-11）。

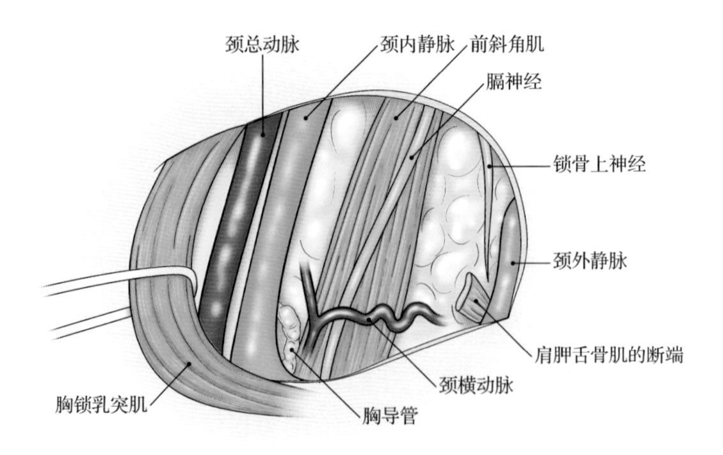

图Ⅱ-4-11 No.104L 淋巴结清扫后

- 最后剥离静脉角,找到胸导管并进行结扎。
- 胸导管周围存在细小淋巴管,因此为了使周围淋巴液不会漏出,应进行深度结扎或用夹子夹住。在保留胸导管的情况下很难进行游离。

8 置入引流管,关闭切口

- 清扫操作结束后,再次确认 4 个区域是否已清扫干净。根据手术医师站立的位置不同,会有一些地方不容易看到,所以要反复检查。
- 止血后将术野冲洗干净,通过内侧区域在左右锁骨上区域插入 J-VAC®15Fr 引流管并闭合创口。

术后管理

- 出血及乳糜漏:关闭切口时确保已充分止血以及无淋巴漏。若出现胸导管损伤,渗出会明显增多,此时需要检查胸导管流入部,夹住淋巴管或进行结扎。
- 关于置入引流管的一些想法:置入颈部的引流管以锁骨上区域为中心引流淋巴液,不会发生缝合不全的情况。当疑似出现颈部吻合口缝合不全时(如出现创口部发红、肿胀、炎症等表现),应切开颈部伤口。另外,拔除引流管后可能会出现颈部肿胀,这与缝合不全无关,多是由于引流管堵塞或者引流管拔除后淋巴液残留,可自然吸收。但若出现情况加重,可以穿刺排液。

参考文献

[1] Matsubara T, et al: Cervicothoracic approach for total mesoesophageal dissection in cancer of the thoracic esophagus. J Am Coll Surg 1998; 187: 238–45.

[2] 松原敏樹,ほか:胸部食管癌頸部郭清における剥離操作　食管間膜認識の意義. 手術 2001; 55: 313–8.

[3] 山田和彦,ほか:特集　食管疾患手術のすべて　右開胸食管切除. 手術 2013; 67: 1447–53.

[4] 宇田川晴司,ほか:胸部食管癌手術における頸部操作. 手術 2004; 58: 1540–4.

[5] 宮田博志,ほか:胸部食管癌に対する頸部リンパ節郭清. 消化器外科手術ナビガイド　食管. 宇田川晴司専門編集. 中山書店. 2010; p102–9.

4.2 腹部淋巴结的清扫

癌研有明医院消化中心食管外科 **西田康二郎**

适应证

- 除颈部食管癌外，胸部、腹部食管癌手术也需要进行淋巴结清扫。清扫范围根据原发部位的位置来确定[《食管癌处理规范(第 11 版)》]。
- 对于胸部上段或胸部中段食管癌，腹腔动脉周围淋巴结被定义为第 4 组淋巴结，不能忽视其向腹腔转移的可能。在癌研有明医院，标准手术方法为：对胃左动脉干(No.7)淋巴结、肝总动脉干前上部(No.8a)淋巴结、腹腔动脉周围(No.9)淋巴结、脾动脉干近端(No.11p)淋巴结进行整体清扫。
- 若癌症侵及腹部食管，清扫范围应再加上脾动脉干远端(No.11d)淋巴结。Siewert Ⅱ型食管－胃交界处癌中，针对浸润深度达 T2 及更深的病例，进一步增加对腹主动脉周围(No.16a2lat)淋巴结的清扫。
- 肝硬化等高风险胸部食管表浅癌的情况下，可不对 No.8a 淋巴结进行清扫。只要不是姑息性手术，就要进行整体清扫。
- 腹部淋巴结清扫一般为完全腹腔镜下操作。但是，对于腹部食管癌疑似出现邻近脏器浸润的 cT4 病例、疑似腹部淋巴结转移出现结外浸润的病例，以及需要 No.16a2lat 淋巴结清扫的病例，需要进行开腹手术。

手术概要

左、右贲门淋巴结及小弯淋巴结的清扫在管胃制作(胃的游离)阶段完成。在之前的操作中，左、右膈脚已被剥离、露出。此节主要阐述从胰腺上缘清扫腹腔动脉周围淋巴结的技巧。

手术步骤

胸腔镜下的清扫技巧

1 脾动脉干近端（No.11p)淋巴结、胃左动脉干(No.7)淋巴结的清扫

2 肝总动脉干前上部（No.8a）淋巴结、腹腔动脉周围(No.9)淋巴结的清扫

开腹下的清扫技巧

1 脾动脉干近端(No.11p)淋巴结、胃左动脉干(No.7)淋巴结的清扫

2 肝总动脉干前上部(No.8a)淋巴结、腹腔动脉周围(No.9)淋巴结的清扫

3 腹主动脉周围(No.16a2lat)淋巴结的清扫

手术技巧

腹腔镜下的清扫技巧

1 脾动脉干近端(No.11p)淋巴结、胃左动脉干(No.7)淋巴结的清扫

- 对胃前庭部进行缠带,从体外牵引、提起。让助手用血管钳提起胃左动脉的根部并向胰腺前方的足侧牵引,展开视野。
- 使用电刀切开胰腺上缘的膜,在露出脾动脉、肝总动脉上缘的一层进行剥离(图Ⅱ-4-12)。解剖出胃左动静脉,分别结扎切断。
- 将脾动脉干近端淋巴结清扫至胃后动脉处。

手术要点	对胃前庭部缠带时，也对胃网膜右动静脉进行了缠带，所以注意不要缠得过紧，操作时要小心。

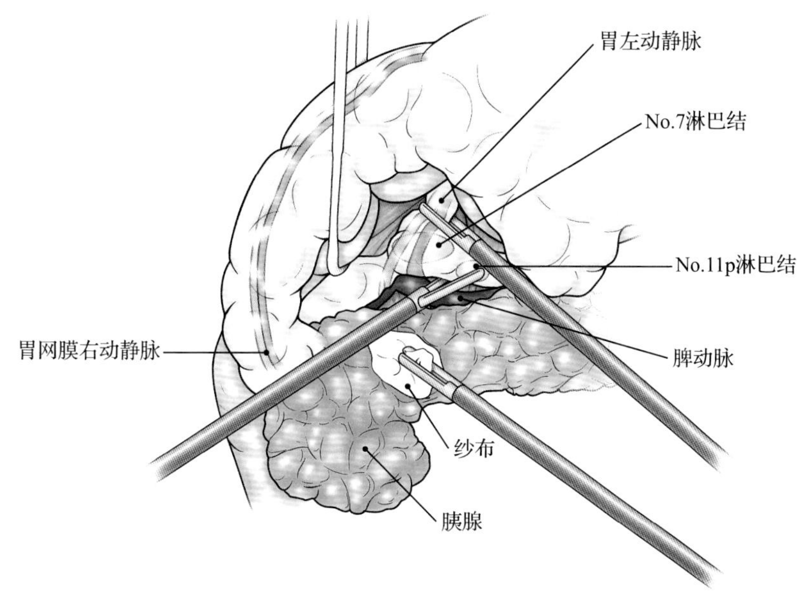

图Ⅱ-4-12 从胰腺上缘剥离脾动脉上缘

2 肝总动脉干前上部（No.8a）淋巴结、腹腔动脉周围（No.9）淋巴结的清扫

- 朝动脉末梢剥离肝总动脉上缘，一般就可以找到扁平的 No.8a 淋巴结。从胰头部、肝总动脉进行剥离（图Ⅱ-4-13）。
- 进一步对该剥离层与露出膈脚的一层进行连续剥离，清扫腹腔动脉周围淋巴结。进行该操作时，松开胃的牵引带，从小网膜切开部开始操作（图Ⅱ-4-14）。

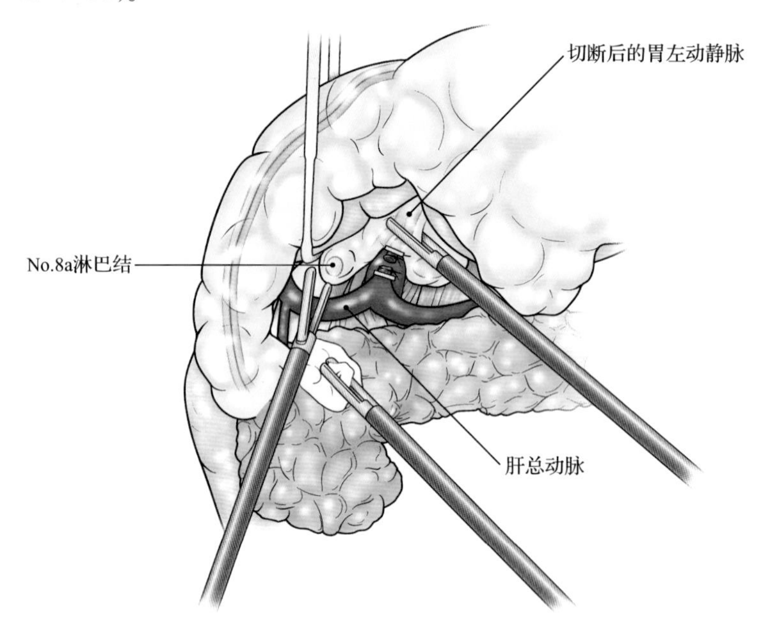

图Ⅱ-4-13 肝总动脉上缘的清扫

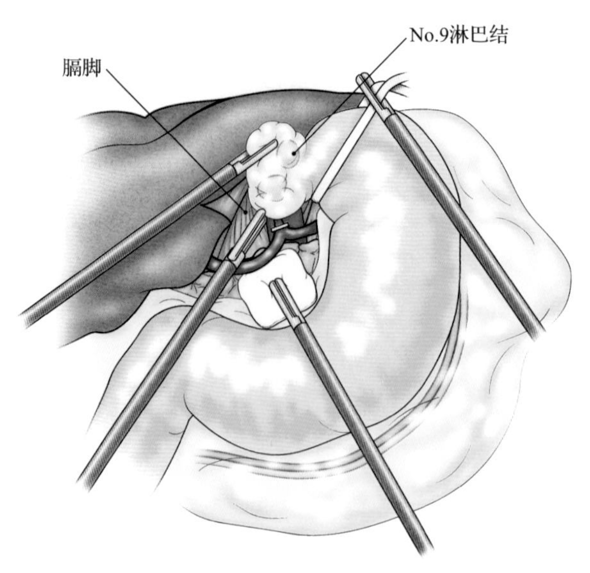

图Ⅱ-4-14 腹腔动脉周围淋巴结的清扫

手术要点	清扫 No.8a 淋巴结时，应有效结扎流入淋巴结的小血管及淋巴管。

开腹下的清扫技巧

1 脾动脉干近端（No.11p）淋巴结、胃左动脉干（No.7）淋巴结的清扫

- 包括胃网膜右动静脉在内，对胃前庭部用纱布进行缠带，使用牵开器牵引胃体中部。
- 助手用左手朝足侧牵引胰腺前部，以显露视野（图Ⅱ-4-15）。
- 于胰腺上缘，在露出脾动脉、肝总动脉上缘的一层进行剥离。在根部结扎、切断胃左动静脉。对脾动脉干近端淋巴结进行清扫，直至胃后动脉处。

2 肝总动脉干前上部（No.8a）淋巴结、腹腔动脉周围（No.9）淋巴结的清扫

- 朝动脉末梢剥离肝总动脉上缘，清扫 No.8a 淋巴结。
- 进一步对该剥离层与露出膈脚的一层进行连续剥离，清扫腹腔动脉周围淋巴结。

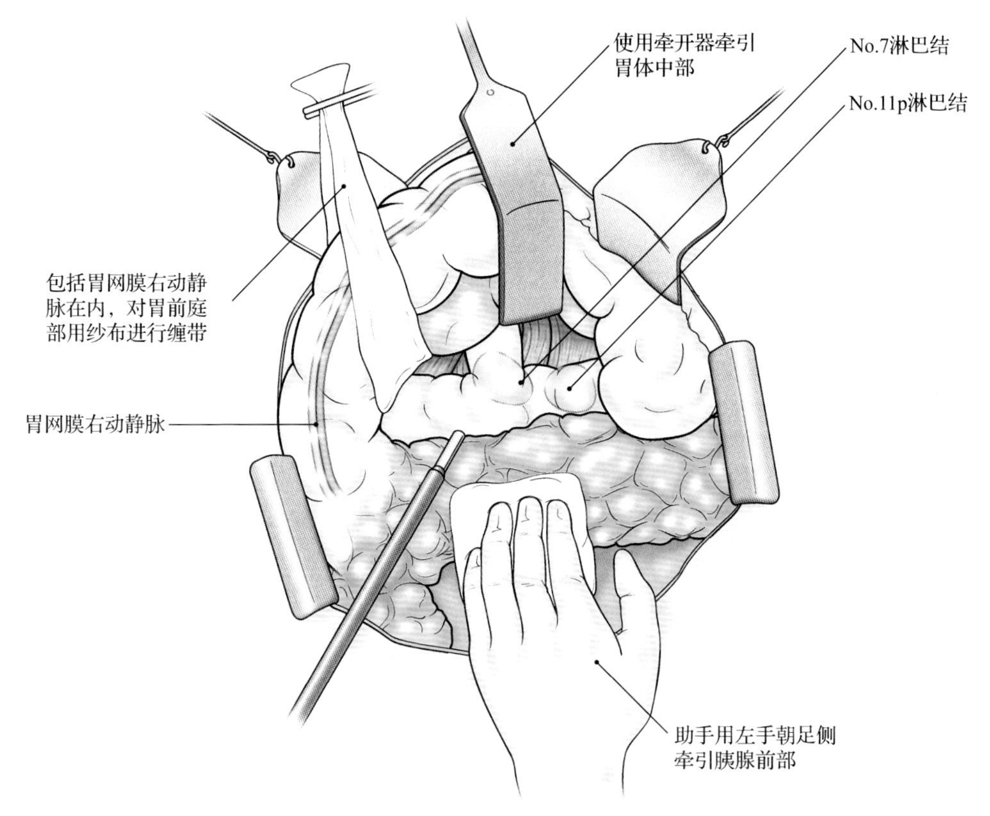

图Ⅱ-4-15 视野的显露

3 腹主动脉周围(No.16a2lat)淋巴结的清扫

- Siewert Ⅱ型食管－胃交界处癌,肿瘤浸润深度达T2及更深的病例需要进行No.16a2lat淋巴结清扫。
- 将胰腺体尾部与脾动脉一同向足侧牵引。将左膈脚剥离层向足侧延伸,从主动脉裂孔显露主动脉左前部。
- 接着,沿主动脉左缘(清扫的右缘)向足侧剥离,露出左肾静脉的上缘(清扫的下缘)。这时,可以确认流入左肾静脉的左副肾静脉,将其作为清扫的左缘,以此进行No.16a2lat淋巴结清扫(图Ⅱ-4-16)。

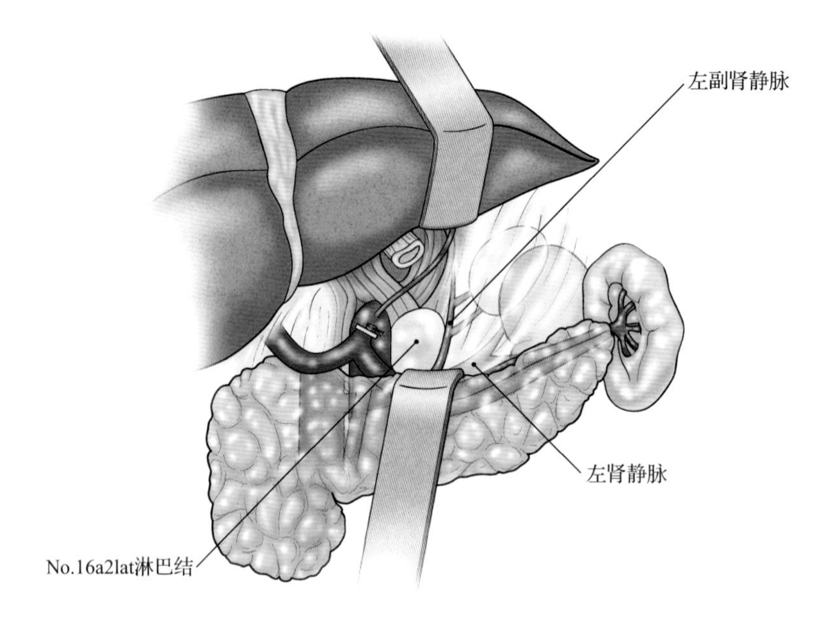

图Ⅱ-4-16 腹主动脉周围(No.16a2lat)淋巴结的清扫

参考文献

[1] Seto Y, et al: Celiac lymph nodes: distant or regional for thoracic esophageal carcinoma? Dis Esophagus 2008; 21(8): 704-7.

[2] Mine S, et al: Lymphadenectomy around the left renal vein in Siewert type II adenocarcinoma of the oesophagogastric junction. Br J Surg 2013; 100(2): 261-6.

[3] Shim YM, et al: Can common hepatic artery lymph node dissection be safely omitted in surgery for clinical T1N0 thoracic esophageal squamous cell carcinoma? Dis Esophagus 2013; 26(3): 272-5.

[4] Udagawa H, et al: Operative technique aiming at en bloc dissection in esophageal surgery. Nihon Geka Gakkai Zasshi 2005; 106(4): 275-9.

4.3 营养管的留置

东京慈惠会医科大学外科学系　**松本　晶**
癌研有明医院消化中心食管外科　**渡边雅之**

食管癌患者一般术前会出现营养不良症状，因此，围术期的营养管理非常重要。同时，若术后出现缝合不全及并发吞咽障碍的情况，可能会导致长期无法经口摄食，因此，必须确保经管营养路径。一直以来，食管癌手术时留置的营养管一般为经空肠造口。但是如果长期将小肠固定于腹壁，患者远期可能会出现内疝及绞窄性肠梗阻。

在癌研有明医院，在使用肝圆韧带进行胸骨后入路的重建手术中以及经后纵隔入路的重建手术中，一般都留置十二指肠营养管。

手术步骤

1 肝圆韧带的剥离
2 向肝圆韧带内插入肠造口管
3 向肠管内插入营养管
4 固定瘘口

手术技巧

1 肝圆韧带的剥离

- 开腹，管胃制作完成后沿腹壁剥离肝圆韧带，在脐附近切断足侧。腹腔镜操作在开腹小切口前进行。
- 腹腔镜操作下进行肝圆韧带的剥离如图Ⅱ-4-17所示。如箭头所示，通过对肝镰状韧带进行充分游离，肝圆韧带的可移动性会越来越大。同时，为保证瘘孔长度，尽量将肝圆韧带剥离至脐附近，在脐侧切断。

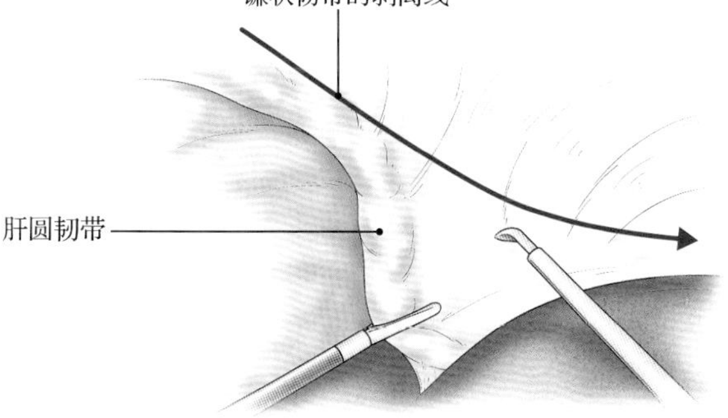

图Ⅱ-4-17　肝圆韧带的剥离

2 向肝圆韧带内插入肠造口管

- 将剥离出的肝圆韧带拉至体外，用蚊式钳将 Argyle 公司的 9Fr 营养管穿过肝圆韧带（图Ⅱ-4-18）。
- 胸骨后入路重建时，若为管胃造口，2~3cm 的肝圆韧带就足够。但是若为十二指肠造口，则需要更长的瘘孔，因此，穿通肝圆韧带的距离宜尽可能长一些。

3 向肠管内插入营养管

- 若为胃造口，管胃重建后，充分拉下管胃后确定插入部。
- 若为十二指肠造口，提起管胃前向肠管插入营养管。结肠重建中也可以留置十二指肠营养管。
- 一般将幽门前庭部或十二指肠球部前壁作为营养管的留置部位。预先在留置部位进行荷包缝合后，若为管胃造口，用电刀制作营养管插入孔，插入导引器（图Ⅱ-4-19）。

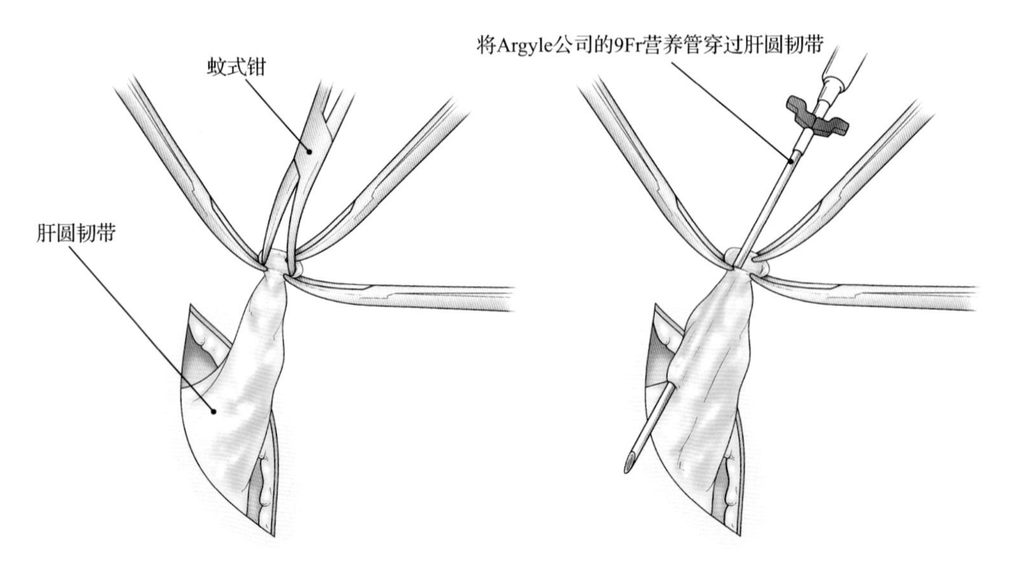

图Ⅱ-4-18 向肝圆韧带内插入肠造口管

- 若为十二指肠造口，直接用导引器穿刺。导引器的外筒插入至十二指肠降部，沿插入的方向将营养管引导至十二指肠内进行固定。

手术要点	过度插入容易导致营养管弯折、翻转等问题，因此插入 15~20cm 即可。

- 结扎荷包缝合线，用该线结扎固定营养管。在这一步，通过注水确认营养管前端是否存在弯折。然后再一次进行荷包缝合。

4 固定瘘口

- 在胃或十二指肠的营养管插入部位 4 针缝合固定肝圆韧带，覆盖插入部位（图Ⅱ–4–20）。
- 将营养管引至腹壁外。此时，肠管插入部及腹壁穿刺部在关腹时呈直角，在该部位进行腹壁穿刺。
- 在肝圆韧带附近腹壁进行 3~4 针固定。闭合腹壁切口前，沿营养管注入生理盐水，确认是否存在闭塞等（图Ⅱ–4–21）。

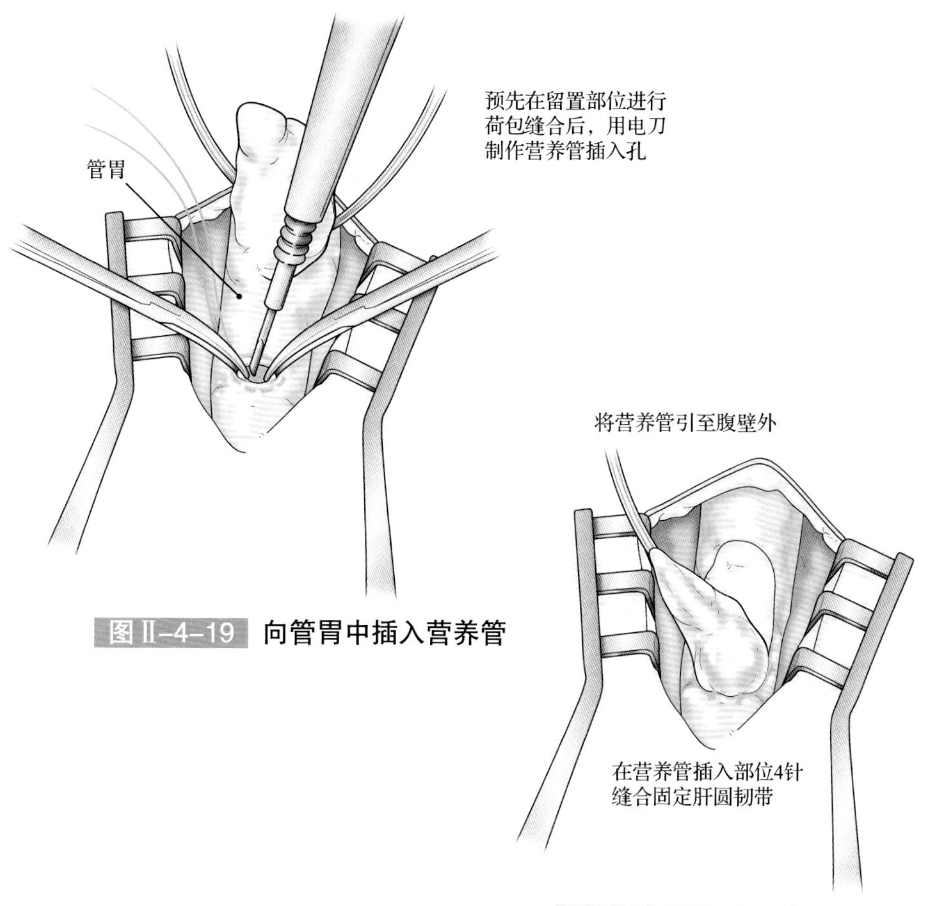

图Ⅱ–4–19 向管胃中插入营养管

图Ⅱ–4–20 瘘口的固定

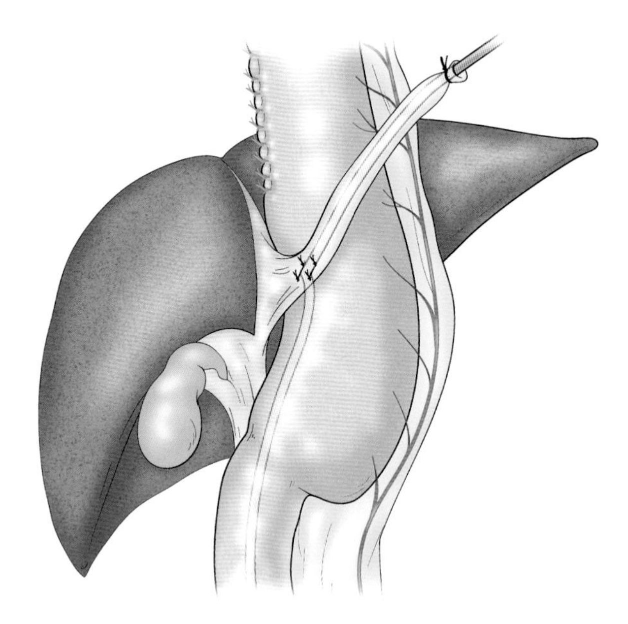

图Ⅱ-4-21 营养管留置完成

参考文献

[1] Seike J, et al: The effect of nutritional support on the immune function in the acute postoperative period after esophageal cancer surgery: total parenteral nutrition versus enteral nutrition. J Med Invest 2011; 58: 75–80.

[2] Takeuchi H, et al: Clinical significance of perioperative immunonutrition for patients with esophageal cancer. World J Surg 2007; 31: 2160–7.

[3] Watanabe M, et al: Feeding tube insertion through the round ligament of liver: a safe approach to placing a feeding tube for retrosternal gastric tube reconstruction after esophagectomy. J Am Coll Surg 2011; 213: e21–2.

[4] Gupta V: Benefits versus risks: a prospective audit. Feeding jejunostomy during esophagectomy. World J Surg 2009; 33: 1432–8.

[5] Yagi M, et al: Complications associated with enteral nutrition using catheter jejunostomy after esophagectomy. Surg Today 1999; 29: 214–8.